EBERS

翻 开 生 命 新 篇 章

巴尔扎克的柳叶刀

Vital Signs

被医学塑造的 19 世纪小说

Medical Realism in Nineteenth-Century Fiction

［美］劳伦斯·罗斯菲尔德（Lawrence Rothfield）—— 著

汪 浩 —— 译

科学普及出版社

·北 京·

图书在版编目（CIP）数据

巴尔扎克的柳叶刀：被医学塑造的 19 世纪小说 /（美）劳伦斯·罗斯菲尔德 (Lawrence Rothfield) 著；汪浩译 . — 北京：科学普及出版社，2023.8
书名原文：Vital Signs：Medical Realism in Nineteenth-Century Fiction
ISBN 978-7-110-10572-6

Ⅰ.①巴… Ⅱ.①劳… ②汪… Ⅲ.①叙述学—应用—医学—研究 Ⅳ.① R

中国国家版本馆 CIP 数据核字 (2023) 第 052183 号

著作权合同登记号：01-2022-6900

策划编辑	王　微　焦健姿
责任编辑	王　微
文字编辑	冯俊杰
装帧设计	佳木水轩
责任印制	徐　飞

出　　版	科学普及出版社
发　　行	中国科学技术出版社有限公司发行部
地　　址	北京市海淀区中关村南大街 16 号
邮　　编	100081
发行电话	010-62173865
传　　真	010-62179148
网　　址	http://www.cspbooks.com.cn

开　　本	880mm×1230mm　1/32
字　　数	272 千字
印　　张	9
版　　次	2023 年 8 月第 1 版
印　　次	2023 年 8 月第 1 次印刷
印　　刷	北京盛通印刷股份有限公司
书　　号	ISBN 978-7-110-10572-6/R·912
定　　价	68.00 元

（凡购买本社图书，如有缺页、倒页、脱页者，本社发行部负责调换）

谨以此书献给我的父母

内容提要

　　这是一部关于叙事医学与 19 世纪文学研究的经典著作，原书初版于 20 世纪 90 年代，是对小说中存在的现实主义的一次全新、重要的再诠释。芝加哥大学的罗斯菲尔德教授详细描述了欧洲小说与临床医学话语之间的紧密关系，其准确性、细节和复杂性在同时代的研究中出类拔萃。

　　本书既是对 19 世纪的西方文学进行重新诠释，又是对传统文学史家研究方法的大胆挑战。著者沉浸于《包法利夫人》《福尔摩斯探案集》《高老头》等文学名著中的细节，拒绝将现实主义等同于表现的理论。他认为，文学史是话语史及其相关实践的一部分，进而展示了临床医学如何影响近代文学名著，医学如何为巴尔扎克、福楼拜、柯南·道尔、乔治·艾略特等作家提供了叙事策略、认识论假设和专业模式。

　　此外，本书还探索了文学如何影响医学的社会地位与学术地位，比如探讨了医学在 19 世纪西方科学中的地位下降，现实主义写作开始被自然主义、侦探小说和现代主义所取代，而其背景正是现代科学的兴起。

前言

　　本书开门见山地描述了一个难以定义的命题，就是"现实主义"，即 19 世纪小说中难以捉摸但又不可或缺的一种文学类别。无论是对其予以正面评价（如哈利·莱文与乔治·列文，以及卢卡奇·格奥尔格与弗雷德里克·詹姆森）或负面评价（如罗兰·巴特与史蒂芬·希斯），过去的半个世纪里，"现实主义"（realism）被广泛视为"再现"（representation）一词的代名词，换言之，在一些评论家眼中，它是指词语与事物、惯例与现实、能指与所指、精神与形式之间的结合或分裂。随后，关于现实主义的争论，开始倾向于深入讨论现实主义是否超越了惯例与形式，或者说，现实主义是否仅限于一种阐明"天真的"哲学假设的文学表达，即现实主义小说中的文字，是对现实的再现；或者，现实主义是否呈现出一种相反的范式，即尽力通过摹仿、对话或混搭不同风格，以打破惯例，呈现出现实的全新陌生景象。

　　为了打破这一僵局，同时又不彻底否定将现实主义归为文学史门类的分类方式，我们要重新思考现实主义这一整个命题，而不是再现命题、词语与事物、符号与象征、惯例与现实之间的关系。我认为，达成这一要求的方法，就是认真接受巴赫金的断言，即小说是由话语编织而成的（而不是由符号或惯例编织而成）。如果小说是由话语编织而成的纹理，那么人们就能描述特定的小说体裁（现实主义小说、自然主义小说、感想小说、现代主义小说、侦探小说等）的根据，这不是出于小说中隐含的再现理论，也不是出于现代主义小说中经常提到的无法实现再现的理论，而是出于在每种小说体裁中占主导地位的话语类型，以及不同话语之间的关系。这种描述的结果，就是给现实主义小说当中的"真实"提供了一种更为属地化的精确性；这种真实，可以与巴尔扎克、福楼拜和艾略特等小说家以独特方式改编的特定话语所提供的"真实"相一致。

本书在许多方面与 19 世纪研究中所谓的"新历史主义"观点有很多共通之处。像 D. A. 米勒、马克·塞尔策、乔纳森·阿拉克、凯瑟琳·加拉格尔这些评论家一样，我也会着手于揭示小说与话语之间的联系，话语迄今为止一直被忽视，但在一种文化当中，它的运作依然是制度化的。但是我认为，只要某些问题尚未澄清，新一代的历史主义者的事业就不会实现。其中最重要的一个问题就是，话语与权力之间的关系应当怎样理解。例如，对于塞尔策与米勒而言，小说中的话语，可能不过是一种用来掩盖权力的假象。这两位评论家都倾向于把犯罪学中的琐碎事务、道德自制或社会学因素置于更为根本性的现象之下，这种现象，米勒称之为"警察的一般事务"[1]。我认为，这种关于权力的观点，即使没有错误，也至少过分简化了。问题不在于权力实际上与话语全无关联（无论在小说中还是在文化中），而在于权力内含于某些话语中，并在话语发挥功能时随之表现。如果一种文学现象，如现实主义，产生于某一特定的文化语境之中，我们就需要解释这种语境，但我们不能将其视为一种权力执行"一般事务"的语言，而应通过判别编织于小说中的话语，并追踪其文化背景（一般关于一些禁忌及禁忌发挥效力的场合）去解释这种语境。我认为，只有以这种方式进行解释，我们才有可能理解话语所处的文化斗争，以及小说在这类斗争中所扮演的角色。

在本书中，我期待以文化背景去解读小说这种文本，这首先是一种论述。这样的研究方式，既可避免过度简化，也能引出自身问题。在现实主义小说中，一位作者可以怎样决定哪些话语构成合理性的开端？原则上讲，一部小说可以容纳任何话语，从科学术语到专业性的行话，从街头俚语到宗教禁忌。要分析这一切包罗万象的话语，或这些话语中相当大的一部分内容，确实难于登天。不过，从另一方面来看，若只是在更大的文化背景下，去追踪众多小说中的一条线索，毫无疑问，就能触及现实主义的本质，即使这条线索只是偶然性地被织入小说的纹理当中。这样一来，这个问题就成了一个实用主义性质的问题：哪一种话语提供了最好的出发点（Ansatzpunkt，借用奥尔巴赫的描述），以及最有成效的出发点？我的选择是，有意将这项研究限制在一个我想探寻的单一话语网格之中，即 19 世纪的临床医学。正如我在第 1 章所指出的，临床医学话语具有吸引力，可能有好几个原因。首先，这种话语具有医学属性，它的修辞规则、知识对象、意愿，以及在历史上的出现、变化、被替换及走向消亡的过程，在过去 10 年中，已经被知识性与社会性的历史学家所详细描绘。在专业价值观和志愿开始主导欧洲文化的时代，临床医学的从业者也尽了最大努力，让自己的行业被认可为一门作为自由职业的专业。其结果就是，当巴尔扎克、福楼拜和艾略特各自产生出他们的现实主义文学时，临床医学话语就充满了一种特殊的准前卫文化（甚至政治）权威。最后，临床医学话语在两部小说中以重要但又往往被忽视的方式出现，这两部小说也通常被视为现实主义的典范，即《米德尔马契》（*Middlemarch*）和《包法利夫人》（*Madame Bovary*）。一般而言，文学理论家可以把医学与摹仿之间的关系追溯到柏拉图，尽管这种关系罕有人关注。

有人断言某种给定的话语与一种文学形式有关，然而，这种断言不会告诉我们关于话语在文学作品中的地位，是如何被塑造出来的。这就构成了第二个方法论方面的问题。一种话语会以什么方式进入一种文学形式当中，且与之融合？我们能否得出这样的结论：一部小说，仅在小说明确引用临床医学术语的情况下，是否可以依赖这种话语？以及，一种话语会在专业术语缺失的情况下，对形成观点、人物刻画、情景描摹、叙事或终止这些形式特征起到作用吗？

我认为，医学话语可被定义为一套"考古学式的"（而非纯粹逻辑式的）语境，即关于人物生理（也可延伸至自我）结构、疾病症状实质及疾病发展状况的一整套实用性认知规则或预设。探讨《包法利夫人》的那一章，就从反面说明了小说如何完全地用真实事物，即"医学处理"后的结果，去填补那些诊断性预设。

然而，正如现实主义不仅仅是形式门类或技术性描述的总和，临床医学也不止于一系列诊断性预设或治疗方法。在历史上，形式化元素都运行于这两种事物的整体之中，以强制推行某种权威。对于临床医生而言，这种权威体现于：其能说服他人，某人可以被定义为歇斯底里状态，而非邪恶或被邪魔附身；某人可被定义为处于酒精中毒状态而非简单地被定义为一个酒鬼；某人可被定义为患有肥胖症，而非仅仅是一个胖子；某人可根据病理学被定义为同性恋，而非犯有鸡奸之罪。而小说家，也应用诊断性假设，把自我与身体之间的关系定义为医学关系。但这种立足于权威之上的认识论，不能被简简单单地理解为一种警察式的权力，因为它本身就是一个延续不断的斗争的客体，一场严肃的对话，讨论的话题是什么才算是真实的（或可能是真实的）人类主体。我没有以任何方式进行争论医学是否算是一门抽象的科学，但是我要指出，医学作为一门科学的历史，需要被阐明一下。因为在英国和法国文化中，临床医学从业者，有时会焦虑不安地用科学认可的和非科学的话语，来权威地定义生活和精神问题（借刘易斯的术语），这种知识性的微观政治也体现在小说的不平情绪之中。我在探讨《米德尔马契》的一章中，会试图说明这种竞争的利害关系。

在精确识别临床医学话语，并分析如何在文化和小说中定位它的过程中，本书会不可避免地提出这样一个问题：为什么选择了医学作为话题？为什么这种话语会成为现实文学权威的一条特殊线索？为什么现实主义者选择话语时，不选择法律、宗教、道德或生物话语——即功利主义，或动物学、卫理公会？我认为，除了有关医学的论述技巧和认知取向以外，临床医学还作为一种职业正当性的意识形态，抚慰了巴尔扎克、福楼拜、艾略特和亨利·詹姆斯的心灵，当市场的新条件使作家能够成为自给自足的职业时，这种意识形态对作家非常有用。在巴尔扎克那一章，强调了医学和文学之间联系的意识形态元素。我认为，从更广泛的视角来看，现实主义作为一种权威文学实践的出现、发展和衰落，与临床医学作为一种理想职业的变迁有关 [3]。临床医学受到其他科学的认知攻击而逐渐变得制度化，渐渐褪去了激进理念的色彩。这也对文学产生了一种影响，即 19 世纪后半叶中，准现实主义文学体裁，例如侦探小说与自然主义文学都有所发展。在第 6 章与第 7 章，我就展示了撰写这些文学体裁的模范作家如何用不同的方式，改变了医学视角的文学地位，并产生了不同的效果。左拉采用克劳德·伯纳德的"实验医学"这种完全确定性的生理学模式，取代了旧有的临床医学模式；柯南·道尔把现实主义话语分配给了华生医生，使其变成了一种浮夸而平淡无奇的专业性语言，同时，还将真理的全部威望，都转移到了福尔摩斯的演绎法（远非治疗方法）之上。

最后我要指出，医学在认知与意识形态领域权威的消亡，是由"基础性"科学的出现，以及医学最终成为一种安全而平凡的中产阶级事业而导致的。这也为一种新式文学，即现代主义文学的出现创造了条件。我的观点，不是把现代主义文学看作一种在某种意义上"超越了再现"的表现，而是把现代主义文学定义为一种现实主义临床模式再现的对立式回应。我认为，现代主义文学文本，可被理解为一种逆转了技术性、认知性或意识形态性假设的试探，诸如康拉德、乔伊斯、卡夫卡这类作家，都继承了临床现实主义的传统。那些仍在延续现实主义小说事业的作家，也用形式上的不连贯性，表达了对权威的妥协（如阿诺德·贝内特在《赖斯曼阶梯》中的表现），或对病态化的世界表现出一种受限的观点（如托马斯·曼在《魔山》中的表现）。但是他们可能也会重新定义现实本身，就如我在探讨亨利·詹姆斯《鸽翼》（*Wings of the Dove*）时所指出的那样。在这种重新定义之中，医学技术作为一种真实事物，仍然在发挥着作用，但不再针对身体。詹姆斯挪去了现实主义的认知客体，但保留了现实主义的临床目标。这样，他创造了一部历史无法理解的作品，即将现代主义理解为对现实主义表现的一种反应，即使他放弃了现实主义临床再现所指向的特定象征，即身体。

在本书中，我会用"现实主义"与"医学"这两个术语，分别指代英法两国的小说与医学实践这两类事物。然而，原则上我的观点并非只适用于上述两国特定的小说与实践之中，也可适用于更多其他小说之中，以及与"批判现实主义"这一现象有关的，其他文化传统中的医学与文学实践之中。但我并不想撰写一部讲述医学与欧洲文化关联的口述史巨著。现在，已经有了针对于医疗话题的文化调查（不同年代的医患关系调查；特定疾病的文化影响，譬如霍乱、鼠疫；疾病的隐喻意义），不管怎么说，口述史作为一种写作模式，不适于探索我最感兴趣的话题、叙事医学作为一门艺术、一门科学而引发的大众兴趣，以及它与信息、思想之间的多态联系。然而，仍然存在着一个问题，相关档案虽浩如烟海，查阅却限制颇多，更重要的是，我还需对这些档案建立起某种知识性的秩序。

我的出发点是，要把自己的研究在时间地点上限制为对 19 世纪英法的临床医学文化背景的探究。在研究之中，我曾经试图从社会性实践与知识性实践的角度去定义什么是医学。后来我又发现，我只关注于 19 世纪英法两国的现实主义文学传统与医学之间的互动，从而局限了我审阅档案的范围。这种限制，不可避免地会让我冷落了许多文学作品，以及这一时期医学的文化共鸣。最明显的是，我不会去详细讨论契诃夫、屠格涅夫、托尔斯泰和陀思妥耶夫斯基等作家作品中丰富的俄罗斯医学文化，也不详细讨论海涅、歌德和曼等德国作家笔下同样丰富的日耳曼传统——这不是因为这些文学传统不重要，而是因为，德俄两国的医学传统，在很大程度上是由英法的医学传统衍生而来的。对于引人注目的医学职业化进程而言，英法无疑是领先者。此外，推动这一进程的推动力，在英法的表现形式，也比在德俄更为"纯粹"。因为在后两国当中，公民社会的不均衡发展，在某种程度上模糊了专业主义的意识形态和社会特殊性。19世纪上半叶英法两国的医学工作中，案例数量、质量与同一性，也都超出了德俄两国的水平。临床学观点首先在巴黎引起关注，这在很大程度上植根于比夏（Bichat）、卡巴尼（Cabanis）、迪皮特朗（Dupuytren）、布鲁塞（Broussais）、皮内尔（Pinel）、若尔热（Georget）这些人物所给出的病理解剖学方面的案例（针对于身体）与"道德治疗"（针对精神疾病）方面的案例。随后，这种观点又在英国快速传播开来（仰仗于各种颅相学学会以及前沿医学杂志《柳叶刀》作为中介），进而又东传至德国与俄国。把19世纪美国医学的历史作为一种单独的考察领域观察，就发现其与上述四国情况均大不相同，专业性与知识性条件都与之迥异[4]。

依上所言，我缩小了研究领域的范围以后，就要面对大量的现实主义小说，以及大量的医疗材料档案。明智的做法是，首先关注那些宣称自己的风格与医学相关的小说家，并特别关注在某种程度上明确提出医学问题的重要小说。在这些小说中，与医学有关的内容是纯粹的主题，而且很有价值，并开启了一些重要的文化话题，关于医生的社会地位与职业角色，以及患者墨守成规的服从与询问（尤其是关于女性主义这一话题而言，因为19世纪的小说与文化中，有相当多的女性被贴上了"病态"的标签）。但我的目标是，将现实主义定义为一种超越了特定内容的文学模式。与小说中反映社会关系的内容相比，我更感兴趣的是，怎样展示（并解释为什么）某些类型的小说和某些形式的知识可以制订类似的策略、构建类似类型的主题、发挥类似类型的权威。因此，《米德尔马契》或《鸽翼》中出现医生和（或）患者，这些仅仅是为我提供了便利，而非研究的必需，因为医患关系在作家和文本之间，象征着一种不甚明显但更基础性的关系。医学内容，不仅为小说家提供了大量人物，还提供了一套准艺术技巧，例如，包括特定的症状符号学，使用这些技巧，小说家不仅可以表现医生和患者，还可以表现这些小说中的其他人物和情节。不仅仅是艾玛，夏尔和罗多夫在《包法利夫人》中也是病态的化身，利德盖特在《米德尔马契》中的困境，也不仅仅是他一个人的，艾略特也身陷于此，在某种程度上，还有布尔斯特罗德、多萝西娅和威尔也为之所扰。此外，巴尔扎克、福楼拜和艾略特都可以被视为典型的现实主义者，我们应该能在其他现实主义小说中找到一些同样的技巧，但在其他小说中，医生和患者的出现方式与之不同，或仅出现在故事的边缘。

然而，出于谨慎与方法论上的必要性，我决定仅仅专注于几部关键性小说，这仅仅是因为考古学式方法对阅读有限制。为了将医学处方与这类小说中的混合论述分离开来，我特意深入文本，首先关注人物塑造和描述的特殊性，继而筛选文本，以寻找证据，证明小说在使用了一种医疗技术——一种诊断方法、一种关于身体结构的概念、一组病原学术语。从这部详细的作品中，在每一个案例中，我都试图重建出这位小说家所依赖的精确医学范式。再后，我从文本讨论转向到社会背景，通过描述每个特定医学观点所暗示的权威类型和程度，从文化上定位这一医学领域。做完以上工作之后，我最终回归小说本身，质问小说家如何利用这位医学权威来提升自己的文学权威。通过一番长途跋涉，我尝试着避开了威胁每一个历史主义文学分析的妖魔"斯库拉"（Scylla）和"卡律布狄斯"（Charybdis），即未能具体说明文本中所涉及的技巧、假设和观点的确切性所带来的历史不确定性危险，以及将文本置于不恰当语境下的历史扭曲。

本章注释

[1] D.A.Miller，《小说与警察》（*The Novel and the Police*, Berkeley and Los Angeles: University of California Press, 1988），第 2 页。
[2] 如 Theodore Zeldin 所指出，法国的医疗行业"（在 19 世纪）地位获得了极其显著的提升"[《法国人（1848—1945）》（*France*, 1848—1945），第一卷：野心、

爱与政治（Oxford: Clarendon Press, 1973, 22）]。关于 19 世纪法国医学职业化的历史进程，还可参见 Michel Foucault 的《临床医学的诞生》（*Naissance de la clinique*, Paris: Presses universitaires de France, 1963），其英译本为《临床医学的诞生》（*The Birth of the Clinic*, New York: Vintage, 1975）；Jacques Léonard 的《权力与知识之间的医学》（*La Médecine entre les pouvoirs et les savoirs*, Paris: Aubier-Montaigne, 1981）；Matthew Ramsey 的《法国的职业化医学与通俗医学（1770—1830）》（*Professional and Popular Medicine in France*, 1770—1830, Cambridge: Cambridge University Press, 1988）；Jan Goldstein 的《控制与分类》（*Console and Classify*, Cambridge: Cambridge University Press, 1987）。关于 19 世纪英国医学职业化的出现，可参见 M.Jeanne Peterson 的《维多利亚时代中叶伦敦的医疗行业》（*The Medical Profession in Mid-Victorian London*, Berkeley and Los Angeles: University of California Press, 1978）；Ivan Waddington 的《工业革命中的医疗行业》（*The Medical Profession in the Industrial Revolution*, Dublin: Gill and Macmillan, 1984）。对英法两国医学职业化进程进行社会学综合性论述的文献，可参见 M.S.Larson 的《专业主义的兴起》（*The Rise of Professionalism*, Berkeley and Los Angeles: University of California Press, 1977），第 9 章和第 10 章。

[3] 然而，我并非想要指出，小说的历史可以被删削成医学的历史，或小说仅仅能反映医学作为一种专业的历史。我在探究遇见 Balzac 之前的 Flaubert 时，颠倒了预期的时间顺序，这是为了强调，医学与现实主义之间的联系是基于认识论的，是以一种不可简化（尽管这与职业化的动态有关）的方式进行的。

[4] 相关情况，可比较下述两份材料，即 Richard Shryock 的《在 19 世纪，美国人对基础科学不感兴趣》（*American Indifference to Basic Science during the Nineteenth Century*），见于《国际科学史档案》（*Archives Internationales d' Histoiredes Sciences*, 1948—1949），第 5 期，第 3~18 页以及《社会学与科学》（*The Sociology of Science*, New York: Free Press, 1962），B.Barber 和 W.Wirsch 编辑后重印，第 98~110 页。

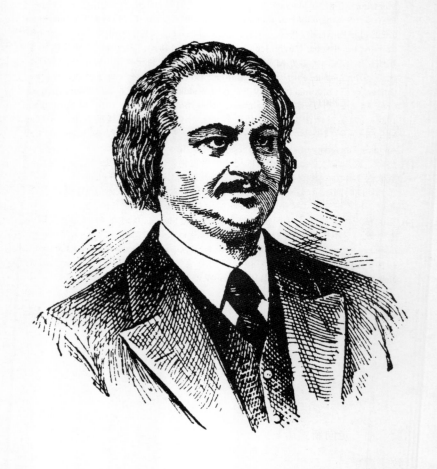

目　录

第 1 章　医学与摹仿
　　　　结构的表象　　　　　　　　　　　　　　　　　　　/ 1

第 2 章　分解《包法利夫人》
　　　　福楼拜与现实世界的医学化进程　　　　　　　　　/ 19

第 3 章　话语语境中的巴尔扎克
　　　　现实主义范式与专业主义　　　　　　　　　　　　/ 63

第 4 章　"新的认识器官"
　　　　医学机体论和《米德尔马契》中现实主义的局限性　/ 119

第 5 章　现实主义与自然主义之别
　　　　一些考古学上的考量　　　　　　　　　　　　　　/ 169

第 6 章　福尔摩斯与对现实主义的扭曲
　　　　从诊断到演绎　　　　　　　　　　　　　　　　　/ 183

第 7 章　病理学观点
　　　　临床现实主义的消亡与现代反话语的出现　　　　　/ 209

后　记　走向新式历史主义方法论　　　　　　　　　　　/ 245

致　谢　　　　　　　　　　　　　　　　　　　　　　　/ 268

quette était neuve et d'un goût exquis...

les habits noirs et flétris des tru-
chots. Tous les trois prenaient du tabac, et
portaient sensiblement les chemises
rousses...
par trimestre, leurs figures aussi
flétries que l'étaient leurs habits, aussi plissées
que l'étaient leurs pantalons usés; puis la né-
gligence générale des costumes... figures
qui...
Charles Grandet...

Le Parisien prenait son lorgnon pour exa-
miner les solives du plancher, le ton des boi-
series, les... aux mouches qui...
avaient fait pour... l'encyclopédie métho-
dique et le moniteur complet... les joueurs
de loto... le considéraient
avec autant de curiosité qu'ils en eussent mani-
festé pour la girafe... vous pouviez l'obser-
ver à loisir, sans craindre de déplaire au maître
du logis. M. Grandet était absorbé dans la
longue lettre qu'il tenait... Il avait pris l'unique flambeau de la
table sans se soucier... de ses hôtes.
Eugénie, à qui le type d'une perfection
semblable, soit dans la mise, soit dans la per-
sonne, était entièrement inconnu, ... son
cousin charmant. ... elle une créature
... plus supérieur. Elle respirait avec
délices les parfums qui... exhalaient de cette
jolie chevelure, si luisante, si gracieusement
bouclée... les petites
mains de Charles... enfin, pour tout exprimer
en une seule image, le dandy produisit sur...
dont la vie s'était écoulée entre ces boiseries
... et à raconter... un
passant par heure... l'effet
... jeune homme, les délicieu-
ses femmes dessinées par Westall dans les
Keepsake et gravées par les Anglais d'un bu-
rin si habile qu'on a peur, en soufflant dessus,
de faire envoler ces apparitions célestes.

Charles tira de sa poche un mouchoir brodé
par... en Écosse... en voyant cet
élégant mouchoir... Eugénie regarda son cou-
sin... pour savoir s'il allait bien réelle-
ment s'en servir. Toutes les manières de
Charles, ses gestes, la façon dont il prenait
son lorgnon, son impertinence affectée... le
peu d'attention qu'il fit... ce coffret qui venait
de rêver la riche héritière... impressionna
vivement Eugénie... et, quoique personne ne
fut dans le secret de ses pensées, elle dut...
rêver, après y avoir longtemps songé quand
elle se coucha...

Les numéros se tiraient fort lentement, mais
bientôt le loto fut arrêté. La grande Nanon en-
tra, et dit tout haut: Madame... me don-
ner des draps pour faire le lit à ce Monsieur...

第 1 章
医学与摹仿：结构的表象

在《危险的关系》（*Les Liaisons Dangereuses*，1792）一书中，结尾有一大段关于灾难的描述：放荡的瓦尔蒙（Valmont）与他所造成的那位无辜受害者，德·图尔维尔夫人（Mme.de Tourvel），最后都难逃一死；丹塞尼骑士（Chevalier Danceny）放弃了作为马耳他骑士团（Knights of Malta）一员的独身生活，德·沃朗热小姐（Mlle. de Volanges）在修女院里被关了禁闭。为这些灾难加冕的，正是邪恶的德·梅特伊夫人（Mme.de Merteuil）的命运。在拉克洛（Laclos）这部小说的最后一封信中，德·沃朗热夫人（Mme.de Volanges）描述了这种命运：

> 我亲爱而杰出的朋友，德·梅特伊夫人大概要遭到命运的报应了，我的意思是说，她最大的仇敌既对她充满她理应得到的愤怒，又对她感到怜悯。我没有说错，如果她死于天花，也许是幸运的。她现在确实已经痊愈了，但是又遭到了严重的毁容；特别的是，她的一只眼睛失明了。您可以轻而易举地了解到，我再也没有见过她，但我听说，她确实已经变得非常可怕了。
>
> 至于那位侯爵，昨天在谈到她的时候，刻薄话说个没完，他说她的病让她变了个人，现如今，她的灵魂就出现在她脸上。不幸的是，大家都觉得这种做法十分正确[1]。

正如沃朗热夫人与不知名侯爵的评论所揭示的那样，梅特伊夫人突然发病一事，对文学目的影响十分有限。拉克洛通过对她身患天花遭遇毁容的描写，给读者呈现出一个清晰的道德、社会与叙事终结的形象，这也是一段"对梅特伊夫人邪恶性格的非常真实的描述"。拉克洛一开始就承诺要刻画梅特伊夫人的邪恶性，但还是把相关叙述放在了比较靠后的内容之中。既然如此，有人可能会说，在疾病与性格产生关联时，罗兰·巴特所言的，关于人际关系的"解读密码"就会毫无保留地展现在世人面前，一切含义都能得以解读。谋划与解读的游戏到此结束，对于侯爵口中的"每个人"和拉克洛的读者而言，对梅特伊夫人真面目的探寻，到此也圆满结束。

天花，被视为是一种有表现症状、不同分期的疾病，拉克洛对此并未关注，因为它根本不可能成为解释或进一步叙述的场合。正相反，天花提供了一个明确的事实，终结了传播。作为诠释过程的外围，可以观察到，整部小说中，梅特伊夫人的疾病超越了世俗性与经验性的时间尺度[2]。因疾病而产生的毁容，缺少时间界限，因此这种表现可以中断，但不会介入诱惑、通奸、操纵、背叛这些行为之中，不会让拉克洛笔下人物改变其固有的特性，书中人物与小说读者，都能感受到这一点。

拉克洛对疾病的描述，服从于他的叙述要求，这种叙述方式，在18—19世纪的小说家中，并非独一无二。在那个时代，小说家普遍倾向于将疾病与人物的生活相割裂。但这并不意味着，更早期的小说家，仅仅会为了让人物在某一时刻陷入失明或小儿麻痹症而引入疾病叙事。恰恰相反，在不同的小说中，对于不同年龄的人物而言，从斯特恩（Sterne）笔下的托比叔叔，到狄德罗笔下的拉摩的侄儿，再到歌德笔下的少年维特（Werther），疾病绝非命运的一种突然打击，而是一种持续性的生活状态，甚至在某种程度上，尽管病态给了这些人物以一种持续的、通常相当舒适的怪人身份[3]。有人甚至可能会说，在早期的小说中，这种对疾病描写的二次运用至少更传统化一些。毕竟，原型小说主人公堂·吉诃德（Don Quixote），之所以脱颖而出，就在于他患有勒内·吉拉尔（René Girard）所言的"新词语病"（ontological sickness）[4]。

小说中疾病状况的这种变化，加上这一时期如此多作家要么真正实践医学（如戈德史密斯），要么在文学作品中强烈而明显地对探索医学问题感兴趣（如狄德罗和歌德），应该让人警惕于概括他在医学和小说之间的叙事关系。然而，就像 18 世纪与 19 世纪小说中存在现实主义代表性实践的普遍性区别一样，人们也可以有效地区分出这两种现实主义小说中，疾病所占据的不同文学地位。当然，尽管必须要对例外情况作出限制与要求，但如果说，早期现实主义者的描写范畴受限于上述两种情况，这大概是一种准确的判断。在他们的小说中，疾病往往会带来一种根本性的新词语困境，或是一种适时的提示先天道德缺陷的信号。在这两种情况下，小说家们没有对他们笔下的角色采取所谓的一致医学观点，换言之，这种观点认为：疾病与其所附的自我生活共同发展，并且，疾病也可以抑制自我生活的发展。疾病可以记录早期现实主义文学中人物的基本真实面貌，但这种面貌并不会作为一种叙事时间性的综合方面而出现，也不会依此而演化。

如果因上述所言，对人物的医学性观察，不是最早一批小说的构造性特征，那么，在那个时期的小说中，疾病内容的特殊结构性存在，就指向了早期现实主义的构成假设：关于人物的真相（无论是梅特伊夫人遭遇毁容还是堂·吉诃德的躁狂），最终都表现于时间与解释的分离。这一认识论原则，至少自《小说的兴起》（*The Rise of the Novel*）[5] 成书以来，就被认为是 18 世纪现实主义文学的核心 [6]。对于这类文学作品，伊恩·瓦特（Ian Watt）将"形式"（formal）现实主义定义为最早一批小说的主导文学模式。大多数读者在读罢瓦特的书后都会感受到，早期现实主义最重要的一大特征，就是其脚踏实地的经验主义导向：笛福、理查森（Richardson），以及与他们同时的作家，都在努力通过时间、空间、行为这些细节，描述出人物处在一种特定环境中，以表达对人生阅历的一种全面性陈述。但是瓦特却选用了"形式"（formal）一词来描述这种陈述，而非"经验"（emprical）或"报道"（reportorial），这就暗示着这种现实主义的逼真性——它对生活真相的假设——并不包含对人类生活具体历史层面的任何认知。在形式现实主义中，一个角色的真实性与其所处的环境细节，也与其行为有关，但无论是细节还是行为，都不会陷入一种可能会与其含义妥协或更改它的历史动态之中，从而使其或多或少具有真实性（或以不同的方式呈现真实性），这取决于细节或行为的表现时间与地点。

另一种表达细节或行为的方式，就是认为在形式现实主义之中，人物或组织的行为，并不会影响定义真相的整体背景。与之相反的是，如瓦特所言，早期现实主义小说通过依赖认识论原则，在洛克（Locke）的哲学演绎中，找寻人物最清晰的真相。洛克认为，表征或"特定思想"的真实性，一直由它们与感官之间的经验性关系所保证。因此，在表征与真相之间，没有问题或争议；表征对真相构成的唯一可能的危险，是虚假的表征所构成的。因此，洛克相信，通过引起感官注意，就可以轻而易举地辨别出表征的真假。

一个人物可能会操纵表征，让他人真诚地相信此人只是在开玩笑［如《摩尔·弗兰德斯》（*Moll Flanders*）中所示］，或可能在乔装改扮（这一点在《危险的关系》中表现最为突出），但最终，人物的真相会毫无保留地呈现出来，不受时间与过往经验所限。

这种关于真相的认识论信念，认为真相可以被删繁就简，向世人呈现，正如迈克尔·麦基恩（Michael McKeon）最近所言：如瓦特所论证，形式现实主义之"天真的经验主义"承担着，也维持着刻画人物的功能，这一点可见于笛福等人的作品。为了真切地定义一个人物，笛福描摹了许多围绕于此人物周边的特定物品，贯穿于人物心灵中的特定思想链条，以及涉及于人物的一系列动作。所有特定的具象与抽象事物，都是为了呈现一个真相而服务的，就是梅特伊夫人一只眼睛失明这一真相。最后的结果就是，如卢卡奇所证明的那样，"（形式现实主义之中），作品所描绘的时代背景，被描述为一种具有不寻常可塑性与真实性的生活，但又有一些既有的事物被天真地接纳；不过这种生活从何而来，如何发展，却还没有成为作者所要面临的问题[7]"。

对于卢卡奇的表述，我们应持一种保留态度，因为他急于评定他所谓的 19 世纪批判现实主义，他像麦吉恩一样，急匆匆地把形式现实主义定义为一种天真的表现，这是因对形式现实主义的经验主义假设所认可的真相可被记录所致。此外，卢卡奇没有体会到批判现实主义的发展程度，这是一种在巴尔扎克、狄更斯、福楼拜、艾略特、詹姆斯、托尔斯泰、托马斯·曼这些作家的作品中，得到过最深度应用的写作形式。这种写作形式与形式现实主义一样，对文献记录的真实可能性抱有一种根本性的迷恋和相信，即哈利·莱文（Harry Levin）所说的"艺术倾向于接近现实的意志"[8]。摹仿式的意愿，是形式现实主义与批判现实主义共有的标志，也为所有具有统一性的文学模式、可跨越历史而存在的现实主义理论，提供了一种基本的连续性元素。但卢卡奇另一个断言确实是正确的，即摹仿式文学作品当中，有些元素已经在菲尔丁（Fielding）与艾略特、笛福与詹姆斯、普雷沃（Prevost）与福楼拜这三组对照之中产生了变化。例如，我们可以比较拉克洛对梅特伊夫人患天花的总结性描述，与左拉在《娜娜》（Nana）的结尾中，对身患天花而亡的女主人公的描述：

> 现在只有娜娜一个人留在那里，她在烛光下仰着脸。她现在已经是一具尸体，是一滩脓血，是扔在垫子上的一堆腐烂的肉。脓疱侵蚀了整个面孔，一个挨着一个，已经干瘪，塌陷下去，像灰色的污泥，又像地上长出来的霉菌，附在这堆不成形的腐肉上，面孔轮廓都已经分辨不出来了。左眼已经全部陷在糊状脓液里；右眼半睁着，深陷进去，像一个腐烂的黑窟窿。鼻子还在流脓，一整块淡红色的痂盖从面颊上延伸到嘴边，把嘴扯歪了，扭出了一道可怕的笑容。在这张可怖、畸形的死亡面具上，那秀发仍像阳光一样灿烂，宛如金色溪水飞流而下。爱神

在腐烂，看来，她从阴沟里和无人过问的腐烂尸体上染上了毒素，毒害了一大群人，这种毒素已经蔓延到了她的脸上，以致她的脸也腐烂了[9]。

在拉克洛与左拉之间发生的最明显变化，就是临床医学细节所体现的价值，左拉想要表达的真实，需要对身体的物质条件进行近乎微观的精确描述。但对于拉克洛而言，只需要对"被严重毁容……一只眼睛失明了"适当定义即可，同样的情况，对于左拉而言，就要聚精会神地注意到被毁容后的最微小特征。左拉对身体遭遇病情后的描述极为详尽，相应地，他还对疾病的重要性给予高度分析。左拉对天花的描写，不仅含有道德方面的内容，也含有社会学方面的内容。这种疾病，与其说描述的是某个人的本质，不如说描述的是整个社会的退化。与经验主义向更深层渗透相伴随的是，关于社会变化的动态概念。

但是，对于左拉而言，对疾病的描写，不仅得到了更明确的应用，他还要获知一种现在被理解为社会学现象的真相。一种结构性的变化，支撑起了疾病描写在内容与重要性这两方面的变化。在疾病与人物之间有一种明显的关系，更广泛地说，就是表征与意义之间的关系，这种关系经过了校正，已经不同于拉克洛小说中的书写模式了。洛克的认识论原则，会让读者舒适地去阅读梅特伊夫人遭遇毁容一事，但不会提供充分的理由，让人了解到娜娜身躯腐坏的真相。因为，梅特伊夫人感染天花，"让她变了个人"，直接反映了病情本身就如同她的邪恶一样，而娜娜的病则不同，从体内涌现到了体外。梅特伊夫人患病的意义在于，从被毁容的事实当中，引导出毁容一事所反映出的她的真相起到警示作用；而因娜娜患病而阐发的重要意义就无从捉摸了。与梅特伊夫人的情况相反，娜娜身患天花，不仅表现于那些令人痛不欲生的细节，也表现于这种疾病的即时性被强化了，同时，娜娜的人格被简化为（或者更确切地说，被纯化为）一团腐烂的肉体。而左拉描绘出这种细致入微的细节，所体现出的重要性，就是要通过间接性的明喻与隐喻，仅承担警示意义。左拉的摹仿，简而言之，是被一种非洛克式认识论方式所驱动的。

当然，左拉的例子，在某种意义上，是一个极端的例子，而且我在后面也会说明，他的"自然主义"，有别于我随后将要陈述的一种现实主义，即卢卡奇所言的，巴尔扎克、福楼拜、艾略特的"批判"现实主义。《娜娜》中的信息，描摹了有别于 19 世纪"形式"现实主义这位"表亲"的一片新海域。评论家长期以来认可两者之间有连续性，而且相信莱文的教条："现实主义的进程，只能通过其与思想史间的并发关系来描绘。"两者互相协力，自然产生了一种洛克哲学思想的下游产品，即批判现实主义中所隐含的、难以捉摸的"真实"概念的一些来源。黑格尔、孔德、马克思等的言论，常常被引用，以解释与之同时代的现实主义文学中关于再现与知识的原则。这些对 19 世纪认识论的批判性映射，也都对某些现实主义者的工作产生了一些有价值的衔接。然而，将巴尔扎克、福楼拜等作家的小说导向于某一种哲学体系是不现实的。

确实，思想史一直未能为批判现实主义这一现象提供充分的语境解释，这也使得人们怀疑，19 世纪的哲学—文学共同体系是否存在。提出这一问题，并不意味着黑格尔、马克思、孔德对于现实与摹仿这些话题思考得比洛克少。恰恰相反，在马克思的时代，哲学与现实主义文学的一般性关系，已经产生了变化，不同于洛克的时代了。在小说兴起的时代，哲学旨在提供真理条件的模型（一般秩序科学的假设，数学），讲真话的小说，以及许多其他形式的知识都依赖于此以获得权威。然而，在接近于 18 世纪末期的某个时候，可以确定的是，在不同的民族文化中，一种不平衡的、动机不同的易位发生在知识的层次结构中，康德（Kant）的批判，可以有力地证明这一点。在形而上学哲学的本体世界和现实的现象世界之间，在形式世界和经验世界之间，这类科学被理解为一种产生了重大影响的事物[10]。正如康德指出的，这些科学可能不会为我们提供哲学知识或绝对知识，但它们所能提供的知识，尽管受到定义的限制，但无论如何也不能被称之为真正的关于真相的知识。

这种意义深远的认识论方面的改变，当然为探讨敞开了大门，也无须顾及今天我们这些人。为了我们的目的，重要的一点是，在康德之后的那个世纪，各门科学已经成为了哲学的竞争对手，任何对 19 世纪现实主义知识氛围的描述，都可能得益于对科学，而非对严格的哲学、真理的概念和表现性原则的研究。人们可能会疑问，各门科学如何将自身定义为现实的真实表现？人们应该怎样把科学与再现现实的文学联系在一起呢？

在过去数年之中，随着关注现实主义文学的文学评论家开始关注科学理论在现实主义摹仿中所起到的形成性作用，这类问题曾被多次尖锐地提出。乔治·列文（George Levine）的《现实的形象》（*The Realistic Imagination*）一书，是最近这一领域重要研究著作中的佼佼者，也举例证以臧否当代评论家对科学—文学关系的研究兴趣。列文令人信服地证明了维多利亚时代文化中激烈的科学争议，是怎样处理认识论问题的，而玛丽·雪莱、艾略特、康拉德这类小说家也对此深感兴趣。然而，在建立一种连接科学想象与现实想象之间的联系时，列文一直倾向于关注通俗化的哲学（philosophical）讨论——即使这些话题也常常被科学家所讨论——而不是关注实质上的科学论述。列文研究方法的实践性优势显而易见：他不去关注科学档案中那些难以驾驭、晦涩生硬的内容，而是去处理可识别的思想，即各种见解。此外，这些见解在小说家所处的文化背景之中广为流传［列文关注的许多争议，不仅可见于科学期刊之中，还可见于《黑木》（*Blackwood's*）或《康希尔》（*Cornhill*）这类杂志中，被人广泛阅读[11]］。然而，这种研究方法中也潜藏着一个危险，可被称之为认识论的不准确，因为科学家在公共论坛上的言论与行为，可能迥异于他们作为科学家所遵守的知识程序。换言之，实用主义的科学思维与科学论述可能含有一些关于真实性的概念，对此，科学家只能很困难地对其加以公开表达，因为相关的术语，来源于他们所处时代，或者他们父辈的哲学语言，或者说被哲学语言污染了。

例如，在列文所讨论的科学环境的案例之中，康德与孔德所提出的科学哲学，就显而易见地提供了一系列话题的词汇与议题，被科学家用于面向公众的写作。

列文可能会为他的研究方法辩护，他认为，大多数小说家的科学概念，正是从一般文化陶冶的哲学映射之中获得的，而非来源于任何直接的科学经验。当然，对于大多数小说家而言，流行的科学哲学，而非科学话语本身，首先进入了他们意识，又继而进入了他们的小说。狄更斯对自燃（spontaneous combustion）有科学性进行了荒唐无稽的辩护[12]，撰写奇情小说的小说家则依靠"躁狂症"（monomania）或塞缪尔·巴特勒与哈代的社会达尔文主义（social Darwinism）这些概念进行写作，这些概念很明显来自于文化转介，而非零碎的科学材料。然而，在这样的情况下，如果我们假设这些小说家在文化上接受的科学观念，解释了他们在运用科学修辞时所取得的真实效果，那么我会认为，我们对这些小说家作品中现实主义构成的大部分内容都视而不见。现实主义理论和真实生活的概念之间，没有必要的联系，无论这些作家是否引用了科学理念，也没有这些作家使用特定的科学词汇或预设所获得的真理效果。狄更斯使用了乔治·刘易斯视为伪科学的自燃概念，并不能抹去他作为现实主义者的资格，尽管刘易斯试图取消他的资格，狄更斯因此感到，不得不为他信奉的科学真理价值及其与现实主义的兼容性进行辩护。同样，像柯林斯（Collins）这样的小说家，可能会含混不清地使用诸如遗传性精神错乱或偏执狂等流行的精神病学概念，但这些概念仍然以发人深省的方式，构建起了小说中耸人听闻的现实[13]。

然而，如果我们转向于那些把现实主义与科学的关系处理得更为密切、更为严格的小说家群体，那么，现实主义文学作为一种详述通俗科学哲学的文体，就会受到最为明显的局限。巴尔扎克、福楼拜和乔治·艾略特的小说，不仅仅在文化上接受了关于科学的思想（事实上，福楼拜和艾略特对接受这些思想怀有明显的敌意）；他们也运用了连贯的科学词汇和权威，并且用这些词汇和权威提出了方法和具体问题。正如本书想要详细说明的，当病理学家泽维尔·比夏（Xavier Bichat）这样的科学人物出现在《米德尔马契》或《包法利夫人》中，并说出与生物组织有关的话语时，人们不应该将他误认为是康德、丁达尔（Tyndall）或刘易斯的替身，也不应该将其视为是福楼拜或艾略特为了在生物学的部分领域提出自由意志和决定论的广泛问题而添加的助力。比夏是病理解剖学这门新科学的创始人，他看待生命和构建真理的方式有其独特的复杂性、稀有性（借用福柯的话）。如果我们仅从科普人士和科学哲学家所提出的19世纪认识论争议的视角来看待他，那么我们不仅会扭曲这种复杂性，也会扭曲艾略特或福楼拜利用比夏学术思想的复杂性，最终会扭曲这些小说家所使用的现实主义的复杂性。

这一点有助于分辨不同种类的科学，因为19世纪的一些科学门类，较之其他的更容易被人所接受，也更容易让人投入其中。但是，科普人士与哲学家在他们的著作中对生物学或临床医学在认识论方面所造成的扭曲，超过了数学或物理学[14]。对于后两种学科，至少在它们当今的形态之中，已经跨越了福柯在康德之后所指出的"形式化的门槛"或数学化的关口，在认识论和摹仿的哲学话题中，有一定程度的自主权[15]。对于这类科学而言，认识论方面的专家和研究再现理论方面的专家会提出一系列问题，再现与真实之间的关系是什么，是符号还是引用？一种事物，怎样可以从数据转化为真实？在一定程度上，这两个问题毫不相干。上述的科学，都可以基于内部的一致性（无论是在逻辑方面、构造方面，甚至是在美学方面，如一些当代物理学领域），以鉴别一个陈述的真伪。这些形式化的科学当中，定律、方程与定理，都不会随着空间时间变化而改变，而且，它们也是形式化科学中知识对象的一部分。

我要声明一下，各门形式化科学在根本上就是非摹仿性的，不过这不意味着它们与小说之间全无关联。例如，后爱因斯坦时代的物理学就提供了一种由结构与事件构成的模型，一种关于关系的展望，小说家当中从皮兰德娄到博尔赫斯，再到巴特都曾把这些内容加以充分的小说化加工。但就像这些小说家所凭据的各门科学一样，这些小说也没有聚焦于符号意义上的现实，而是关注于技术或逻辑方面的生成能力[16]。此外，这类形式化科学可能一直在产生一种文化，处于这种文化之中的小说家，可以从中获取类比、隐喻或图示，并将其转置于他们笔下的社会生活之中。但这类借用，在小说当中会显得生硬突兀（甚至会表现为一种粗俗的意识），而非一种对真实世界的再现。

从另一方面来看，19世纪还有大量的科学门类，其程序没有形式化，因此，它们也可为小说家提供一种寻求真相的模式，就是一种摹仿的模式。这些不太严格的科学包括地理学、医学、生物学、经济学、语言学，法国人将其统称为人类科学。这些学科，运用了相关的技术、概念和隐喻来表现一种假定为真的事物，譬如生命、范围、疾病或劳动，而非一种在理论上被架构起来的事物，譬如重心或磁矩。在康德的描述中，这类不太严格的科学的研究对象，是"因为这是实存的事物，它们为了能够被认识就必须被经验性地给予出来，而不只是我心中的一个按照先验性（priori）被规定的表象[17]"。因为这些科学的研究对象，大概是客观存在（there）的，这类科学也倾向于不借助"纯粹的再现"去表现研究对象，抽象一点而言，就是自我构建的标志，而是用与研究对象有关的语言去描述它们。结果就是，这类科学的语言，不同于形式化科学的语言，形成了后康德世界中日常语言的一部分[18]。

毫无疑问，这种较低的人文科学认识论水平，促进了术语、思想、图像和观点从这类科学传播到了大众文化和文学当中；不过，转述的问题，远没有形式化科学那么严重，在形式化科学中，符号和方程式需要破译才能被理解。但正因为实证科学深深根植于文化之中，所以很难区分出这些科学所建立的表征的自主原则、认识论轮廓、词语与事物之间的精确关系。可以说，它们已经形成了明显的界限，可以与"准"和"伪"科学（化石学、面相学、犯罪学或优生学等），以及寄生文化形态（包括有机主义、决定论、东方主义或社会达尔文主义等"主义"）区分开来[19]。考虑到这些有趣和复杂的邻接关系，以及将科学话语从其文化实例中分离出来所涉及的困难，就可以理解一件事，即大多数文学评论家都放弃了将实证科学本身作为修辞模式或表现技巧来研究。因此，我们对个别科学术语以及上述主题和学科如何在文学中被穿插运用，进行了精彩的讨论，但也有一些观点少有人讨论，比如说，如何把角色、叙述者或作者的观点纳入某些小说中，或者将其作为一个主题，甚至是一纸命令而存在。这就要涉及语言学的观点，它将人类作为一个表达言语的存在。然而，如果我在前面几页中提出的论点是有意义的，那么对实证科学的散漫特征的研究，可能也是有价值的，尤其是对于现实主义小说而言，因为在现实主义小说中，出于对真实性的要求，作者进行摹仿式写作的动机最为强烈。

　　医学作为一门实证科学，在这种交叉性调查之中，是最引人注目的备选者。在前述的各门科学当中，医学与摹仿和知识有着最密切、最长期的关系，这对现实主义的批判概念尤为重要。当然，关于具象文学认知主张的任何一种辩论，其经典性的出发点，就是柏拉图在《理想国》第10卷中对摹仿诗人的痛斥，甚至，人们还可以从中找到医学和摹仿之间的对比。柏拉图所追求的基本论点，对于我们而言很熟悉：根据苏格拉底的说法，诗人只提供对真实现实的摹仿，因为他们的创造"与真知全无关联"。但人们很少会想到，苏格拉底通过诗歌与医学技术的对比，支撑起对摹拟作家的指责。医生确实"用知识创造"，与诗人形成鲜明对比：苏格拉底嘲讽道，如果有人问诗人，"如果他们当中，任何一个人都是医生，而不仅仅是医学思想的摹仿者，那么就可以说，任何诗人，无论老的还是新的，都能像阿斯克勒庇俄斯[20]那样，使人恢复健康……"。苏格拉底接着指出，诗歌实际上是与医学对立的，因为诗歌鼓励人们沉湎于情感之中，而不是通过理性的行动来超越痛苦。当我们受伤时，他就会说，更好的情况，应该是这么做：

去思量一下那已成为既成事实的事情，就好比掷骰子一样，骰子既已翻出了它的点数，就应该针对这个既成的情况，按照理性之所认为最好的方式，来决定和安排我们的事务。而不是像小孩子一样，碰撞跌摔了，手捂着那碰伤处一味哭喊不休。相反，我们的灵魂应当养成一种永久的习惯，让它能尽快地为我们补救和整治这一事故和疾病，用求医就诊来消灭悲呼哀号。

对于柏拉图而言，医学恰恰做了摹仿所不能做的事情：它以经验处理问题，又不放弃其理性基础，成了一种经验化的"掷骰子"（coup des des）技术。

如果柏拉图以严格反对（opposing）将医学与摹仿类比的方式开辟了关于摹仿小说的认知辩论，那么，亚里士多德对于摹仿所提出的更有影响力的批判性理论，或许也间接性地依赖于比较医学实践与小说的虚拟性实践。然而，在亚里士多德看来，治疗与哀歌本质上是相同的：摹仿本身也构成了一种治疗，即允许我们通过宣泄来消除病态情绪，"一种能深入影响某些灵魂的情感，可以以不同程度存在，例如遗憾、恐惧与狂喜。某些人还特别容易陷入最后一种情感，我们也会看到，在宗教音乐与歌曲影响之下，这些人的灵魂会陷入迷狂，接下来，他们就会复归于平静，好似得到了医治与净化"[21]。亚里士多德关于哀歌与治疗在根本上相同的假设，可能不是最重要的，但这种假设有一系列重要的产物，因为它允许我们可以去做柏拉图所鄙视的事情，即认定诗学是一种理所当然的事物，并将其传扬开来，这种诗学的概念形式，是亚里士多德借用诗人们所拥有的隐性实践性知识而加以概念化的（就如同生物学被医生的实践性知识所系统化一样）。医学—摹仿这一话题，切断了我们从希腊人那里所继承的文学认识论与诗学的根源。

但人们无须再回到希腊人那里去寻找研究医学与摹仿小说之间关系的证据。在 19 世纪现实主义小说及其亲缘文学的自我理论化进程中，有充分的迹象表明，两者存在某种联系。也许，这些迹象中最明显的体现，就在左拉的《实验小说论》（*The Experimental Novel*）中，此书以积极的、教条主义的（有些人的看法），而且粗略的方式，对医生和作家进行类比。左拉坚持认为，他要用克劳德·伯纳德（Claude Bernard）的"实验医学"方法，去描述符合他定义的文学方法概念，他宣称："于我而言，用'小说家'一词来代替'医生'一词是非常必要的，这样才能让我的意思表达得更清楚，并赋予它以科学真理的刚性[22]。"左拉的定义，显然陈述过度又过于简单化，而且他所描述的医学性质是独特的，但在 19 世纪的作家中，他并不是唯一一个声称应该像医生对待患者一样对待自己笔下角色的人。许多现实主义作家，包括狄更斯、契诃夫、巴尔扎克、福楼拜、乔治·艾略特和亨利·詹姆斯，都表达了类似的看法（虽然倾向性不像他那么强）。当然，我们不能把所有这些看法都仅视为一种表层含义；于一些作家而言，这种类比可能很肤浅，而且在任何情况下，任何作家对自己作品的观点都不比其他人的观点更可靠。但是，诊断与摹仿、治疗与哀歌之间，存在着传统的、初步的理论联系，我们似乎有充分的理由，将柏拉图的概括性术语中所理解的医学，视为"用知识创造"的一种方式，并以此对某种风格、观点等方面进行准诗意阐述，将其作为现实主义小说及相关流派的构成要素，以及一种传达真实价值的表现方式。

本章注释

[1] Choderlos de Laclos 的《危险的关系》（*Les Liaisons Dangereuses*, New York: Signet, 1962），第 380 页。译者按：译者所选的中文译文为《危险的关系》（叶尊译，1995，"译文名著精选"系列丛书，上海：上海译文出版社），第 661 页。

[2] 对于对外界观念的影响，可参见 Gilles Deleuze 的《福柯》（*Foucault*, Minneapolis: University of Minnesota Press, 1988），第 70～93 页。

[3] 在 18 世纪，小说把痛风病描述为一种文学性疾病（这与 19 世纪文学中结核病的作用及现代主义文学中癌症的作用恰恰相反），用来例证侧重说明疾病是一种持续的状态，而非与死亡相对抗。可比较 Susan Sontag 的《疾病的隐喻》（*Illness as Metaphor*, New York: Farrar, Straus and Giroux, 1978）；与 Lawrence Rothfield,

《作为隐喻的痛风病》(*Gout as Metaphor*，见于《风湿类疾病的艺术、历史与遗迹》(*Art, History, and Antiquity of Rheumatic Diseases*, Brussels: Elsevier and The Erasmus Foundation, 1987)，第68～71页。

[4] René Girard 的《欺骗、欲望和小说》(*Deceit, Desire and the Novel*, Baltimore, Md.: Johns Hopkins University Press, 1965)，Yvonne Frecerro 译，第149页。关于疾病的世俗性与小说之间的关系，可参见 Joel Fineman 的《轶事的历史》(*The History of the Anecdote*)，见于《新历史主义》(*The New Historicism*, New York: Routledge, 1989)，H.Aram Veeser 编辑，第49～76页。

[5] 译者注：《小说的兴起》(*The Rise of the Novel*)，即《小说的兴起：笛福、理查逊和菲尔丁研究》(*The Rise of the Novel: Studies in Defoe, Richardson and Fielding*)，美国 Ian Watt (1917—1999) 著，此书主要讲述文学领域最具独创性的一种"发明"，即小说这一文学形式，阐述英国小说兴起的历史原因、经济条件、社会语境、主要特色及其对世界文学的贡献。它试图探讨为什么仅仅在时隔一代人的时间里，18世纪英国的三位作家能够创造出人类社会有史以来最受欢迎的文学形式——小说。作者别具一格地剖析 Defoe、Richardson 和 Fielding 的经典作品，探究这几位先锋作者能够以各自独特的方式进行创作的主要原因，解释他们如何创造性地反映当时英国社会所发生的历史变迁。

[6] Ian Watt 的《小说的兴起》(*The Rise of the Novel*, Berkeley and Los Angeles: University of California Press, 1977)，第32～35页。

[7] Lukács Georg 的《历史小说》(*The Historical Novel*, Lincoln: University of Nebraska Press, 1983)，Hannah Mitchell 和 Stanley Mitchell 译，第19页。

[8] Harry Levin 的《号角之门》(*The Gates of Horn*, New York: Oxford University Press, 1963)，第3页。

[9] Emile Zola 的《娜娜》(*Nana*, New York: Penguin, 1972)，George Holden 译，第470页。译者按：译者所选的中文译文为《娜娜》(1995，王士元译，"译林世界名著"系列丛书，南京：译林出版社)。

[10] 关于这种转变，可以从 Foucalt 对18世纪与19世纪的"认识论"出发，对其进行一个明智的讨论，可参见《事物的秩序》(*The Order of Things*, New York: Pantheon, 1970)；关于 Kant 的关于科学的角色的思辨，可参见 Ernst Cassirer 的《知识的问题》(*The Problem of Knowledge*, New Haven, Conn.: Yale University Press, 1950)，William Woglom 和 Charles Hendel 译，第1章；在随后的作品中，Foucalt 将这种转变重新定义为不仅涉及智力话语，还涉及权力／知识体系。更明确地说，他认为，一种在法律上定义的社会结构，为一种内含有超出法律权限的话语取代法律机制的现代秩序敞开了道路，因其有"契约性"的主体，于是就为"正常化"(或与之相反，被边缘化)的事物被人类的科学(19世纪上半叶居主导地位的科学，我认为即临床医学)所定义敞开了道路。Foucalt 本人认为，小说的兴起与法律权威的兴起有关。可参见《无名者的生活》(*The Life of Infamous Men*)，见于《米歇尔·福柯：权力，真相与策略》(*Michel Foucault: Power, Truth, Strategy*, Sydney: Feral, 1979)，M.Morris 和 P.Patton 编辑，第76～91页。关于18世纪小说与法律真相裁定模式之间的关系的读物，可参见 John Bender，《想象监狱》(*Imagining the Penitentiary*, Chicago: University of Chicago Press, 1987)；John Zomchick，《私人领域的公共良知》(*The*

Public Conscience in the Private Sphere，Cambridge: Cambridge University Press，待出版）。译者按：实际上《私人领域的公共良知》已于 1993 年出版，但本书付印时为 1992 年，该书尚未出版。

[11] 译者注：《黑木》（*Blackwood*，1860—1975）和《康希尔》（*Cornhill*，1817—1980），都是维多利亚时代流行的文艺杂志。

[12] 译者注：此处的"自燃"（spontaneous combustion），指的是 Dickens 晚年作品《荒凉山庄》（*Bleak House*）中提到的人体自燃，在《荒凉山庄》出版时，相关描述就遭到了哲学家兼文学评论家 George Henry Lewes 的批评，认为庸俗而迷信。而 Dickens 本人则对人体自燃深信不疑，他在《荒凉山庄》的前言中写道："除非人体自燃的证据都自燃掉了，否则我不会放弃这个观点。"（I shall not abandon the facts until there shall have been a considerable Spontaneous Combustion of the testimony on which human occurrences are usually received.）

[13] 关于 Collins 对多种心理学思想的挪用，以及在其小说中运用这些思想的真正效果，可参见 Jenny Bourne Taylor 的《家的秘密剧院》（*The Secret Theatre of Home*, London: Routledge, 1988）。

[14] 根据 Hans Eichner 的观点，19 世纪浪漫主义哲学对他所谓的"硬"科学影响几乎可以忽略不计："最近两百年来，真正的科学家，就是那些与工程师伙伴一起创造了我们当代世界的科学家，对于浪漫主义理论毫不在意，只是承担起了自 Copernicus、Harvey、Newton，甚至是 La Mettrie 以来一以贯之的精神。"可参见《现代科学的兴起与浪漫主义的开端》（*The Rise of Modern Science and the Genesis of Romanticism*, PMLA 97, 1982.1），第 1 卷，第 8～30 页。尽管 Eichner 对于科学的历史性观点并不准确，也没有区分不同科学之间的不同，但是，他确实认识到在我们所关注的时期当中，科学话语有相对于哲学话语的自主性。

[15] 可参见 Michel Foucault 的《知识考古学》（*L'Archéologie du savoir*, Paris: Gallimard, 1969），第 157 页。英译本为 *The Archaeology of Knowledge*（New York: Pantheon, 1972），A.M.Sheridan 译。

[16] 关于现代主义文本实践与后现代主义文本实践之间的关系，可参见 N.Katherine Hayles 的《宇宙网络》（*The Cosmic Web*, Ithaca, N.Y.: Cornell University Press, 1985）。

[17] Immanuel Kant 的《判断力批判》（*Critique of Judgment*, New York: Macmillan, 1974），J.H.Bernard 译，第 210 页，第 62 段。

[18] 当然，今日，医学与许多"不严格"的科学，也都以一定的范式运作。这些范式，与形式化科学的联系也更为直接，就以医学为例，医学就与化学和化学的衍生学科生物化学联系密切。这一点，再加上一直在持续的职业化道路，使得"不严格"科学对日常语言的渗透能力越来越低。尽管如此，对于一位医生的言论和一位物理学家的言论而言，一个人还是更有可能理解前者，这不仅是因为医生要处理的紧迫事务具有现象学意义，也因为我们的病态社会中，多种媒体不断在传播新的医学词汇，并且利用它们来掌握并描述现实。

[19] 实证科学这种深厚的根基，以及它们与形式化科学的区别，在个体从业者当中，以及各个学科领域当中，都显而易见：一位"冒牌货"式医生或经济学家的表现形式，会与一位"冒牌货"式数学家的表现形式全然不同。

[20] 译者注：阿斯克勒庇俄斯（英文：Asclepius；希腊文：Ασκληπιος），古希腊神
     话中的医神。

[21] Aristotle 的《政治学》（*Politics*），8.7.41342a5–23。

[22] Emile Zola 的《实验小说论》（*The Experimental Novel*），见于《实验小说与其
     他散文》（*The Experimental Novel and Other Essays*, New York: Haskell House,
     1963），Belle M.Sherman 译，第 3 页。

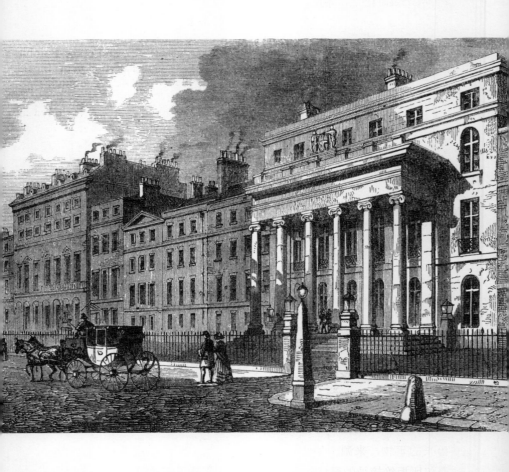

第 2 章
分解《包法利夫人》:
福楼拜与现实世界的医学化进程

在过去 20 多年中，符号学已经成为一种兼具权威性、缜密性（从某种意义上讲，还有简洁性）的技术，用于精读文学文本。然而，直到最近，文学符号学家才开始倾向于关注文本本身，去除了巴特早年对文化批评的承诺，使文学和社会之间的关系问题，不再需要自由主义的想象或意识形态的批评。然而在过去数年中，语境再一次成为了一个值得符号学审视的对象。一些马克思主义学者运用符号学的方法，对意识形态进行了更正规更复杂的分析。弗雷德里克·詹姆森（Frederic Jameson）的《政治无意识》（*The Political Unconscious*）提供了关于这种学术倾向最有趣最成功的案例。同时，符号学家本身，也试图通过阐述"互文性"的概念，来处理文本的社会性含义。

米歇尔·里法泰尔（Michel Riffaterre）最近的工作，说明了这种研究重点的变化 [1]。根据肇始于乔纳森·卡勒（Jonathan Culler）的研究线索，里法泰尔认为，文学文本，最好当被理解为一种预设（presupposition）的具体"现实化" [2]。卡勒将"预设"定义为，"必须在他人手中，或在一种重复（dédoublement）作用下才能得以反映出来的事物，来源于他人的观点"。这种定义当中，强烈带有里法泰尔所拒绝接受的黑格尔主义色彩，并且代替了一种更康德化（或更乔姆斯基化）的关于"预设"的构想，这也是一种定义，可被简化为"显式陈述的隐式条件"。里法泰尔重新定义的好处，就在于这种定义能指引他去探寻一系列环境，而非如库勒一般，仅仅被"观点"所限。在任何一个例证中，控制着陈述的环境，会最终建立起一个体系。里法泰尔的学生，希望能够脱离文学文本，将这种预设体系定位于社会方言之中。

在探寻超出文本界限进入文本背景的符号学元素时，里法泰尔的评论值得称道。但他的方法论，在解释社会方言中的陈述系统时，始终有所欠缺。在里法泰尔归入预设的一系列陈述之中，仅有一个前提，那就是，这些陈述都出于一个在词典中出现过或其他一些匿名来源所提供的"矩阵句"。例如，根据里法泰尔的说法，《包法利夫人》中，"矩阵句"就出现在福楼拜时代的词典当中，关于"通奸"一词的陈词滥调之中，即"一切源出于成人的罪恶"。作为一种体系，一种"编码后的意识形态"，通奸涵盖了许多种后果。里法泰尔总结，"通奸"体系也因此"包含了整个小说文本"。

除了这种根基薄弱的主张，即用单一系统来解读总体（total）文本生产以外，里法泰尔的研究方式，还遗留了两个无法解答的问题。第一个问题是，把《包法利夫人》中的文本表现，视为一种关于通奸的预设系统的直接现实化表现，是否准确。在所有作家当中，对于详述下列想法而言，可能福楼拜会表现得最敏感且最抗拒；在他利用这些想法的时候，他就会与简单的现实化做斗争（against）。但事实上，福楼拜的全部努力，似乎都是为了表明，文学性与作家本身的公开主题无关，即便是最陈词滥调的主题。正如波德莱尔对《包法利夫人》的评论所指出的："最简单的主题，像一台疲惫的手摇风琴一样，一遍又一遍地被弹奏[3]。"他所指出的主题，就是通奸。福楼拜的主题，是一种不单调的重复，但这种现实化，与一般现实化的艺术性差异，仅仅被里法泰尔模糊地暗示了出来，形容为一种风格差异（écart stylistique）[4]。在词典与文本之间，预设与现实化之间，福楼拜（有人认为，其他艺术家也这样认为）一定是在做一些非同寻常的事情，这种与寻常偏离的本质，需要具体说明。

这就引向了里法泰尔研究方法的第二个问题：如何从文本中找

到包含最重要预设的词典条目。里法泰尔之所以研究通奸，是因为，它可能是小说的主题，但波德莱尔在前面引用的评论中明确指出，福楼拜没有用通奸，而是用歇斯底里来"充当小说的中心主题，真正的核心"。不幸的是，波德莱尔并没有在19世纪法国关于歇斯底里的预设背景下解读《包法利夫人》，而是提出"医学院还不能解释歇斯底里的神秘状况"，继而进行历史性检查，以捍卫福楼拜文本的艺术价值。然而，事实并非完全如此，19世纪的医学，已经可以解释歇斯底里和其他疾病的病因。但这种解释，在一般的词典中查找不到。关于歇斯底里的医学预设体系，并不是一种通过陈词滥调（譬如通奸）解码的意识形态，而是一套连贯的、理智的形式化科学话语。

因此，要理解歇斯底里的预设，就要进行一次话语分析，而非符号学分析。最好是先寻找一本流行语词典式的书籍，一部医学知识大全。然而，即使有人能找到这样的书籍且内含有关于歇斯底里的话语，人们仍然需要解释，关于歇斯底里的医学预设，是怎样在《包法利夫人》之中实现的。但这样做，我们就会得出比里法泰尔的意识形态准则更复杂的话语，话语与小说之间的关系，可能远不止是一种简单的现实化了。

幸运的是，出于两个原因，让关于歇斯底里的案例与《包法利夫人》的问题，变得并非不可逾越。其一，有一种分析话语的方法论已经出现了，而且，它可被用于分析19世纪临床医学的一些预设细节[5]。其二，至少在19世纪，实际上已经出现了一部医学词典——《科学医学词典》（*Dictionnaire des sciences medicales*）。这部词典中，收录了"歇斯底里"的词条，而且词条中也包含了一组完整的医学论述，因此可以解决这个问题。福楼拜在《包法利夫人》中，以提喻法应用了这部词典的内容，将医学话语与小说世界之间的关系主题化，或者，用里法泰尔的术语描述，就是把预设体系，与实现它的文本之间的关系加以主题化。这种主题化过程，发生在夏尔·包法利（Charles Bovary）研究内容的一个详尽目录之中，福楼拜在此处还特别描述了一些包法利的词典的特征："一部六十厚册的《科学医学词典》，几乎摆满了整个松木书架的六层，书的毛边虽然还没有裁开，但经过一次一次的转手出卖，书脊的装订却早已磨损了[6]。"如果夏尔的词典，可以作为19世纪医学话语的一个标志，这段描述，就说明了《包法利夫人》中，医学话语奇怪的双重地位。一方面，医学词典与医学话语一并出现还兼具有认知权威；另一方面，这种认知能力的来源，从未被小说中任何一位核心人物所利用。这些书卷所象征的一整套医疗规则和命令，并没有被付诸实施，而是被视为一种交换对象，并且被成功地转手与接收。福楼拜的描述，强调了词典的商品化性质（"一次一次的转手出卖"）、社会对其内容的漠不关心（"书的毛边虽然还没有裁开"）及其纯粹形式上的磨损（"装帧却早已磨损了"），似乎是为了强调话语知识与愚行（bêtise）之间距离不远所带来的感伤。

在此处，福楼拜脑海里的全部知识，都好似医学知识一般，以无法被人理解的方式同时出现了，这堆知识，可被人接受，但却无法被人理解。然而，在《包法利夫人》当中，这种无法被人理解的知识，却是至关重要关乎生死的。当夏尔发现艾玛服毒时，他第一次求助于医学词典，这也是小说中第一次提到医学词典。面对找寻解药的任务，"夏尔要查医学词典，但他看不清楚，每行字都在跳舞"。卡尼韦（Canivet）和奥默（Homais），包法利的案件顾问，也没有合适的资格为艾玛治疗——前者是因为他的内科知识很少，后者是因为他是个庸医。在这一点上，缺乏专业能力，是具有致命性的：卡尼韦的处方，实际上加速了艾玛的死亡，正如我们从拉里维耶博士（Dr. Larivière）在此事以后，对外科医生所做的"严厉的教训"中所了解到的。

因此，夏尔的词典，使得相关医学知识的缺失，成了《包法利夫人》的一大主题。这种知识，也是一系列关于疾病与死亡的预设，可能正是小说想要排除在外的内容。但福楼拜小说中，有一个奇特而有新意的事实，如果波德莱尔的见解正确，那么艾玛的生活，就是被医学话语对歇斯底里的假设所塑造的，尽管她的死亡是医学话语缺失导致的。但是这些假设是什么呢？更广泛一点说，它们的系统形式是什么？这种话语的形成，与里法泰尔所描述的，由陈词滥调预设的意识形态体系有什么不同呢？

首先，要考虑一下第二个问题，意识形态与话语之间有一种明显的差异，即意识形态预设所形成的话语，成为了今日日常话语的一部分，话语的假设则艰涩难懂。意识形态的位置，很难确定，这种意识形态，存在于特里·伊格尔顿所言的"无意识估值的共识"之中[7]。另一方面，话语也会被嵌入一种习惯性框架之内，并且一经嵌入，就会为框架设立界限并提供支持力量。一种话语实践，不独由文本或词汇所组织（在词典、说明书、手册及百科全书中），也含有技术性和政治性元素。因此，要把握话语在文学文本中的实现程度，就必须要寻求两种预设：构成话语本身的概念性预设，以及参与到话语当中的制度性预设。

在医学话语当中，存在着一种具有高度特定性的制度性环境，一种新的、兼具知识性与专业性的等级制度。一种兼有职责与地位的新岗位，在19世纪初叶出现了。从而也引出了一个问题，就是这类职业的变更，如何，并且在多大程度上，影响了福楼拜对《包法利夫人》小说世界的想象。尽管这类变更，可能仅有社会学意义，但我会试图证明，新出现的制度性预设，通过福楼拜所描述的关系的双重模板，事实上，在很大程度上影响了《包法利夫人》的结构。首先，文本中人物之间的关系，由当时医疗专业的纪律与制度的限制所决定。但是制度性预设，也在福楼拜的作品中，宣告了一种更基本更隐性的关系，即知识与愚行之间的关系。

对医学愚行的运用

无能的夏尔·包法利，可能是这部小说当中（也有可能是任何小说当中）最令人震惊的一个人物，他在社会方面与知识方面，都被当时的医疗机构所决定。事实上，他独特的平庸性，来源于他在一个复杂职业等级制度中的地位。尽管夏尔·包法利有一个令人尊敬的头衔，但他不是一个合格的医生，仅仅是一名卫生干事（officier de santé），这种职位，是拿破仑时代早期，在医学理论家与哲学家卡巴尼（Cabanis）指导下创立的[8]。大革命时期的一大标志，就是出现了一大批训练不足的陆军外科医生（出于显而易见的原因），并废除了以理论为导向的老一代学院（Facultés）。后者，在 1795 年，被超越协会［Société d'émulation，成员有比夏、卡巴尼、皮内尔（Pinel）等][9]之类的新学院所取代。在公众要求剔除庸医的外部压力，与新兴医疗权威的内部压力共同作用之下，这一行业开始了全面的重组。这一重组导致了集中化和技术官僚效率的加强。卡巴尼站在了这个合理化运动的最前沿。他提出，因为医疗是一门产品价值不能被公众所衡量的行业，"健康的代价是什么？"所以，政府应该通过控制生产者而非控制产品，以确保医疗的价值。按照他的计划，医疗行业开始有了准入资格，资格较差的医生，会受到从属于各门学会的精英临床医生团体的监督。

这一系列改革的结果就是，医疗权威的措辞，随着其司法权的扩大发生了改变。老一代的巴黎学院医生与新一代的实践性外科医生之间，发生了持久而痛苦的冲突（《包法利夫人》中，老外科医生卡尼韦博士对"巴黎的新发明""首都医生的好主意"的批评[10]，就是这一情况的缩影），于是，1803 年，经验丰富的临床医生（通常位于大城市）和这些受过简单训练的卫生干事之间的分歧，进一步加深了。后者和夏尔一样，是由政府部门的裁判委员会根据短期学习课程认证的，经允许，只能在特定地区和保密地区执行一些"简单程序"。事实上，这是第一次全国性的卫生规划，是第一次试图通过对医疗技术的可控部署，来确保整个社会的最低医疗标准而制定的一个规划。它标志着，第一次通过集中控制的医学观念，进入了日常生活的各个领域，巴尔扎克、乔治·艾略特和福楼拜等小说家都以现实主义者视角尝试了解并审视这一点。

夏尔·包法利在医疗行业的转变中陷入了困境，他父亲曾在拿破仑领导下担任助理外科医生，因此夏尔的职业选择（当然是由他母亲做出的）是符合逻辑的：他正在追随他父亲的脚步。但从外科医生转变为卫生干事，他的知识视野也改变了。夏尔不能像他的父亲那样，不能只靠那只"用于拔牙的魔鬼手臂"生活，卡尼韦在外科方面抱着一种冷酷自大的心理，拒绝接受包含有"正眼术、氯仿麻醉剂、膀胱碎石术"的先进医疗程序[11]，尽管他对此也仅仅粗略了解，夏尔也不能自信地去除他这种固守野蛮外科手术的自大思想。夏尔作为一名医疗干事，必须对医学有一些了解，但也仅此而已。他只能被允许去治疗"初级事故"与"简单的不适"，不过，在做这些之前，他也要通过考试，毕竟卫生干事是一个新设医疗机构的下属。

最重要的是，在以《医学词典》为代表的新诊断方法和治疗范式中，他是一位知识分子式的下属。他的事业，是一种以经验为导向的训练，一种利用感知和治疗进行给药剂量的循环；正如福柯所指出，对于一名卫生干事而言，这种工作其实就是，"望诊后了解问题所在；经验是在感知、记忆和重复的层面上整合的，换言之，就是在案例层面上加以整合[12]"。当夏尔开始学习时，那堆词汇让他感到震惊——生理学、药剂学、植物学、临床医学、治疗学、卫生学、药材学，这些名称对他而言，"一个个名词他都搞不清来龙去脉，看起来好像神庙的大门，里面庄严肃穆，一片黑暗"。夏尔没有进入医学圣殿（其"上帝般"的权威是夏尔的老师，临床医生拉里维耶），而是进入了农民的世俗小屋，"他把胳膊伸进潮湿的床褥，放血时脸上溅了患者喷出的热血，听垂死的患者发出嘶哑的喘气声，检查抽水马桶，卷起患者肮脏的衣衫[13]"；只有人的各种感官功能——视觉、听觉、触觉和嗅觉在这里起作用，其他的工具，则几乎没有。

从这些描述中，就可以清楚地看到，夏尔不可能了解更高深的医学奥秘。他的感知模式建立在重复之上，但又与超越此类活动的知识有所联系，与医疗专业人士所创造的工作相一致。换言之，夏尔的平庸并非无用，而是环境所真正需要的：福楼拜在此前就描述了他驯良的重复工作，"就像蒙住眼睛拉磨的马一样，转来转去也不知道磨的是什么"——他在工作。这一事实，往往在对福楼拜的解构主义解读中受到质疑，比如托尼·坦纳（Tony Tanner）和尤金尼奥·多纳托（Eugenio Donato）的解构主义解读，他们将文本中的重复和转折解释为纯粹的退化过程，将所有差异都概括为分化[14]。夏尔的重复行为是一种规范化的职业化行为，对行业和客户都很有用，尽管它通常会对参与其中的个人产生破坏性和非人性的影响。例如，他确实成功地把农夫卢奥的腿固定住了，尽管他只是依靠死记硬背条文：一到田庄，"夏尔突然惊醒，突然想起了那条断了的腿，还试图回忆起他所知道的所有关于骨折的状况"。甚至他的临床行为都是一种摹仿："他还记起了他的老师在病床前的姿态，还用各种善意的话来安慰患者。"最后，他给卢奥这个患者开了点合乎官方要求的药物，这也是他在这个专业领域的一点小小胜利。

"胜利"（victory）一词的军事含义在此处的应用属于张冠李戴，因为如果夏尔这名卫生干事从属于一个医疗等级系统，那么他同样是法国各省扩大医疗权力运动中的一名小兵。当夏尔进入这一行业时，医疗机构已经在内部进行了重组，并为其控制国家医疗保健市场的项目获得了一些官方支持。但国家的支持不是绝对的，尤其是在地方层面，这一时期，官方医学标准的制订者，发现自己在合法控制人类行为的许多方面，与其他几家权威机构发生了竞争。受到传统性认可的权威，尤其是宗教性的治疗者与未经官方认可的民间医生，以及新设立的法律公职人员，都声称要对同一类患者负责[15]。艾玛的女仆讲过一个故事，说一个渔民的女儿"脑袋里起了雾"，神父、医生、海关人员，都先后治疗过她[16]，这一事实，就反映了在 19 世纪，很多职业的人，都可以插手于治疗（尤其是在精神疾病方面）。

鉴于这一时代插手医疗领域的人如此之多，我们就会很容易理解，为什么这一时代的医学界，会传播一种神话般的历史以支持自己的主张。在这样的描述中，就像马修·拉姆齐（Matthew Ramsey）所指出的那样："医生与他们对手之间的竞争，有时会像是一种关于职业化的英雄色彩的段子，直击医学启蒙与大众迷信之间的对抗[17]。"然而，对于一名卫生干事而言，这种光芒夺目的传奇与地方层面的现实之间，并没有什么关系，因为地方层面的界限并不那么清晰。为了巩固自己在社区中的地位，像夏尔这样的乡村医生，被迫开展了一系列手段进行博弈，用于与人联盟、寻求生存空间与自我防卫。

《包法利夫人》中，乡村医生要面临的对手是神父，譬如不甚礼貌的布尼贤神父（Abbé Bournisien），他承诺用祈祷和朝圣就能治愈疾病。但在药剂师奥默反对教权的正面直击之下，他的承诺几近梦幻泡影，不过，乡村医生夏尔还是倾向于包容这位神父，接受他的观点，正如布尼贤在艾玛寻求帮助时所说的那样。夏尔"是一名医治肉体的医生，而我则是医治灵魂的医生"，其结果则是出现了一种治疗方案，这一方案，就像雅克·唐斯勒（Jacques Donzelot）所指出的那样，在处理同样的病理学问题时，无论是在身体方面、性方面还是精神方面[18]，神父与医生都"各执一端"[19]。

抱着对另外两种非医学权威，即法律权威与伪医学权威的尊敬，这名卫生干事面临着一个更严重的问题。这种以医学警察方式出现的法律，可能会与他联合在一起，致力于打击非法行医人员。但事实上，这种实现医疗专业垄断的计划，在很大程度上还没有得以落实：尽管有官方授权，但民间的治疗术与江湖骗子，并不是警方经常锁定的目标。因此，卫生干事们经常发现，自己处在一场危险的经济斗争中，患者与对手往往在地下运作。更糟糕的是，夏尔这样的医生，与奥默这样的江湖医生，其实在技术水平上差别不大。即使医疗干事的知识，是拥有更先进认知体系的官方医学领域赞助的。但官方医学领域在最低限度所认证的从业者，与江湖骗子们，所应用的基本治疗技术，都是相同的[20]。

当然，奥默与夏尔的关系，可以勾勒出这种有害于卫生干事的图景。在这部小说前面的内容当中，我们也了解到，这位药剂师"违反了共和十一年风月十九日公布的法律（卡巴尼也是这一法律的主要设计者）：第一条，严禁任何没有执照的人行医[21]"。奥默被传唤到鲁昂，但他没有被监禁，仅仅是受到了训斥，尽管药剂师害怕法律的力量（"他似乎被关在地牢底层，一家大小都在痛哭，药房已经出卖，短颈大口瓶丢得到处都是……"）。福楼拜强调了权威的象征：检察官"在他的私人办公室里，穿了公服，肩上披了白鼬皮饰带，头上戴了直筒无边高帽，站着传见了他"。然而，这些形象当中，却缺失了福楼拜所强调的一个事实："这是在早上开庭以前。"

不幸的是，对于包法利医生而言，药剂师并没有被他所受到的惊吓吓倒。没过多久，他适应了自己的真实处境，面对打着官方医学旗号，试图占领他医学领地的卫生干事，他打起了游击战。在这方面，他非常成功：夏尔的前任干事逃跑了，夏尔已经被毁了。在小说的最后一页，福楼拜告诉我们："自从包法利死后，接连有三个医生到荣镇[22]来，但都站不住脚，不久就被奥默先生挤垮了。"

过度兴奋：艾玛在医疗环境中的歇斯底里

因为里法泰尔直接研究文本的意识形态前提，从而忽视了这些文本情境背后的社会学与制度性决定因素。由于他的符号学观点坚持认为语境是另一种文本，并要求将文本预设作为可在词典等匿名社会文本中定位的语言实体，以进行研究，他的方法仍然是一种优雅而严谨的方法。但是，正如医学的案例所示，一些预设会嵌入到话语的社会性和制度性的程序、学科和等级中。因此，为了描述话语的预设，我们必须考虑里法泰尔所指出的各种言语的内涵意义，也必须要解决关于权力的假设，这些假设，不可被仅仅简化为词典的词汇维度。

但是，如果一部词典内所包含的内容，不是被一系列信仰所支撑，而仅仅是一种学科或者职业所拥有的知识呢？如果人们发现，按照里法泰尔的指示与波德莱尔的直觉，切下一段夏尔的《科学医学词典》的页面，直接跳入对于歇斯底里的描述，会发现什么呢？这样做，就会在这段长长的描述中找到如下信息：

> 最容易使患者患歇斯底里的情况是……一种神经性的体质，对于女性而言，在 12 岁到 25 岁或 30 岁之间，最易罹患此病。大多数患者，从很小的时候起，就表现出易惊厥的倾向，还具有一种忧郁、愤怒、易激动、不耐烦的性格。更具体地说，令人兴奋的诱因，会在道德方面导致这种疾病，包括单相思……灵魂的严重紊乱……强烈的嫉妒……强烈的悲伤……严重的失望。神经性体质和不健康的状况，是由过度手淫引起的[23]。

对于福楼拜的读者而言，这一词条的内容确实惊人，因为它把艾玛·包法利的情况描述得十分准确，福楼拜在描述她的回忆中，展现了她自幼以来的痉挛症，可见于"她的本性，积极的热情之中"，这也使得她产生了过度的虔诚；用于定义"歇斯底里症状"的词，在小说中，也与艾玛的某些特质一一对应；她在经历了许多情绪冲击后，就崩溃了，例如，她对罗多夫的信极度懊恼，或者在她向罗多夫要钱被拒绝后就担心自己即将破产；而她的神经质体质，虽然不能直接归因于手淫，但她自己、夏尔，甚至是拉里维耶，都直接提到过此事。

然而，波德莱尔早在 100 年前，就指出了艾玛的行为近似于歇斯底里。我们需要澄清一下这种类比的程度。福楼拜只是借用了歇斯底里的公开表现和症状，或者他也以某种方式借用了一些异于临床医学的逻辑学与修辞学预设了吗？要回答这个问题，就需要绕道来阐明一下这些预设，在我刚刚引用的词典条目中，就有这些不同条件的相互作用，比如倾向（predisposition）、性格（character）、体质（constitution）及兴奋诱因（exciting causes）。

歇斯底里的特征，与对疾病的概念化描述，在1780—1810年这段时间内，变化很大。这一时期，出现了两门现代意义上的临床医学，还出现了比夏引导下的病理解剖学。在18世纪早期的范式中，医学分类倾向于根据两种不同的因果关系系统来描述疾病：一种是内在的和万物有灵的，依赖于气质（temperament）的概念；另一种是机械的和外在的，基于体质趋同（constitutional sympathy）原则。我们可以检查在比夏时代之前，歇斯底里是如何被概念化的，以说明这两种病原学元素的同时性。18世纪的医生，以伟大的英国医生西德纳姆为例，将歇斯底里视为一种本质上是心身疾病的内源性疾病，源于体液［或笛卡尔体系中的"生命精气"（vital spirits）］和激情之间相互强化后所导致的失衡。反过来，这种病原学又被古代医学的"气质"概念所决定，这一概念最初指的是人体中特定的体液混合物，但在18世纪，开始指代情绪与身体之间的关系。正如历史学家保罗·霍夫曼（Paul Hoffmann）所指出的那样，这种将歇斯底里归结为性情问题的做法，使这一时期的女性歇斯底里患者"成了一种在精神和精神之间、在激情和肉身之间相互因果关系的囚徒"[24]。

然而，在同一时期，早期的、以机械为导向的神经学家，阐明了歇斯底里的第二个诱因，他们将该疾病与气候、饮食和其他所谓的"非自然因素"联系起来。背后的理由是，突然或多变的天气变化，对神经纤维的假定定性影响联系起来。根据推理，天气突然或反复无常的变化，与体内的纤维进行了交感性交流，使得纤维逐渐软化或湿润，直到完全溶解，于是歇斯底里就发作了。拉摩的侄儿，就一再援引这种气象病原学，指责"自然失误"的"被诅咒的情况"，即"扮鬼脸，然后一次又一次地扮鬼脸"，他向侄子传达这种扭曲变态的情境，将其视为一个"畸形的形象"，这种现象还伴随有衰弱了的体内纤维[25]。语言学证据使我们能够确定气候因素的医学用途：体质（constitution）一词，最初用于描述大气状态［大气构成（constitution atmosphérique）］，在此处，则用来代表环境和病理学之间的可观察并可列出统计表格的密切关系。

因此，前临床医学时代的医学，认为疾病是由激情（通过气质的不平衡）与环境（通过体质趋同）而造成的。然而，直到19世纪初期，在病理解剖学和临床医学出现以后，人们才认为这两种因素之间有关联。因为临床医学话语的出现，一个关键性的概念得到了发展，就是"敏感性"这一概念得到了详述。这个概念被定义为，一个机体在受到积极性刺激后，所做出的无意义而积极的回应。对于19世纪的临床医生而言，敏感性成为一种衡量何为一个生命体的必要条件。与比夏同时代的卡巴尼，就通过解读笛卡尔的话——"有感知即有生命"（Vivre，c'est sentr）[26]，总结了这一概念的最新核心含义。

在敏感性被定义为生命体的基本属性时，18世纪病理学的核心术语，气质与体质也在语义上发生了改变。气质，是一种敏感性的空间组织，也是体内敏感性"中心"之间的一种三维联系，获得了重新定义。而在此前，它指的是体液或精神在数量上的平衡。卡巴尼还说："气质之间的区别，取决于不同器官之间感官中心、强弱关系或交感交流的不同[27]。"

在医学话语之中，气质因此被表现为一种敏感性在体内与各器官一道运作时的一种"初级功能"，存在于比夏所谓的个体的"有机生命"之中。敏感性并不受内脏与有机生命的限制，而是特立独行；但它会受到生命与环境之间一系列关系的影响。这一系列关系，建构起了比夏所命名的"动物生命"。动物生命之所以不同于有机生命，就在于它的状态可由生物所控制，发生一些改变。与刚出生就赋予敏感性以力量的有机生命不同，动物生命具有"躯体决定力"（somme déterminée de force），这是一种生命力，可以通过意志或外部刺激引导多个器官敏感性的成长[28]。

最终，在比夏的架构当中，"体质"这个术语，指向了一种体内纤维与外部环境在交感或质量方面的相似性。一个人的体质，也被转而理解为各种敏感性的总体结构，即一种复杂的、持续演化中的"亲善"网络，这一网络，存在于有机生命中的不变气质与动物生命中的可变压力之间。我们即将看到，乔治·艾略特在《米德尔马契》一书中，有意识而又非常详细地使用了这种"网络"的隐喻，而且，这种发端于自我构成之中的第二种隐喻，在 19 世纪的医学与文化当中，流行程度别无二致。在这种隐喻之中，人们可能认为，体质代表了一种投资政策，个体利用其生命力加以投资。明智（或幸运）的投资者，了解到有限的资金会限制机体可能的发展，如果某些器官要履行个人情况赋予它们的任务，他们就会谨慎地将重要资本投资于这些器官，以加强其敏感性。这个比喻清楚地表明，从医学的角度来看，没有什么事物能像文艺复兴时期的人物那样，四季都有相同的体质；相比之下，职业化在本质上是一种生活中的事实。任何器官在力量上的增长，都仅仅得益于另一器官的耗损，比夏的一句评论清楚地阐明了这种困境："男性受阉割，是为了改变他们的声音[29]。"

正如这一特殊案例所示，这种重要资本的投资，很容易，而且会在某种程度上，被性力量所标识。性力量的具体表现形式（至少对男性而言）是精液，它代表生命力，正如金钱代表资本一样。当然，正如莎士比亚的第 129 首十四行诗所显示的那样，"我耗尽了青春精华，多羞耻，就这样虚度光阴／这一切都是贪婪的行径"。这一概念长期以来一直流行。然而，在 19 世纪的文化中，人们确确实实对过度"性消费"的危险产生了浓厚的兴趣。这种兴趣的一大特点是，现代评论家们充分记录了许多性功能方面的修辞[30]。我认为，19 世纪人们对这个话题的兴趣，至少部分原因出于医学对重要人物发生性关系的鉴定，以及随后对公众发出的"精液减少"这句危险的警告。这句警告，也是法国内科医生拉勒曼德（Lallemand）所著的一部畅销书的书名[31]。强健的体质，意味着强健的身体功能，需要在器官上投入生命力，而非在性消费方面产生耗损。

手淫，会通过挪去必要的能量削弱体质，因此，这种行为，在论文和医学词典中被引证为歇斯底里的一种易感因素。为了了解随着性行为和手淫的发展，歇斯底里的概念领域如何被改变，我们只需比较前述 1820 年的医学词典中的记录，与 1775 年出版的一部医学教科书中的一句话："手淫、通奸等行为所表现出的恶化欲望，是歇斯底里的标志之一，它并非歇斯底里的原因，而是精神无序运动对一代人器官的影响 [32]。"只有在此处所引用的术语全被其他词汇取代的时候，用"敏感性"替代"精神"，用"生命力"替代"精神运动"，用皮内尔的继承人若尔热（Georget）所言的"过度兴奋性"（hyperexcitability）替代"无序"，性行为，也会因此，不会再代表一种已经存在的结果（result），也就是环境性"无序"与功能性"无序"走向趋同，所导致的歇斯底里。

到了弗洛伊德（Freud）的时代，人们认为，性欲，作为歇斯底里的一个诱因，包含所有其他形式的生命力，而歇斯底里本身，会被重新认识为一种无意识现象。就弗洛伊德的工作而言，完成了"生命力"一词转变为性，是病理解剖学领域长达一个世纪的趋势的顶峰，即将性等同于生命。事实上，早在 1853 年，也就是《包法利夫人》出版前四年，英国医生罗伯特·布鲁德内尔·卡特（Robert Brudenell Carter）已将歇斯底里定义为"性欲"的一种错误"释放"，这种"释放"，出于一时冲动，而非为生殖服务 [33]。然而，卡特的工作，正好处于一个时代的边缘，很难称得上有代表性；对于大多数临床医生而言，性欲只是导致歇斯底里的众多原因之一。

在 19 世纪，对歇斯底里的医学解释中，对性的地位的准确定位过程，虽然本身很有趣（甚至有益，因为它将经常被定义的事物历史化，特别是在女权主义批评中，它被很简单地定义为一种性病），然而，如果它不能有助于我们澄清福楼拜如何想象艾玛·包法利的性行为及其与她的疾病的关系，那么这种定位在此处就不合适了。在这个时代，手淫无法在小说中被表现出来，但福楼拜似乎比他需要的更进一步，并不止步于维护艾玛对性欲的渴望。在他看来，婚姻和通奸都不是解决艾玛病痛的有效方法——这并不是因为她在性方面无法得到满足，而是因为，她的生命力，而非她的性取向，在本质上是有缺陷的。在《包法利夫人》成书十年后，她的流浪儿小姊妹，左拉笔下的拉甘（Raquin），将会面临几乎完全发端于性的激情，以至于亨利·詹姆斯都抱怨左拉"倾向于描写忽视灵魂的生活 [34]，并将自己切切实实地限制在本能的生命与更直接的激情当中，譬如那些可以在生活中轻松而迅速地寻求到的事物"。而福楼拜，则像比夏和卡巴尼所想的那样，刻画出了两个生命，用医学术语来讲，分别属于灵魂与动物生命。这两个生命分别是"道德的"与"肉体的"，或言之，就是有机生命与动物生命，共存于融洽的组织中，它们不可被简化为一种构成自我的性欲。

从生物组织学的视角审视这位小说中的人物，就会得出两个结果，这两个结果，在 19 世纪临床医学方面，与在福楼拜塑造人物的概念方面，都十分显著。首先，一个人的体质，已经不能归因于一种外部环境因素所引发的一系列直接或间接影响（譬如《拉摩的侄儿》中的描写）。然而，体质也不能被归因为内部性压抑的产物。在福楼拜后期的短篇小说《圣尤里安医院》（*Saint Julien L'hospitalier*）中，这两种在当时很先进的假说都被提出，以解释尤里安（Julien）多病体质的原因，但这两种假说又遭到了否定。治疗尤里安的医生们断言："尤里安的病，是因为一股邪恶的风，或者是一种对爱的渴望造成的。但这个年轻人，却问了所有的问题，然后就摇了摇头 [35]。"类似地，在《包法利夫人》中，对天气的描写时时出现，但对艾玛的情绪的描写，却不像典型的爱情小说一样，直接描述出她灵魂的状态 [36]。例如，综观全书，在起初描写艾玛的一个场景当中，写到起风时，风会吹进人的气息当中，也会扬起版画上的纸巾，还会激出一场吹入艾玛灵魂之中的旋风，让她几近癫狂，伴随着盲人流浪汉的最后一首淫秽小调，狂风甚至吹开了少女的裙子。然而，艾玛的心态，只能算是一种间接影响。艾玛头脑里的迷雾，不像拉摩的侄儿脑子中那种混乱的纤维，不是由单一的一种气氛性印记所造成的。

　　相反的是（这也是自我在 19 世纪医学当中产生新的概念化过程的第二个结果），体质的发育或形成必须要经历一个漫长、持久而渐进的过程，其中要受到内部与外部的刺激。刺激物或愿望可能会作用于具体化的自我，但它们不能直接而灾难性地起作用。每个人心中，都有一种"内部距离"［借用乔治·普莱（Georges Poulet）的一句话］。然而，这种医学内在性，并不像普莱所说的那样，是一个纯粹的、可在现象学上被确定的重心所在，而是一个高度组织化并得到了深度演化后的系统。来自意志的每一种生命力冲动，或来自于环境中的每一种刺激，都通过一个具备各种感官中心组成的网络传播，因此，每一种刺激都只能轻微地改变整体。

　　在歇斯底里的案例当中，人们认为，在缓慢的病理形成过程之中，体质承担了其 4 个不同步骤[37]。要控制好这 4 个步骤，我们就需要把它们分别视为隐喻、转喻、提喻与反讽这四种不同的比喻修辞。海登·怀特（Hayden White）提出了这种类比的顺序，为福楼拜《情感教育》（L'Education sentimentale）[38] 的整体叙事活动提供了框架。第一步，一种来源于激情或环境的刺激，经传递进入大脑皮层之中，达成一种隐喻式的破译。下一步，传达入大脑的感觉力，会进入大脑的不同感觉中心，因为其意义获得了转喻。第三步，大脑内的各个器官进一步影响全身的各个器官，其影响方式，就是一位医界巨擘所言的"内部敏感性"，这是一种辐射现象，类似于语义学层面上发生在提喻中的一种现象。最后，身体多个部位开始逐渐积累敏感性，直到饱和为止，达到了一种"过度兴奋"的状态，无法接受任何刺激。在此时，第四步到来了，也就是歇斯底里患者体质发展的最后一步，连接神经系统的亲善系统，已成为"过度兴奋"成分的集合，产生一种具有讽刺意味的（但又很直白而实际）敏感性分离，易使患者在最轻微的刺激下，也会被激发出歇斯底里的发作[39]。

　　艾玛的病情，就经历了这四个步骤，如果观察得更广泛一些，还可以发现，福楼拜笔下的人物都展现出了复杂的体质。当然，福楼拜不会使用我曾经描述过的医学术语。不过,他把这些医学术语,转译成了更适合于小说语境的形而上学术语或心理学术语,但也保留了临床医学的概念化结构,与对具体感受认知的强调。他用身体构造代替了记忆,用感知或智力中心代替了身体或大脑,用记忆的构成代替了表现,用欲望代替了生命力。

换言之,福楼拜式的自我,可被解读为一种复杂的、精神生理层面的"体质",即瞬时感觉,与一直存在的、一系列既有记忆之间的、一种持续演化中的关系。在感觉与记忆相互交换产生问题的场合当中,譬如,从清醒到睡眠的转变过程之中,或是在产生幻觉的过程之中,福楼拜式的自我,就会瓦解为若干组独立的记忆(这等同于歇斯底里发作时所呈现出的不同症状,具有讽刺意味的是,体质会在这种发作当中崩溃)。对于福楼拜而言,解体在人类生存条件当中是天生固有的,并非仅仅是敏感类型或女性的问题。它会影响到人的方方面面,对于夏尔•包法利这类迟钝乏味的愚夫也是如此。"夏尔时不时地睁开眼睛,后来精神疲倦,又困起来,不久就坠入了一种迷离恍惚的状态;他新近的感觉和过去的回忆混淆不清了,自己仿佛分身有术,既是学生,又是丈夫;既像刚才一样躺在床上,又像当年一样还在手术室里[40]。"

这即是每处表现出来的记忆的变迁。然而,对于那些已经陷入病态的人而言,记忆不仅处在调整之中,而且变化形式与患者身体结构的变化方式相同。在歇斯底里的案例中,艾玛做了后来弗洛伊德和布鲁尔(Breuer)所言的所有歇斯底里患者都会做的事情:她"主要遭受回忆的折磨"[41]。福楼拜也曾将自己的歇斯底里描述为"一种记忆疾病"[42],他也预测到弗洛伊德会将这种疾病进行心理学化解读。但福楼拜的预设是比夏式的,不是弗洛伊德式的,艾玛的病与朵拉(Dora)的病有着不同的过程。艾玛的意识阶段在心理层面上与上述四个阶段组成的一个系统相对应。这四个步骤以一种周期性的螺旋形式一次又一次地发生,每次发生,都在为艾玛的心理体质做预备,以应对其在歇斯底里发作时发生的人格反复解体。

因为在大多数情况下，四个步骤中，指向于体质性过敏的起初三步，一般都能自身解决，而不会导致自我的精神崩溃，这些形成性或"倾向性"的步骤，最好放在局部观察，譬如某些段落或简短的序言，而非在更广的叙述弧之中。仔细阅读这些段落，就能看出它们自由而间接的描述，可以让我们识别出艾玛的意识，也可以看出，福楼拜用了什么样的语言，来描述艾玛的感觉和记忆之间是怎样如拔河一般互相拉扯的，在这种拉扯中也能看出，比喻性的语言，包含了艾玛歇斯底里发展过程中各个步骤的线索。像每一个被医学所定义的人一样，艾玛将经验融入到记忆中，首先以隐喻的方式，将她的感官刺激转化为感觉，然后在想象中，以转喻的方式扩展这种感觉，最后又用大量的表象将其消散，这些表象是通过整体记忆，以句法的方式延伸进入感觉之中的。

在《包法利夫人》之中，描述艾玛的情感对涌入她心灵中的感觉的反应时，隐喻这种修辞反复出现。例如，在这一段华丽的段落中，各种隐喻的目的，可能就是为了摹仿艾玛在刚刚经历过性爱之后时的意识：

> 黄昏的暝色降落了；天边的夕阳穿过树枝，照得她眼花缭乱。在她周围，不是这里的树叶上，就是那里的草地上，有些亮点闪闪烁烁，好像蜂鸟飞走时撒下的羽毛。到处一片寂静，树木似乎也散发出了温情蜜意；她又感到她的心跳急促，血液在皮肤下流动，仿佛一条汹涌的河流。那时，她听到从遥远的地方，从树林外，从小山上，传来了模糊而悠扬的呼声。她静静地听着，这声音不绝如缕，像音乐一般溶入了她震荡激动的心弦[43]。

在这三句话的空间当中，福楼拜插入了三个不同的隐喻，每个隐喻，分别描述了三种不同的感觉，这似乎是为了强调，这个时段当中，艾玛的感知在意识中居主导地位[44]。还有一种与之类似的兴奋情感的渗入，更符合一种心理学上的收缩现象，发生在艾玛参加沃比萨（Vaubyessard）舞会一事时。在艾玛第一次体验这种奢华场面时，她就被各种鲜活的感触震惊了，甚至让她从前的记忆都消失了（或至少是被眼前的一幕幕场景模糊化了）："在她眼前眼花缭乱的时刻，她过去的生活只是昙花一现，立刻就烟消云散，无影无踪，连她自己都怀疑是否那样生活过了。她这时在舞厅里，舞厅外是一片朦胧，笼罩一切[45]。"我们还会进一步了解到，在她回家以后，"她只好虔诚地把她漂亮的衣裳放进五斗柜里，就连那双缎鞋给地板上打的蜡磨黄了的鞋底，她也原封不动地保存起来。她的心也一样：一经富贵浸染，再也不肯褪色。这样，对舞会的回忆，就占据了艾玛的心头。"从临床医学角度来看，可以说，一种感觉，已经打开了通往艾玛大脑中各个感知中心的通道，而且已经开始对其发挥作用。

医学话语告诉我们，一旦艾玛的感觉被接受，它的力量就不需要与最初承载它的表现绑定在一起。像所有的直接印象一样，艾玛对舞会的印象很快就消退了，她对夏尔的印象也是如此："她记忆中的面貌慢慢混淆了，她忘记了四对男女合舞的音乐，她记不清楚制服和房间的样子；细枝末节消失了，留下的是一片惆怅。"艾玛的愿望，就像可被外界刺激所激发出的感知力或生命力一样，然后就能够以被转喻的方式，重新定向到其他记忆之上，即其他印象之中。在第二阶段，艾玛为自己的欲望寻求想象中的满足。像她的情人莱昂一样，艾玛也把她的热情转移到了其他物品上，艾玛用这种渴望的感觉，也就是他感觉的回应，代替了"子爵"（Viscount）[46]的雪茄盒这类东西，它的气味与刺绣外观会出现在一个想象出来的平面上。这种转移策略是有效的，可以把精神力量从物理层面转移到想象层面，至少在短期内是这样："她一读书，总会回忆起'子爵'。在'子爵'和书中的虚构人物之间，她居然建立起了联系。这个以'子爵'为中心的联系圈子越来越大，他头上的光辉也扩散得越来越远，结果离开了他的脸孔，照到她梦想中的其他脸孔上去了[47]。"不幸的是，艾玛的精神能力仅仅被投入在陈述之中，在提喻的延伸中，这种能量总是被消散："不知道走了多远之后，总会到达一个模模糊糊的地方，于是她的梦就断了。"同样地，日后歇斯底里的生命力，也无法集中起来，只是分散到身体或大脑组织的混乱之中，在其中，它提高了过度兴奋的一般水平。也就是说，长期的想象投入，会使人进入"自私欲望膨胀，神经刺激也被激发出来"的境地，这正是福楼拜对艾玛的形容。因为她的精力耗尽了，她无法产生任何新的感觉："每天早晨，她一睡醒，就希望机会当天会来，于是她竖起耳朵来听；听不到机会来临，又觉得非常惊讶，就一骨碌跳下床去寻找，一直找到太阳下山。晚上比早上更愁，又希望自己已经身在明天。"艾玛对最轻微的声音都能做出极端的反应，她已经进入到了一种过度兴奋的状态。在福楼拜赋予了她这样的境遇以后，接下来的两句话就变得波澜不惊："春天又来了。梨树开花的时候，释放出懒洋洋的暖气，使她觉得受到了压抑。"

令人感到吃惊的是，福楼拜对艾玛崩溃的描写，是他坚持下来的结果。在女主人公遭遇危机的那一刻，福楼拜刻画出了环境中最细微的状况，还补充了事件发生的时刻——"梨树开花的时候"。此处的细节，可能指向于艾玛处境中的悲情成分：春天，本来应该会带来爱，而非仅仅产生精神崩溃。但是为什么要在此处特意提到梨树呢？有一个一般性的答案，对细节的热衷，定义了福楼拜的现实主义。正如乔纳森·卡勒的观点，福楼拜的细节，不像他的前辈巴尔扎克那样，不需要得到象征性的恢复，至少不需要一种完全令人满意的方式恢复[48]。据他推测，这些细节反而会产生巴特所言的"真实效果"（l'effet de réel），即一种对纯粹的、没有动机的布景（thereness）所产生的感觉。但我觉得，如果它们没有得到象征性的恢复，福楼拜的描述就会一直存在下去，而且会得到分散性的恢复，这也符合福楼拜的描述方法特征[49]。换言之，福楼拜对描述方式的选择，是他采纳一种医学观点后的第二个主要后果。如果想要观察为何会产生这种后果，我们就需要注意到比夏对自我的临床概念，他认为自我有一种复杂的构造，这也暗示着很难确定某种特定的刺激，会导致事先有某种倾向的体质，走向实际崩溃的边缘。当所有的感官中心都陷入过度兴奋时，"感官的阈值"就会大大降低，以至于声音或气味都能引发攻击性行为。当时，一位著名医生曾告诫：在这种情况下，往往会"无法找出崩溃的主要原因"[50]。

由于可能导致兴奋的原因大大增加，如果一位临床医生希望了解疾病进展的琐碎细节，他就必须加深对患者生活环境的观察与分析。这种新的医学认识论的必要性，在现代案例研究中会表现出来，并且取代了更古老的18世纪记录，而且新认识论还将疾病与环境条件的统计信息联系起来。在案例研究中，与早期的分析模式相反，细节为医生提供了一个可能存在的联系网络，但这个网络之中，信息真伪混杂，所以医生必须要对这个网络进行不断整理，这样才能了解患者的病情[51]。

当然，如果医生没有关于体内疾病发展路径的认识论引导，仅仅依靠积累细节，就会浪费时间。这种引导，可由新生的病理解剖学提供，这门学科的创立者，比夏，记录过导致死亡的不同"现象关联"，或者可以看到更广泛的事物，即导致发病的"现象关联"。在他的杰作《生与死的生理学研究》（*Recherches sur la vie et la mmort*）（这本书福楼拜也很熟悉）之中，他用一个非常适合于《包法利夫人》的案例，说明了病理解剖学的诊断意义："一种作用于肺神经之上的有毒物质，其简单作用，就是对（身体）功能起到十分明显的作用，甚至会以一种明显的方式干扰肺神经的各种机能。这有点像一种气味，直接冲击脑垂体，也会同样作用于心脏，并且会以发作的形式表现出来；就像看到可怕的物体后会让人心生恐惧一样。"比夏总结道：一位好医生必须要仔细观察患者并搜集细节，以获得任一机会，以区分出由气味引发的生理性病因，与看到某种物体后造成强烈情绪而产生的心理性病因。

《包法利夫人》这部小说，运用完全相同的案例，给我们上了一节比夏的课。在描述艾玛歇斯底里发作的桥段中，提到艾玛从她的情人罗多夫那里收到了一封告别信，这信被藏在一个水果篮子当中，这个水果篮子则是送给包法利一家的一份告别礼物。发现罗多夫的出轨行为以后，艾玛吃了一惊，她的感官也受到了强烈的刺激，但是她还能控制住自己来吃晚饭。然而，在晚饭的餐桌上，夏尔还是引导她去吃水果，虽然此时她还没有认识到自己已经陷入过度亢奋之中：

> "闻闻看，多香呵！"他把篮子送到她鼻子底下，一连送了几回，还这样说。
> "我闷死了！"她跳起来叫道。
> 但她努力控制自己，胸口感到的抽紧就过去了。
> "这不要紧！"她接着说，"这不要紧！是神经紧张！你坐你的，吃你的吧！"
> 因为她怕人家盘问她，照料她，不离开她。
> 夏尔听她的话，又坐下来，把杏核吐在手上，再放到盘子里。忽然，一辆蓝色的两轮马车快步跑过广场。艾玛发出一声喊叫，往后一仰，笔直倒在地上[52]。

像比夏一样，福楼拜提供了两种可能导致艾玛发作的病因，即水果的气味，与一种令人惊骇的事物（即那辆罗多夫的两轮马车）。此外，福楼拜对事件的简洁描述，也引向了艾玛的昏迷，这是一个符合认识论规则的良好案例：这种描写不会判断事件发生的诱因，而仅仅是尽可能忠实地描述细节，就是可能导致艾玛病情发作的心理性原因与生理性原因。尽管福楼拜在衡量病因时，更偏向于心理性原因，把杏子描述成为一种"令人惊骇的事物"，借此联系起艾玛刚刚收到的信。小说家小心翼翼地记录了闻到水果气味与艾玛的窒息之间，时间间隔不长（这一时期的医学词典告诉我们，这标志着歇斯底里发作的初步阶段），所以我们也不得不把这种气味视为数据。就像本文前面所引的内容，福楼拜把梨花开放的时节和艾玛的昏厥联系到了一起，但他仅仅借助这种时间上的接近，记录了可能导致艾玛兴奋的原因，也给读者留下了一桩任务，去判定哪些细节是重要的。

　　然而，福楼拜不仅仅观察到了后来被弗洛伊德归结为"悬浮注意"（gleichschwebende Aufmerksamkeit）的状况，即一直在维持中的注意力。他可能还要脱离这种描写，去以一种可能令人兴奋的感觉去展现艾玛的形象，那些闻到后就让人进入幻想之中的气味，从那种"祭坛上发出的，令人陷入神秘慵懒的芳香气味"，到"子爵"的雪茄盒的气味，再到她把自己关到房间后点起东方锭香的气味。讽刺的是，福楼拜以病理学家的态度，实现了奥默想要表达的愿望，奥默知道艾玛在受伤时闻到了杏子的气味，就愚蠢地说："有些人生来就对某些气味敏感！这是一个有趣的问题，无论从病理学或从生理学视角来看，都值得研究[53]。"像往常一样，奥默的知识都是落后于时代的伪医学知识，但正如前面所引的比夏的材料所显示，在福楼拜时代，对这一课题的研究也在进行之中。医生们越来越依靠于操纵环境的能力，以便用实验方式对患者的身体产生病理影响，而不仅仅是寻求观察症状，以期了解导致病理结构形成的因素。在这方面，奥默提到，人类就是一只巴甫洛夫的狗（Pavlovian-like dog）[54]，"如果有人向它拿出一只鼻烟壶，它就会发作"，这狗的主人"经常在朋友面前通过实验证明这一点"。沙可（Charcot）的一名学生的笔记中，就记录了对应这种描述的人类行为："受试者表现出歇斯底里的痉挛；沙可先生先将手放在女性的外阴上，然后将一支棒状物的末端插进卵巢，然后收回棒状物。接下来，他开始了新的一轮刺激，还通过吸食硝酸戊酯，加快了刺激速度。然后，这位受苦的女性又用明明白白，不含任何隐喻的语言，大声喊叫需要棒状物，'G点[55]刺激消退了，但她的谵妄还在继续'[56]。"奥默对艾玛癫痫发作的总体反应，是在摹仿19世纪治疗师的策略。他承认"很可能是杏子引起了昏迷"，气味通过使感官麻木而起到作用，而女性的更高敏感性，使得她们更容易受到"神经系统不规则性"的影响。同时，他也摹仿沙可，试图用香醋让艾玛"苏醒过来"。

不幸的是，在 1850 年写的一篇关于歇斯底里的论文中，这种嗅盐被证明对恢复患者的生命完全无效。奥默的其他治疗建议，仍然披着医学的伪装。他建议服用镇静剂、软化剂、调味剂，并严格规范饮食。这些治疗步骤都不需要任何特殊的医疗技能，而且每个步骤都需要药店中所出售的药物，可以使他获得额外利润。这些治疗方法，至少可以抑制医学上所承认的身体过度亢奋的诱因。但奥默的最后一个建议，则超出了药剂师和卫生干事的能力限制：

> "还有，你看要不要治治她的胡思乱想？"
>
> "在哪方面？怎么治法？"包法利问道。
>
> "啊！问题就在这里！这的确是问题的症结：'这就是问题了！'我最近看到报上这样说。"
>
> 但是艾玛醒了，喊道："信呢？信呢？"
>
> 大家以为她是胡言乱语；从半夜起，她就精神错乱了，恐怕是得了脑炎[57]。

艾玛为夏尔如何处理谵妄的问题，提供了一个在临床医学方面正确的答案，但夏尔与奥默，都无法解读这种谵妄的症状（事实上，奥默的解读，受限于报纸上的消息，而夏尔，则正如我们先前所看到的，从来没读过医学词典，因此束手无策）。他们都没有清晰地认识到言语与谵妄之间的关系，也无法通过操纵患者的陈述以抵挡大脑发热。另一方面，在前福楼拜时代，对歇斯底里的分析，确实观察到了解读与疾病之间的关系。若尔热曾经警告，暴露于这类错误陈述之中，可能会引发危险的亢奋情绪，进而影响天生身体虚弱的人（譬如年轻妇女）的体质，造成不良影响。他的陈述为："总而言之，一个出身高贵，体格健壮，不做体力劳动，在音乐会和阅读小说之间，过着富有启发性生活的年轻女性，有易患歇斯底里的风险[58]。"

道德疗法，分别由皮内尔在法国，图克（Tuke）兄弟在英国开创，尽管在官方临床医学的概念领域，这种疗法理论根基并不牢靠，但也可以通过控制接触来信和其他任何刺激物的方式，为医生对抗患者的谵妄提供一些特定的治疗方法。事实上，这类技术的部分内容，可以在夏尔的医学词典中找到，确实可以为阻止歇斯底里发作提供一些建议。相关的治疗方案如下所述：锻炼、进行体力劳动、研习自然科学、维持心智思维活跃；此外，患者还应避免任何可能会激发其想象、亢奋情绪、使头脑中出现错觉与幻想的场合；患者也应避免做梦，当然还需戒除手淫的习惯。

艾玛从来没有进行过这类彻底的康复行为，夏尔为了改善她的健康，建议她出去锻炼，然而她在出去锻炼时，却卷入了与罗多夫的绯闻，这进一步激发了她的想象。福楼拜似乎在暗示，艾玛与她的陈述之间的纠结关系，不会得到道德治疗的充分处理[59]。然而，福楼拜拒绝了这种治疗方法，这非但没有充分挖掘出福楼拜的工作与医学话语之间的联系，反而证实了他的歇斯底里概念涉及的想象和记忆概念，比道德管理者和精神科医生所接受的更复杂、更具解剖学意义，也就是说，他的医学谱系，源于比夏和卡巴尼，而不是皮内尔。

作为临床医生的作者：在福楼拜式现实主义之中

因此，福楼拜以极其复杂的方式，将医学预设融入到了他的写作之中，效果非同凡响。然而，在里法泰尔的感受当中，他并没有"实现"这些目标。这些预设并没有提供一系列形成《包法利夫人》情节的线性后果（正如里法泰尔关于通奸的预设所做的那样）。相反，福楼拜将这些医学预设视为关于技术的指示：例如，在人物塑造方面，福楼拜受到医学预设的指导，即认为个体会成长为一个复杂的体质结构；或者，这位小说作者接受了医学预设，在描述诊断歇斯底里发作时，必须考虑其他原因。更广泛地说，《包法利夫人》标志着一种写作模式的出现，在这种模式中，现实变成了医学，作者与文本之间的关系，以医学规范为模式，作者以医生看待患者和病例的方式，来看待人物和情境。

但是，以这种方式陈述事物，会进一步引发关于作者在语篇互文领域中的角色与地位的进一步问题。福楼拜为什么依赖于医学话语，而不是法律、宗教或军事话语？更具体地说，为什么他要让艾玛陷入歇斯底里？为什么他会描写一种医学话语得不到应用的处境，以至于让艾玛得不到有效的治疗？

我会用两个答案来概述性地回答这些问题。这两个答案，都涉及本章前半部分所讨论的医学内部等级制度与社会地位的问题。一个答案，是传记式的，涉及福楼拜对歇斯底里与医疗行业的个人经历；另一个是社会学性的，涉及一个医疗行业正在发展的社会当中，文学行业的历史地位。

关于 19 世纪医学领域中对歇斯底里的概念，还有一个事实尚未被提及，即歇斯底里与癫痫症是同一基本体质障碍，在不同性别中的不同表现。事实上，福楼拜本人也有神经性体质，还被诊断为"癫痫症三期"。要确定福楼拜的病到底是什么，是对福楼拜文学批评当中的一个古老而陈旧的问题，不过这个问题与医学概念无关[60]。但福楼拜是以 19 世纪临床医学术语来认识自己疾病的，尤其是他自己的父亲阿希尔 - 克里奥帕·福楼拜博士的术语，他曾在比夏和伟大的外科医生杜普特伦（Dupuytren）的指导下学习，并为福楼拜治病。

福楼拜用他父亲所使用的临床医学术语来理解自己的歇斯底里形式。这一点，可以在他给路易丝·科莱（Louise Colet）的信中明显地看出：

> 每次发作都像是神经系统出血。大脑的描绘能力受到了遗精的影响，成千上万的图景，同时在一种烟花中飘荡。这是

一次灵魂从肉体中被夺走的痛苦经历（我确信我死了好几次）。但构成人格的因素，即理性，贯穿始终；如果不是这样的话，痛苦就什么都没有了，因为我会完全被动地说话，而即使在我不能再说话的时候，我也总是有意识的[61]。

在另外一封信中，福楼拜又一次地描绘了这封信中所述的图景。他这样形容："有时，在一秒钟的时间里，我会感受到会有 1000 种思想、图像和联想，像绚丽的烟花一般照亮了我的大脑（《致路易丝·科莱通信》，1852 年 7 月 6 日，星期二）"。把医学或科学术语（如"遗精""大脑的描绘能力"）及心理学术语（如"图景""灵魂""理性本质"）进行嫁接，反映了福楼拜倾向于自由转换医学与心理学术语。然而，同样重要的是，这些段落可以直接证明，福楼拜可以通过投射自身经历于艾玛身上，并借此感知艾玛。例如，对焰火的隐喻，也出现在艾玛的幻觉和他自己的幻觉当中：

> 她怅然若失地站着，不再感觉到自己的存在，只听到脉搏的跳动。仿佛震耳欲聋的音乐弥漫在田野间。她脚下的泥土比水波还更柔软，犁沟在她看来似乎成了汹涌澎湃的褐色大浪。她头脑中的回忆、想法，也都一下子跳了出来，就像烟火散发的万朵金花。她看到了她的父亲勒合的小房间，她幽会的密室，还有其他景色。她的神经错乱，害怕起来[62]。

我们应该注意到艾玛怅然若失的状态，这包含着一种隐喻的回归，这一隐喻发生在她与罗多夫交往以后。音乐和她的血管似乎都要爆裂了，而尖锐的隐喻所暗示的超意识，最终让位于它的对立面，即麻木。然而，这段文字中最引人注目的是，艾玛的症状，几乎完全是在照抄福楼拜本人的症状[63]。

也许当福楼拜说"包法利夫人，就是我"时，他就会认识到小说家和角色之间的这种对症状的认同。当然，从患者的角度来看，福楼拜完全有资格为艾玛的命运辩护。然而，与此同时，福楼拜也采纳了医生的观点，按照临床医生的术语和诊断前提，去思考他自己的疾病和他笔下角色的疾病。

福楼拜的特殊疾病经历，对于他而言，既是一种谵妄症的表现，也是一种知识，对《包法利夫人》产生了影响。从更广泛的视角来看，同样的经历，构建起了一种分支型模式的现象学根基，阿尔伯特·蒂博代（Albert Thibaudet）等认为，这种模式就是福楼拜式现实主义的本质[64]。这位小说家自己也认识到，用他自己的话而言，在写作过程中，他变成了："字面意义上的两个人，一个迷恋于夸夸其谈、抒情、论战、响亮的口号和崇高的思想；还有一个，则在尽可能深入挖掘真相，他喜欢把一件小事当作大事，让你感受到他所复述的内容。"传统上，这段话被引证为福楼拜在两种风格之间摇摆不定的证据，即浪漫主义风格与分析主义风格。然而，我们现在已经了解到，对于福楼拜而言，称其为浪漫主义风格与分析主义风格，不如称之为在创作时表现出的歇斯底里式风格或医学性风格更为合适。福楼拜散文中的歇斯底里式视角，出现于他称之为"句子悸动，隐喻沸腾"的时候，从风格上来看，就像艾玛在血管中所感受到的牛奶之河，"就像一系列瀑布先后流动，带着读者继续前进"。福楼拜文字风格中，医学性的一面，可以从上述引文后半部分的解剖学与外科学意义当中了解到。并可以通过福楼拜在另一封信中，所表达的愿望对其加以补充，即"一种像科学语言一样精确的风格……一种像匕首一样刺穿你心思的风格"。

圣伯夫（Sainte-Beuve）在这方面和其他许多方面都有先见之明，他是第一个认识到，福楼拜的风格中，解剖学元素占主导地位的人，他的一句话，直到现在还很有名："福楼拜先生挥笔就像其他人挥动手术刀一样。"这位评论家还认识到，用这种方式写作，堪称"巨大力量的象征"。我们现在可以明确地认识到，医疗权力的性质和行使方式，是一种行动、控制并最终构成其知识施加对象的权力，即象征性的自我，而是不与之直接接触，甚至无法用肉眼得以看见。福楼拜对文体力量的理想，正是这种医学全景主义："在他的书中，作者必须像宇宙中的上帝一样，无处不在，又不可见。艺术性仅仅是作品的第二性质，这种性质的创造者，必须表现得与之类似（致路易丝·科莱通信，1852 年 12 月 9 日）。"

当然，夏尔·包法利未曾阅读过医学词典，这一点也反映出，作者的医学视角，在《包法利夫人》当中随处可见，或者可以说接近这一程度，因为在小说的末尾，出现了一名有能力的医学人物（尽管他来得太晚了，无法拯救世界，也无法拯救难逃一死的艾玛）。这位医学人物，就是拉里维耶博士，正如人们所预料，此人也与福楼拜关系十分密切。拉里维耶博士与医疗行业以外的人的关系，反映了福楼拜与他所描绘的人物之间的关系：医生和作家都具有神的地位。正如拉里维耶博士在艾玛去世以前来到小镇时，福楼拜的评论所言："上帝来临不会使人更加激动。"

拉里维耶的人格与福楼拜的人格互为镜像，这位医生，就是这样一般人物：

> （他）如醉如痴地热爱医学，动起手术来精神振奋，头脑清醒！他一生起气来，医院上下都会震动，他的学生对他崇拜得五体投地，刚刚挂牌行医，就竭力摹仿他的一举一动；结果附近城镇的医生，个个像他一样，穿棉里毛料的长外套，宽大的藏青色工作服；他的衣袖纽扣老是解开的，遮在他丰腴的双手上，手很好看，从来不戴手套，仿佛随时准备投入行动，救苦救难似的。他不把十字勋章、头衔、学院放在眼里，待人亲切，慷慨大方，济贫扶幼，施恩而不望回报，几乎可以说是一个圣人，但是他的智力敏锐，明察秋毫，使人怕他就像害怕魔鬼一样。他的目光比手术刀还更犀利，一直深入到你的灵魂深入，穿透一切托词借口、不便启齿的言语，揭露出藏在下面的谎言假话来。

同样，福楼拜狂热地深爱他的艺术，也蔑视学院和荣誉，这从他对于荣誉军团十字勋章（Cross of the Legion of Honor to Homais）的讽刺，以及他的信件中对此的评论［在没有荣誉的地方，荣誉会怎样汇集在一起呢？（给路易丝·科莱的信，1852 年 7 月 26 日）］当中，就可以看出。

　　因此，艾玛与拉里维耶博士，歇斯底里与医生，都是福楼拜自身人格的投射。从这个意义上讲，《包法利夫人》可被定义为一部"关节分离式"的自传。如让·斯塔罗宾斯基（Jean Starobinski）所言，继埃米尔·本韦尼斯特（Emile Benveniste）之后，自传中的人物形象在历史和话语主题之间，在生活中的自我和在书写生活的有意义自我之间，具有内在的张力。根据斯塔罗宾斯基的说法，生活经验与（自我）知识之间的结构性紧张关系，通常在叙述中，被自传作者生活中的一些根本性变化所调节，这种变化，通常以转入一种新生活的方式出现[65]。

　　然而，在《包法利夫人》之中，歇斯底里与散漫的主题之间，生活经验与医学知识之间，产生了互相有关联的紧张关系。在医学上被定义的自传中的生命（bios），最终会走向死亡，而非寻求一种解决方案，进入新生命之中。正如比夏所言的那样，生命就是一种抵抗死亡的存在。福楼拜本人也回应了这条意见："人固有一死！我们刚一出生，腐坏就开始做工了，生命仅仅是一场长期的战斗，它与我们作对，直到最后死亡，它才彻底地统治了我们（写给路易丝·科莱的信，1853 年 3 月 31 日；斯蒂格穆勒译）。"正如比夏指出，这个前提的推论是，虽然生命的真理只有在死亡中才能显现出来，但当解剖学家将身体分离为各个部位时，疾病已经是一种解剖形式了。从这个意义上讲，艾玛甚至在小说开始之前就已经死了，而小说本身，就是一个耐心的解剖过程。

　　这听起来有点虐心，但人们可能会想，为什么艾玛会被拒绝治疗？换句话说，为什么拉里维耶来得太晚了？对于让-保罗·萨特而言，背后的原因很清楚：拉里维耶的知识——以及更普遍的医学知识——与艾玛既有的痛苦无关，就像这痛苦与福楼拜的艺术的关系一样。根据萨特的说法，医生"可以从科学上理解（know）恐怖，但却感受（feel）不到"，因为他的医学知识是基于功利主义的[66]。但我要说，这是一种哲学家的误读（虽然这是一种深度的误读），误读的根基是，把实际的医学知识扭曲为了哲学领域内的知识。拉里维耶代表的不是功利主义，而是医学哲学。他的导师是比夏，而不是边沁。此外，如萨特所言，由于临床认识论的要求，拉里维耶的职业局限性（impassabilité）也无法摧毁他内心中的全部感受。这位伟大医生的客观外表，一看到这种恐怖景象，就吓得要炸裂了，这也足以暗示人类的内心："这个人看惯了痛苦的场面，却还是忍不住流泪，眼泪掉在了衬衫的前面。"

这滴眼泪，类似于福楼拜所言，自己在创作《包法利夫人》时，落在艾玛身上的眼泪，也标志着小说家与理想医生之间的另一种关系。但它也指向了这两者之间更为复杂的传记性关系。因为拉里维耶面对艾玛时的眼泪，可能会让人想起，福楼拜的父亲在儿子第一次癫痫发作后，为儿子居斯塔夫哭泣。还有其他几个特征，将阿希尔-克里奥帕和拉里维耶联系起来——他们都是比夏手下的医生，都穿着外人认为有点古怪的斗篷，都试图坚守着启蒙运动后期的道德立场。这些相似之处，使得一些评论家认为，拉里维耶是福楼拜对其父亲的虚构描述产物[67]。如果说，艾玛代表着小说家的化身（being），那么，拉里维耶就是福楼拜面对于她的知识（knowledge）的化身。拉里维耶作为父亲的形象，也必然会成为第二个自传性问题的焦点：父子之间的俄狄浦斯情结（Oedipal tension）[68]。

萨特所作的福楼拜传记，包罗万象，其中详细剖析了居斯塔夫·福楼拜与其父之间的亲密关系，这在很大程度上，是因为阿希尔-克里奥帕拒绝他的小儿子跟随他的脚步，成为一名医生。萨特认为，福楼拜最终的崩溃，是由于他被剥夺了医学继承权，并且获得了写作方面的自由。福楼拜就利用这种自由来报复他的父亲，把他描绘成《包法利夫人》当中的拉里维耶，萨特认为这种方式不太讨人喜欢。是否以此视为一种孝顺的遗憾（ressentiment），取决于是否接受萨特的说法，即拉里维耶的肖像充满了讽刺感。然而，这种说法，其实根基于对文本证据的过度解读[69]。我用不甚优雅，但更清晰的解读，将拉里维耶这个人物形象解释为，他积极地代表了福楼拜的父亲和医学知识的遗产，但我也认识到，拉里维耶，在某种程度上，也代表了福楼拜本人的观点。福楼拜这个儿子借此继承了他父亲的地位，因为他作为一个作家，也发挥了医生的所有功能。

这种对父子关系的解释，除了简洁性以外，还有一点胜过了萨特的解释：它能解释福楼拜文本和生活中三代人（不仅仅是他与其父两代人）的医学系谱。如果说，医学系谱的第一代人是比夏（回想一下，福楼拜将拉里维耶形容为"属于穿比夏白大褂的伟大外科学派"），第二代人就是福楼拜的父亲和拉里维耶，二人都曾求学于比夏。接下来的第三代人，就是福楼拜和……足以让人大吃一惊的夏尔·包法利。毫无疑问，福楼拜说，拉里维耶这种外科医生现在已经绝迹了。夏尔与福楼拜都不是成功的医生。就这个意义而言，夏尔代表了福楼拜未能如愿的成为医生的梦想，确实，我们能找到许多夏尔陷入失败的标志（口吃，或接近于口吃的状态，等等），也可以把这些标志归结到福楼拜，这位家庭的白痴身上。然而，夏尔愚拙的医术，同时也使得福楼拜这位作家，可以作为一名医生，来审视艾玛的病情。在夏尔愚拙医术所留下的空白当中，小说家可以注意到她的症状，从而引出她的精神错乱，审视她的幻想，并调查她的记忆构成。福楼拜使自己成了比夏解剖学思想的真正继承人，把针对体质和诊断的临床解剖学概念，拓展到了心理学领域，他也通过比夏学派的系谱，获得了自己的医学地位。

福楼拜所选择的小说环境之中，医学知识是缺位的，他也借此回应了他的个人疾病经历与他的家庭和医学之间的关系。然而，社会学性的问题依然存在，考虑到福楼拜医学现实主义的文学力量，什么可以解释它的权威？为什么在历史上的这个时刻，医学观点会担负起陈述现实的任务呢？

我认为，这两个问题的答案，与19世纪上半叶当中，各个行业的发展有关联，其中包含医疗行业与文学行业。这个话题非常复杂，需要在下一章中做更详细的探究，但职业化进程的一般结果，可以在此进行一下总结。到了19世纪50年代，文学工作者和医学工作者已经结束了向公众寻求专业地位的时期。虽然医生们大体上已经成功控制了他们的市场，但作家们尚未控制在19世纪20—30年代向他们开放的巨大新市场。福楼拜开始写作的时候，很明显，分层的读者市场已经形成，居于作家控制下的统一读者群体，已经不复存在了。随着医学作家抛弃了圣伯夫蔑称为供报纸读者消费的"工业文学"，还有一小波精英性质的小说家群体，还在为司汤达所谓的"快乐的少数人"创作作品[70]。巴尔扎克，是第一个在新式大发行量期刊上发表作品的人，他急切着手于征服这个市场〔尽管最终，他也开始报复式地对抗新闻行业，这方面最突出的一点，就在于他在1842年在所出版的《巴黎出版社专题》（*Monograph on the Paris Press*）当中，同时福楼拜也在诋毁、鄙视新闻行业。

实际上，福楼拜接受了文学作为一种边缘性行业的地位，远离大众阅读。与巴尔扎克不同，他并没有在意识形态方面吸引读者——他没有像巴尔扎克那样大声宣称，自己是一名"社会医学医生"，准备治愈后革命时代法国社会的创伤[71]。他关注于技术。但是，随着现实主义对于医学化风格的新关注点（而非以医生视角看待问题）的强调，以及更广泛地对于技术重要性的强调，此时的福楼拜，不是已经对成功的医生，甚至对整个职业化阶层都产生吸引力了吗？对他们而言，技术技能，而不是思想纯洁性或个人权威，正在迅速成为相关的价值衡量标准吗？考虑到文学和医学人员，以及律师、工程师和建筑师在内的专业阶层，都属于这一时期的新兴阶层，福楼拜的现实主义，在很大程度上，似乎是处于时代的边缘，只有在处于边缘地带的专业精英，才在真正意义上处于边缘[72]。

作为一个与正在崛起的职业阶层打交道的人，以这种方式解读福楼拜，只有将里法泰尔的互文性概念，扩展到符号学所思考的范围之外，才能成为可能。我所追踪到的话语互文性，其将文学和社会联系在一起的历史编织方式，不仅比里法泰尔的意识形态互文性更精细，而且，这种互文性，也允许人们开始解决福楼拜的社会背景对其文本产生何种影响这一富有争议的问题。作为一个关于文学形式的意识形态决定因素的问题，符号学家倾向于把这个问题留给马克思主义者，在福楼拜的案例中（正如萨特那数不尽的课题所提示我们的那样），马克思主义者在将作家形式与他的阶级状况或境遇联系起来时遇到了巨大的困难。当然，马克思主义批评中对"福楼拜问题"的经典研究，出现在卢卡奇·格奥尔格的作品中。对于卢卡奇而言，文学文本只有在通过其类型，准确地表达历史发展的内在动力时，才符合"现实主义"的条件：新兴统治阶级（或至少是新兴阶级意识形态）的上台。然而，现代唯一可能的进步阶级，是无产阶级，这一阶级在福楼拜作品中几乎看不到，更不会受到他的祝福。如果无产阶级，未能在1848年失败的革命当中形成，那么，这仅仅是为福楼拜推脱了责任，尽管如此，卢卡奇最终还是将其视为艺术的失败。在这种观点下，福楼拜被剥夺了成功的可能性，因为他的社会和历史姗姗来迟[73]。

考古学式分析表明，尽管卢卡奇的结论是错误的（他自己对福楼拜的痛苦探究可以表明，他也对自己被迫做出的评估感到困扰），他的美学原则仍然是合理的。为了确定福楼拜在卢卡奇的意义上是一个现实主义者，我们只需要用话语来代替意识形态，并且稍微放松一下对于阶级的定义。福楼拜也许并不代表着无产阶级的意识形态，但他在投射一种话语，并随之投射了一种新兴的主导阶级，即专业人士的特定意识形态[74]。因此，戏剧与人际关系在文本上所产生的映射，没有体现于典型的问答冲突中，而是体现于福楼拜叙述技巧中那种非个人性的、权威习作及恢宏的展示之中。在福楼拜的医学化现实主义中，人们应该认识到，这种力量，与其说是资本或劳动力的力量，不如说是信息的力量。

本章注释

[1] 《福楼拜的预设》(*Flaubert's Presuppositions*)，《变音符》(*Diacritics*, 11, no.4)，1981，第 2～11 页。

[2] Jonathan Culler 的《预设与互文性》(*Presupposition and Intertextuality*)，《现代语言札记》(*Modern Language Notes*, 91, no.6, 1976)，第 1380～1396 页。

[3] Charles Baudelaire 的《居斯塔夫·福楼拜的〈包法利夫人〉》(*Madame Bovary, by Gustave Flauber*)，本处所引见于 Paul de Man 的英译本《包法利夫人》(*Madame Bovary*, New York: Norton, 1965)，第 339 页。本章中此处以后所引用的《包法利夫人》英文内容，都来源于此版本。除此以外，除了特别注明之处，所有《包法利夫人》的译文皆出于我笔下。译者按：译者所选的中译本为《包法利夫人》(许渊冲译，2019，南京：译林出版社)。

[4] 可参见 Michel Riffaterre 的《文本输出》(*La Production du texte*, Paris: Seuil, 1979)。

[5] 可参见 Foucault 的《知识考古学》(*L'Archaéologie dusavoir*)。福柯此书从他的角度，对"话语"这一概念进行了最有延伸性的探讨；关于福柯对于 19 世纪医学话语的分析，可参见《临床医学的诞生》(*Naissance de la clinique*)，《治疗机构》(*Les machines à guérir*, Paris: Institutdel' Environment, 1976)。我还曾在下列著述中，了解到了更多 19 世纪医学在知识性与组织性方面的知识，继而拓宽了视野：Ernest Ackerknecht 的《19 世纪法国的医学教育》(*MedicalEducation in Nineteenth-century France*)，见于《医学教育期刊》(*The Journal of Medical Education*, 1957, 1)，第 15～18 页；Ackerknecht 的《巴黎医院中所应用的药物，1794—1848》(*Medicine at the Paris Hospital*, 1794—1848, Baltimore, Md.: Johns Hopkins University Press, 1967)；Larson 的《专业主义的兴起》(*The Rise of Professionalism*)，第 3 章；Peterson 的《维多利亚时代中叶伦敦的医疗行业》(*The Medical Profession in Mid-Victorian London*)；Waddington 的《工业革命中的医疗行业》(*The Medical Profession intheIndustrial Revolution*)；George Rosen 的《社会中的精神疾病》(*Madness in Society*, London: Routledge and KeganPaul, 1969)；Andrew Scull 等的《疯人院，疯人院医生与疯人》(*Mad houses, Mad-Doctors, and Mad men*, Philadelphia：University of Pennsylvania Press, 1981)；IvanIllich 的《医学复仇者》(*Medical Nemesis*, London: Trinity Press, 1975)。如果要对比欧洲与美国的医疗行业背景，可参见 Paul Starr 的《美国医学的社会转型》(*The Social Transformation of American Medicine*, New York: Basic Books, 1982)。

[6] 这段话的法文原文为："Les tomes du *Dictionnaire des sciences médicales*, non coupés, mais dont la brochure avait souffert dans toutes les ventes successives par où ils avaient passé, garnissaient presque à eux seuls les six rayons d'une bibliothèque

en bois de sapin." 出自《包法利夫人》（*Madame Bovary*, Paris: Clubdel'Honnête Homme, 1971），第 77 页。自此处起，脚注中所引用的法文版《包法利夫人》原文，均来自于此版本。

[7] Terry Eagleton 的《文学理论导论》（*Literary Theory*：*An Introduction*，Minneapolis: University of Minnesota Press, 1983），第 15 页。

[8] 关于 Cabanis，可参见 Martin S.Staum 的《卡巴尼》（*Cabanis*，Princeton, N.J.: Princeton University Press, 1980）。关于大革命时代法国医学的制度化变更，可参见 Foucault，《诞生》（*Naissance*），第 2～5 章。

[9] 译者注：超越协会（Société d'émulation）成立于 1804 年，其宗旨是促进科学、文学与艺术的进步，至今仍活跃于法国社会当中。

[10] 译者注：Canivet 的批评，见于《包法利夫人》第 2 部第 11 章，他对药房药剂师 Homais 的咒骂。

[11] Canivet 的外科背景也在他的名字中有所体现，因为"Canivet"一词与"canif"（法文：小折刀）双关。

[12] Foucault，《临床医学的诞生》（*The Birth of the Clinic*），第 81 页。

[13] 这段话的法文原文为："Il……entrait son bras dans des lits humides, reçevait au visage le jet tiède des saignées, écoutait des râles, examinait des cuvettes, retroussait bien du linge sale."

[14] 可参见 Eugenio Donato 的《福楼拜与历史的问题》（*Flaubert and the Question of History*），见于《现代语言札记》（*Modern Language Notes*，91，no.5，1970），第 864～865 页；Tony Tanner 的《小说中的通奸行为》（*Adultery in the Novel*, Baltimore, Md.:Johns Hopkins University Press, 1979），尤其是第 301～303 页。

[15] 关于这种对比的详述，可参见 Matthew Ramsey 的《卫生权力与大众医学：19 世纪法国的非法行医人员》（*Medical Power and Popular Medicine: Illegal Healers in Nineteenth-Century France*），《社会史期刊》（*Journal of Social History*, 10, no.4, 1977），第 560～577 页；Jacques Donzelot 的《家庭的警务》（*The Policing of Families*，New York: Pantheon Books, 1979），Robert Hurley 译，尤其是其中"牧师与医生"（*The Priest and the Doctor*）这一部分，第 171～187 页。作为对照，提供了 19 世纪 40 年代法国教会与医疗行业冲突相关信息的著作，可参见 Ramsey 的《19 世纪医疗行业的专业垄断政治：法国模式及其对手》（*ThePolitics of Professional Monopoly in Nineteenth-Century Medicine*: *The French Model and Its Rivals*），见于《各门行业与法国：1700—1900》（*Professions and the French State*, Philadelphia：University of Pennsylvania Press, 1984），Gerald Geison 编辑，第 225～305 页。

[16] 译者注：此女仆名为费莉西（Félicité），渔民名老盖兰（Guérin），其女小盖兰（Guérine，即 Félicité 所形容的患者）可能患有抑郁症，表现为"她老是愁眉苦脸，站在门口，好像报丧的裹尸布"。

[17] Ramey 的《医疗权力》（*Medical Power*），第 579 页。

[18] 正如 Foucalt 所指出，这种对医生与神父职责的重新安排，与一种更广泛的话语发展有关，在这种发展中，性不再是宗教控制的对象，而是被概念化为科学知识的对象。这种转变显然也涉及了歇斯底里这一领域。但所涉及的内容，与其说是术语的替换，不如说是认识论权威的转变。从医学角度来看，歇斯底里作为恶魔附体的古老内涵已被纳入其中，不再被视为作为被诅咒的证据，而是

被视为一种疾病的症状。例如，一本 19 世纪中叶的标准医学教科书，就描述歇斯底里的特征为"大声喧哗、唱歌、咒骂、漫无目的的流浪；偶尔表现为更正式化的宗教性或狂暴性精神错乱；或有各种吵闹和反常性的攻击，但行为仍然有连贯性"〔Wilhelm Griesinger，《精神疾病的病理学与治疗学》（*Mental Pathology and Therapeutics*, London: New Sydenham Society，1867），第 179 页〕。关于详细讨论宗教与医学对歇斯底里的态度，可参见 Ilza Veith，《歇斯底里，一种疾病的历史》（*Hysteria: The History of a Disease*, Chicago：University of Chicago Press, 1965）。

[19] Donzelot 的《家庭的警务》（*Policing of Families*），第 171 页。

[20] 可参见 Ramsey 的《医学权力》（*Medical Power*），第 570 页。

[21] 译者注：风月，即法国大革命时代共和历的六月，为 2 月 19 日—3 月 19 日；共和十一年，则是公元 1802 年 9 月 23 日—1803 年 9 月 23 日。共和十一年风月十九日，即 1803 年 3 月 9 日。关于 Homais 违法的记录，见《包法利夫人》第 1 部第 3 章。

[22] 译者注：荣镇（Yonville）是福楼拜在《包法利夫人》中所虚构的一个小镇，位于诺曼底（Normandy）地区。

[23] 这段话的法文原文为："Les circonstances qui prédisposent le plus à l'hystérie sont······ une constitution nerveuse, le sexe feminin et l'âgededouzeàvingt-cinqoutrente ans······ La plupart ontmontré dès le bas âge des dispositions aux affections convulsives，un caractè remélancolique，colère，emporté，impatient······ Les causes excitants sont plus particulièrement des affections morales vives,····· amourcontrarié,····· affections vives de l'âme, ·····un mouvement violent de jalousie,····· chagrinsviolens,····· contrariétévive····· La constitution nerveuse et l'état maladif qui précédent et facilitent ledéveloppement des attaques sont occasionés par les excès de la masturbation." 见于《医学词典》（*Dictionnaire de Médecine*, Paris: Béchet jeune, 1824, vol.11），第 532~533 页。有趣的是，要注意到，Flaubert 本人不仅利用了这部医学词典，还修正了里面的内容，在他给 Sainte-Beuve 的书信（1862 年 12 月 23—24 日）中即可查到，例如，他坚决维护了他在《萨朗波》（*Salammbô*）中对妓女拿牛奶作为治疗痛风病药物的描写，还向 Sainte-Beuve 这位评论家（他可确实是前医科学生！）提到了《科学医学词典》。Flaubert 接着又说，他修改了关于麻风病的描述，纠正了一些事实，并从他自己在埃及时对这种疾病的一手观察中，加入了另一些事实。可参见《修正》（*Corréspondance*），见于《已完成的工程》（*Oeuvres Complètes*, Paris: Conard, 1933），第 5 卷，第 59 页。

[24] 这段话的法文原文为："la prisonnidre d'une sort de causality reciproque, quijoue entre les esprits et Fesprit, entre la passion et le corps." 对应英文表述为："the prisoner of a sort of reciprocal causality that operates between the vital spirits and the mind, between passion and the body." 见于 Paul Hoffmann 的《启蒙思想中的女性》（*La femme dans la pensée des Lumières*, Paris: Editions Ophrys, n.d.），第 179 页。

[25] Denis Diderot 的《拉摩的侄儿》（*Rameau's Nephew*, New York: Penguin, 1978），Leonard Tancock 译，第 114 页。关于 18 世纪歇斯底里的神经学理论，可参见 Veith，《歇斯底里》（*Hysteria*）；Hoffmann 的《女性》（*La femme*）；John F.Sena 的《英国病》（*The English Malady*, Princeton University, 1967），哲学博士论文。还

有两部关于精神错乱的早期精神病学理论的优秀原始资料文集，可参见《英国300 年精神病史：1535—1860》（*300 Years of English Psychiatry*，1535—1860, New York: Oxford University Press, 1963），Richard Hunter 和 Ida Macalpine 编辑；Vieda Skultans 的《英国的精神疾病：关于精神错乱的概念，1580—1880》（*English Madness: Ideas on Insanity*，1580—1880, Boston: Routledge and Kegan Paul, 1979）。Foucault 的《古典时期精神病史》（*L'Histoire de la folie à l'âge classique*，Paris: Gallimard，1972），尤其是第 193~226 页。

[26] P.-J.-G.Cabanis 的《人体与道德的关系》（*Rapports du physique et du moralde l'homme*, Paris, 1824），第 27 页。

[27] P.-J.-G.Cabanis 的《哲学作品集》（*Oeuvres philosophiques*, Paris，1956），Claude Lehe 和 Jean Cazeneuve 编辑，第 1 卷，第 364 页。可参见 Staum 的《卡巴尼》（*Cabanis*），第 7~8 章，其中更详细地探讨了卡巴尼关于敏感性与气质的理论。关于敏感和反射动作的概念如何与这一时期生物科学中的正常概念产生关联的讨论，可参见 Georges Canguilhem 的《正常概念与病理学》（Paris: Presses universitaires de France, 1966）。

[28] M.-F.Xavier Bichat 的《生与死的生理学研究》（*Recherches physiologiques sur la vie et la mort*, Paris: ChezBrosson, Gabon, et Cie, 1800），第 162 页。要以更广泛的视角了解比夏所启动的概念转变，可参见 Foucault 的《诞生》（*Birth*），第 8 章；P.Lain Entralgo 的《比夏〈解剖学〉中的感觉论与活力论》（*Sensualism and Vitalism in Bichat's 'Anatomie Générale'*），见于《医学史期刊》（*Journal of the History of Medicine*, 3, no.1, 1948），第 47~55 页；François Jacob 的《生命的逻辑》（*La Logique du vivant*, Paris: Gallimard, 1970），第 2 章。

[29] 这句话的法文原文为："on châtre les hommes pour changer leur voix." 见于 Bichat，《研究》（*Recherches*），第 100 页。译者按：此处所谓的"男性受阉割"，指的是对嗓音洪亮清澈的男童，在进入青春期前通过残忍的阉割手术，以求改变他们发育后的声音，使其成为所谓的"阉伶歌手"。因为天主教会曾禁止女性参与唱诗，所以在 16—20 世纪初叶，阉伶歌手可以唱出普通歌手难以比拟的高音，在教会唱诗班中大受欢迎。

[30] 尤其可参见 Steven Marcus 的《另一类维多利亚时代的人》（*The Other Victorians*, New York: Basic Books, 1966）。Stephen Heath 曾经追溯过性修辞渗入现代性话语的发展历程，此著述即是《性取向》（*The Sexual Fix*, London: Macmillan, 1983）。

[31] François Lallemand 的《意外的精子损失》（*Des pertes séminales involontaires*, Paris: Béchet, 1836）。

[32] Raymondde Vieussens 的《神经影像学出现后的内科病史》（*Histoire des maladies internes suivis de la névrographie*, Toulouse: J.J.Robert, 1775—1776）。霍夫曼曾在《女性》（*La femme*）第 178 页引用之。

[33] 可参见 Robert Brudenell Carter 的《歇斯底里的病理学与治疗》（*On the Pathology and Treatment of Hysteria*, London: J.Churchill, 1853）。关于 Carter 在歇斯底里历史上的地位，可参见 Skultans，《英国的精神疾病》（*English Madness*），第 21~30 页。

[34] Henry James，《小说的艺术》（*The Art of Fiction*, New York: Oxford University Press, 1948），第 74 页。

[35] 这段话的法文原文为："Le mal de Julien, avait pour cause un vent funeste, ou un

désir d'amour.Mais le jeune homme, à toutes les questions, sécouait la tête." 见于 Gustave Flaubert 的《三个故事》(*Trois Contes*, Paris: Garnier Flammarion, 1965)，第 102 页。

[36] 关于 Flaubert 与天气和情绪变化之间关系的旧理论的讨论，可参见 Terry Castle 的《女性体温计》(*The Female Thermometer*)，见于《再现》(*Representation*)，1987 年冬，第 17 期，第 18~19 页。文中正确地指出 Flaubert "自觉地，甚至是狡猾地"援引了这些早期理论，但作者不承认福楼拜拒绝这些理论所提供的病原学根据，也不承认福楼拜对他所称的"现代人不稳定的内心情况"提出了不同的观点。

[37] 可参见 Bruttin 的《关于歇斯底里的不同理论》(*Différentes théories surl' hystérie*)。其对这四个步骤做了更为详细的总结。

[38] 可参见 Hayden White 的《现实主义再现中的风格问题：马克思与福楼拜》(*The Problem of Style in Realistic Representation*: *Marx and Flaubert*)，见于《风格的概念》(*The Concept of Style*, Philadelphia：University of Pennsylvania Press, 1979)，Berel Lang 编辑，第 213~232 页。然而，对于 White 而言，这四种比喻修辞概括的步骤，与医学逻辑或话语结构都没有关联。怀特反而把这四个步骤置入了 Hegel 的认知发展模式之中。以这种视角来看，Flaubert 的小说提供了一种成长小说的古典案例，由此刻画出了这个由精神或意愿所驱动的，内含四个步骤的，进入（具有讽刺意味的）自我意识之中的过程。但 Flaubert 对所发生事件的描述是"情感教育"，而非"精神教育"，前一种描述对于"感知力量"的理论家与临床医生而言，有一种精确的内涵（在 Bichat 的话语当中，情绪、敏感和情感这几个概念大致可以互换）。Frédéric 所受到的情感教育，虽然分为四个阶段，但结果并非发生在德国理想主义者眼中的智力（Geist）的成长（Bildung）当中，而是发生在医学化的体质形成当中。译者按：Frédéric 即弗雷德里克·莫罗（Frédéric Moreau），《情感教育》的主人公。

[39] Bruttin 的《关于歇斯底里的不同理论》(*Différentes théories surl' hystérie*)，第 31 页。

[40] 这段话的法文原文为："Charles, detemps à autre, ouvrait les yeux; puis, son esprit se fatiguant et le sommeil revenant de soi-même, bientôt il entrait dans une sorte d'assoupissement où, ses sensations récentes se confondant avec des souvenirs, lui-mêmeseperçevait double, àla foisétudiant et marié, couchédansson lit comme tout à l'heure, traversant une salle d'opérés comme autrefois." (第 61 页)。

[41] Josef Breuer 和 Sigmund Freud 的《歇斯底里研究》(*Studies on Hysteria*, New York: Basic Books, 1955)，James Strachey 翻译和编辑，第 7 页。

[42] 见于 1866 年 12 月 1 日福楼拜致 Hippolyte Taine 通信，可参见《福楼拜通信集》(*Correspondance*, Paris: Gallimard, 1973—1980)，Jean Bruneau 编辑。

[43] 这段话的法文原文为："Les ombres dusoir déscendaient; le soleil horizontal, passant entre les branches, lui éblouissait les yeux.Çaetlà, tout autour d'elle, dans les feuilles ou par terre, des taches lumineuses tremblaient, comme si des colibris, en volant, eussent éparpillé leurs plumes.Le silence était partout; quelque chose de doux semblait sortir des arbres; elle sentait son coeur, dont les battements recommençaient, et le sang circuler dans sa chair comme un fleuve de lait.Alors, elle entendit tout au loin, au delà du bois, sur les autres collines, un cri vague et prolongé, unevoix

quise traînait, et elle l'écoutait silencieusement, se mêlant comme une musique aux dernières vibrations de ses nerfs ému. "

[44] 在《文学与知觉》(*Littérature et sensation*, Paris: Editions de Seuil, 1954) 中，Jean-Pierre Richard 在这一段对 Emma 的知觉的描写，和其他描述 Emma 知觉的篇章提供了一种明智的现象学解读。他的现象学解读方法与我的考古学式解读方法有所不同，不同之处在于对事物的描述深入程度，而非在于概括主旨方面：Richard 偏向于摹仿 Flaubert 文学世界中其余既有人物的案例，而我则关注于如何以解读预设的方式展示这种经验，而这些预设在现象学方面本身就是有先验性的。

[45] 这段话的法文原文为："Aux fulgurations de l'heure présente, sa vie passée, si nette jusqu'alors, s'évanouissait tout entière, et elle doutait presque de l'avoir vécue. Elle était là; puis autour du bal, il n'y avait plus que de l'ombre, étalée sur tout le reste." (第94页)。

[46] 译者注："子爵"(Viscount) 是 Emma 在 Vaubyessard 的舞会上遇到的一位客人，也是 Emma 所喜爱的一位舞伴。

[47] 这段话的法文原文为："Le souvenir du Vicomte revenait toujours dans ses lectures. Entre lui et les personnages inventés, elle établissait des rapprochements. Mais le cercle dont il était le centre peu à peu s'élargit autour de lui, et cette auréole qu'il avait, s'écartant de sa figure, s'étala plus au loin, pour illuminer d'autres rêves." (第99页)。

[48] 可参见 Jonathan Culler 的《福楼拜：对不确定性的运用》(*Flaubert: The Uses of Uncertainty*, Ithaca, N.Y.: Cornell University Press, 1974)，第 91～108 页。

[49] 有一种类似的方式，可以会找出一点可能毫无意义的细节 (事实上，准确的细节已被巴特摘选出来了)，可参见 Castle，《女性体温计》(*The Female Thermometer*)，第 26 页。

[50] Bruttin 的《关于歇斯底里的不同理论》(*Différentes théories sur l'hystérie*)，第 18 页。因此，患者大脑中敏感性的阈值越来越低，最小的刺激都足以引发癫痫发作。疼痛、烦躁不安，甚至令人不愉快的声音或气味，都会使得病态的大脑作出完全不成比例的歇斯底里反应，而且往往无法找出这些重复行为的直接原因。

[51] 案例研究已经被明确定义为一种文学体裁，如 G.S.Rousseau 所指出的那样，可参见《文学与医学对比领域的现状》(*Literature and Medicine: The State of the Field*, Isis, 72, no.263, 1981)。那些从事过案例研究的评论家们 (尤其是 Steven Marcus 与 Peter Brooks) 都几乎只关注 Freud 的案例史，而非 Freud 对既有案例所做的变革性工作。可参见 Steven Marcus 的《弗洛伊德与朵拉：故事、历史、案例史》(*Freud and Dora: Story, History, Case History*)，见于《再现》(*Representations*, New York: Random House, 1975)，第 247～309 页；Peter Brooks，《狼人的虚构故事：弗洛伊德与陈述性解读》(*Fictions of the Wolf Man: Freud and Narrative Understanding*)，见于《情节阅读》(*Reading for the Plot*, New York: Knopf, 1984)，第 264～285 页。对于医学解释的变化，Foucalt 提供了一种明智而又简略的探讨，见于《诞生》(*Birth*)，第 6 章。他还提供了一种关于写作案例当中医生角色主体性变化的探讨，可参见《声名狼藉之人的生活》(*The Life of Infamous Men*)，见于 Morris 与 Patton，《米歇尔·福柯》(*Michel Foucault*)，第 76～91 页。当然，Foucalt 本人并非医生，而是一位文学艺术家，

现实主义小说所受到的一般限制，也不同于案例研究。然而，构成这两种文学体裁的认识论和诠释学的所需要求，确实存在一定的共同性。

[52] 这段话的法文原文为："Sens donc: quelle odeur!fit-il en la lui passant sous le nez aplusieurs reprises.

J'etouffe!s ecria-t-elle en se levant d'un bond.

—Mais,par un effort de volonte,ce spasm disparut;puis:

—Ce n'est rien!dit-elle.ce n'est rien!c'est nerveux!Assieds-toi.Mange!

Car elle redoutait qu'on ne fut a la questioner.a la signer qu'on ne laqulttat plus.

Charles,pour lui obeir,s'etait rassis,et il crachait dans sa main les noyauxdes abricots.au'il deposit ensuite dans son assiette.

Tout à coup,un tilbury bleu passa au grand trot sur la place.Emma poussaun cri et tomba ride par terre,a la renverse."（第 233 页）。

[53] 这 段 话 法 文 原 文 为："Ily a des natures si impressionnables a l'encontre de certaines odeurs!et ce serait même une belle question à étudier, tant sous le rapport pathologique que sous le rapport physiologique."（第 234 页）。

[54] 译者注：巴甫洛夫的狗（Pavlovian-like dog），用来形容反应不经大脑思考的人。巴甫洛夫（伊万·彼德罗维奇·巴甫洛夫）发现并开辟了一条通往认知学的道路，让研究人员研究动物如何学习时有一个最基本的认识。他用狗做了这样一个实验，每次给狗送食物以前打开红灯、响起铃声。这样经过一段时间以后，铃声一响或红灯一亮，狗就开始分泌唾液。巴甫洛夫的实验表明，原来并不能引起某种本能反射的中性刺激物（铃声、红灯），由于它总是伴随某个能引起该本能反射的刺激物出现，如此多次重复之后，这个中性刺激物也能引起该本能反射。后人称这种反射为经典性条件反射。两种刺激物必须经过多次的结合，中性刺激物成为条件刺激物的信号后，这种反射才会形成。

[55] 译者注：此处的 G 点，与现在医学通行术语有异。现在认为，G 点位于女性阴道前壁周围的区域，围绕着尿道，也是尿道海绵体的一部分。1944 年，德国医生恩斯特·格拉夫伯格首先描述了这一女性性敏感区。

[56] 可参见 Foucault 的《性史》（*The History of Sexuality*, New York: Pantheon, 1978），Robert Hurley 译，第 1 卷，第 56 页。

[57] 这段话的法文原文为："Puis, ne pensez-vous pas qu'il faudrait peut-être frapper l'imagination?

—En quoi?comment?dit Bovary.

—Ah!c'est là la question!Telle est effectivement la question:

That is the question!comme je lisais dernièrement dans le journal.

Mais Emma,se réveillant,s'écria:

—Et la lettre?et la lettre?

On crut qu'elle avait le délire;elle l'eut à partir de minuit:une fièvre cérébrale s'était déclarée."（第 235 页）。

[58] 这 段 话 的 法 文 原 文 为："En resumé, une jeune femme de la bonne societé, de constitution ner-veuse, n'accomplissant pas de travaux manuels et menant une vie oi-sive entreles concerts et la lecture des romans, est le sujet ideal, predis-pose a

l'hysterie."可参见 Bruttin,《关于歇斯底里的不同理论》(*Différentes théories sur l'hystérie*),第 17 页。

[59] Girard 的《欺骗、欲望和小说》(*Deceit, Desire and the Novel*),第 149 页。

[60] 关于这个问题的各种医疗观点的摘要,可参见 Dr. Eduard Allain 的《福楼拜的邪恶》(*Le mal de Flaubert*, Paris: M.Lac, 1928); René Dumesnil,《福楼拜与医学》(*Flaubert et la médecine*, Geneva: Slatkine, 1969);以及一部不可靠,但一直都很吸引人的回忆录,Maxime Du Camp 的《福楼拜的病》(*La maladie de Flaubert*),见于《医学纪事》(*La Chronique médicale*, 1896),第 3 册,第 584~587 页。

[61] 可参见《居斯塔夫·福楼拜书信集,1830—1857》(*The Letters of Gustave Flaubert*, Cambridge, Mass.: Belknap Press, 1980, 1830—1857),Francis Steegmuller 翻译和编辑,第 22 页。本书之后所引用的 Flaubert 通信内容英译本,均来自于此版本。

[62] 这段话的法文原文为:"Elle resta perdue de stupeur, et n'ayant plus conscience d'elle-même que par le battement de ses artères, qu'elle croyait entendre s'échapper comme une assourdissante musique qui emplissait la campagne.Le sol sous ses pieds était plus mou qu'une onde, et les sillons lui parurent d'immenses vagues brunes, qui déferlaient.Tout ce qu'il y avait dans sa tête de réminiscences, d'idées, s'échappait à la fois, d'un seul bond, comme les mille pièces d'un feu d'artifice.Elle vit son père, le cabinet de Lheureux, leur chambre là-bas, un autre paysage.La folie la prenait."(第 326 页)。

[63] 有两份文献都讨论了这段文字,并且提及了 Emma 的幻觉与 Flaubert 的幻觉的相似性,一份是 Eugene F.Gray 的《临床医学视角下的生活:居斯塔夫·福楼拜的〈包法利夫人〉》(*The Clinical View of Life: Gustave Flaubert's Madame Bovary*),见于《医学与文学》(*Medicine and Literature*, New York: N.Watson, 1980),Edmund Pellegrino 编辑,第 60~84 页;一份是 John C.Lapp 的《福楼拜的艺术与幻觉》(*Art and Hallucination in Flaubert*),见于《法语研究》(French Studies, 10, no.4, 1956),第 322~343 页。然而,这两位评论家都没有充分地描述或解释出福楼拜对他自己与艾玛的描述,与同时代对同种病症描述之间的类似之处。

[64] Thibaudet 在评论中称"福楼拜具有两种视角",这种观点其实是由 Barbara Smalley 的观点拓展而来。后者强调,福楼拜"对两个世界的敏感性,一个是他个人经历的世界,一个是科学现实的世界",两者都构成了他的现实主义创作中的基本特点。然而,还没有一种文体分析,能探究到这种双重视角的构成条件。可参见 Smalley 的《乔治·艾略特与福楼拜》(*George Eliot and Flaubert*, Athens: Ohio University Press, 1974);Thibaudet,《居斯塔夫·福楼拜》(*Gustave Flaubert*, Paris: Gallimard, 1935),第 119 页。

[65] Jean Starobinski 的《自传的风格》(*The Style of Autobiography*),见于《文学风格:一场研讨会》(*Literary Style: A Symposium*, New York: Oxford University Press, 1971),Seymour Chatman 编辑,第 285~294 页。Benveniste 与他的区别在于"历史陈述"(l'énonciationhistorique)与"演说"(discours),而不在于不同的主题。可参见 Emile Benveniste 的《普通语言学问题》(*Problèmes de linguistique*

générale, Paris: Gallimard, 1966），第 242 页。

[66] Jean-Paul Sartre 的《家庭的白痴》(*The Family Idiot*, Carol Cosman 译，Chicago: University of Chicago Press, 1981)，第 1 卷，第 443 页。译者按：《家庭的白痴》是 Satre 所著的福楼拜传记，后文所提及的 Satre 所作 Flaubert 传记，即指此书。

[67] 这是 Satre 的观点，也是 Harry Levin 在《号角之门》(*The Gates of Horn*) 第 219 页中的观点。这种认知，可能始于 René Dumesnil 在《福楼拜与医学》(*Flaubert et la médecine*) 中的观点。

[68] 译者注：俄狄浦斯情结（Oedipal tension）是弗洛伊德借用古希腊剧作家索福克勒斯（Sophocles）的神话剧作《俄狄浦斯王》(*Oedipus the King*) 故事情节而自撰的术语概念。俄狄浦斯王子（Oedipus）在不知不觉中犯下杀父、娶母两桩大罪，弗洛伊德认为这个情节反映了男孩爱母憎父的本能愿望。

[69] Satre 称，Larivière 的"不凡医学天赋所带来的冷静意识，仅仅被庸人所认可"，因此他下结论，Flaubert 可能因此反对 Larivière/Achille-Cleophas 的医学天赋 [可参见 Satre 的《庸人》(*Mediocrity*)]，以此反对他们对自身天赋的批判。但是 Satre 没有指出，Flaubert 在任何地方都反对向天才和庸人表现出自己的天赋。事实上，Flaubert 经常引用 La Bruyère 和 Buffon 的格言作为其准则，前者是："平庸的作家相信他写出来的是上帝的话语，善良的作家相信他写出来的是理性的话语。"（Un esprit médiocre croit ecrire divinement, un bon esprit croité crire raisonnablement.）后者是："天才只是一种有耐心的天赋。"（Leenie n'est qu'une plus grande aptitude à la patience.）[Steegmuller 的《居斯塔夫·福楼拜书信集》(*The Letters of Gustave Flaubert*)，第 66 页，第 182 页]。我还认为，对于 Flaubert 而言，在很多方面他都是反浪漫主义的，庸人的选择不是天赋，而是职业能力。

[70] 可参见 Charles Augustin Sainte-Beuve 的《工业化的文学》(*De la littérature industrielle*)，见于《当代肖像》(*Portraits Contemporaine*, Paris: Didier, 1846)，第 1 卷，第 495~557 页。关于 19 世纪 20—30 年代的职业作家的发展进程，以及同时期各行业的职业化现象，可参见本书第 3 章。

[71] 可参见 Honoré de Balzac 的《巴尔扎克全集》(*Oeuvres Complètes*, Paris: Bibliophiles de l'Originales, 1968)，第 19 卷，第 546 页。其内有关于 Balzac 利用写作去解决社会"道德疾病"的论述。

[72] 关于专业阶层自我意识的形成，可参见 Harold Perkin 的《现代英国社会的起源（1770—1880）》(*The Origins of Modern English Society*, 1770—1880, London: Routledge and Kegan Paul, 1969)，第 321~325 页。Perkin 还探讨了这个话题在更长时段内的表现，可参见《职业化社会的兴起》(*The Rise of Professional Society*, London and New York: Routledge, 1989)。

[73] 可参见 Lukács 的《历史小说》(*The Historical Nove*l)，第 182 页。

[74] 关于马克思主义对专业人士是否可被视为一个阶级的讨论，可参见《劳动力与资本之间：职业化 - 管理类阶级》(*Between Labor and Capital*: *The Professional-Managerial Class*, Boston: South End Press, 1979)，Barbara Ehrenreich 和 John Ehrenreich 编辑；Dietrich Rueschemeyer 的《劳动力的分化与权力》(*Power and the Division of Labor*, Cambridge, Mass.: Polity Press, 1986)，第 104~141 页。

第 3 章
话语语境中的巴尔扎克：现实主义
范式与专业主义

福楼拜创作《包法利夫人》进行到一半时，陷入了"可怕的恐惧"，这一点可见于他在 1852 年 12 月 27 日写给路易丝·科莱的信。福楼拜还解释道，有一种感觉被激发起来了，因为他发现，巴尔扎克所创作的《路易·朗贝尔》（*Louis Lambert*）的内容，和他的经历，有惊人的相似之处。"除了一点细枝末节，朗贝尔就是我那可怜的阿尔弗雷德（Alfred），我发现我们的一些话语（好几年前的），基本完全一样。两个校友之间的对话，就是我们的对话，或者说，可以与其相比拟。里面有一则故事，讲的是两个校友偷来了一份手稿，还附有校长的评论。这些事情都在我身上发生过，还有一些类似的事情我也经历过 [1]。"以这种方式发掘出一个人的生活，本身已经非常可怕了。但更令人震惊的是，巴尔扎克似乎也预料到了福楼拜回信中的内容，即："我妈妈给我展示了巴尔扎克《乡村医生》（*Un Médecin de campagne*）当中的一个场景，她是在昨天发现的，跟我在《包法利夫人》当中所描绘的，和一个奶妈会面的场景完全一样。但除了《路易·朗贝尔》以外，我还没读过那本书。两者之间，有很多相同的细节，相同的影响，相同的含义。"要认识到，福楼拜已经在无意识地误读（idées reçue）巴尔扎克，还发现自己快要陷入了恐慌之中。只有他对自己文体的自信，相信其超过巴尔扎克给他带来的震撼，才能够平息他的焦虑。这焦虑即是，他觉得，他从前的现实主义小说中，也刻画了一位乡村医生 [2]："如果我不能更进一步，让我的作品日臻完美，人们就会认为，我在抄袭巴尔扎克的作品，这不是耸人听闻。"

在巴尔扎克的所有小说当中，《乡村医生》（Le Médecinh de campagne）会给福楼拜带来如此大的焦虑，着实令人震惊，虽说这部小说在巴尔扎克的作品中，处于相对边缘化的地位[3]。尽管巴尔扎克说，《乡村医生》是整个《人间喜剧》（Comédie）系列的基石，但大多数评论家，还是把它归类为次要作品。评论家把它贴上巴尔扎克乌托邦小说的标签，也不认为这是一部重要的现实主义小说，如《高老头》（Le Pere Goriot）、《幻灭》（Les Ilusions perdues）或《欧也妮·葛朗台》（Eugènie Grandet）之类。在现实主义文学史研究中，通常会各引用巴尔扎克和福楼拜的一部小说，来比较两位作家。然而，对于福楼拜本人而言，《乡村医生》却拥有最强烈的力量，迫使他去改弦更张，去采用一种与文学前辈不一样的文体特征去写作。福楼拜的审美焦虑，给所有人都带来了不少问题，让人们不仅要区分出各种现实主义文学的区别，还要区分出现实主义与乌托邦主义两种文学模式的区别。一般而言，这种假定的乌托邦主义小说，与巴尔扎克的现实主义之间，能建立起什么关系吗？如果《乡村医生》与《包法利夫人》都有一些共同而特定的关键语句（以及通过这些语句所传达的设定与情节），我们就可以超脱于福楼拜要求自己应该写得"日臻完美"的自卫式取向，来澄清一般预设的差异，并且能判定这些差异使得相同的语句在两部小说中成了不同的陈述吗[4]？我们能根据这些差异，推导出关于巴尔扎克现实主义的非公理化规律吗？像我在上一章所提出的那样，如果福楼拜的现实主义可被描述为"医学式的"，而巴尔扎克的乌托邦主义与医学也有很亲密的关系，那么，巴尔扎克的现实主义，也可以以其自身的方式,证明自己也是一种"医学式的"现实主义。这一"自身的方式"，就使得巴尔扎克可以构想出一个乌托邦，在其中，医生如英雄一般统治着这个世界，而非如福楼拜所想象的现实世界一般，其前提是，世界上没有英雄式的医生。

我应当再转回本章的若干问题。在此处，我只想强调，这些问题应当以怎样的方式，被引入到关于现实主义小说史的更宏大的辩论之中。巴尔扎克与福楼拜，都属于同一种名为现实主义的文学传统，这是一种被众多理念不同的评论家所坚信的传统。但是，由于福楼拜与巴尔扎克的文学继承线索一致，现代评论家几乎无法摆脱福楼拜本人对巴尔扎克关系的焦虑。评论家们经常像福楼拜一样应对他们之间的焦虑，在价值判断中，或站队巴尔扎克，或站队福楼拜，使得他们二人互相否定或彼此对立。因此巴尔扎克是"古典的"，而福楼拜是"现代的"；巴尔扎克是"亲读者的"，福楼拜是"亲作者的"；巴尔扎克缺少福楼拜的风格，福楼拜缺少巴尔扎克的活力；巴尔扎克的现实主义是"批判性的"。福楼拜的现实主义"仅具有描述性"[5]。

　　这类"简单的抽象概念"（借用马克思的话），可以安抚读者的焦虑，但是，对于任何对现实主义感兴趣的人可能会提出的一般性问题而言，这种抽象概念无法提供令人满意的答案：如果巴尔扎克开创了 19 世纪的现实主义模式，那这种现实主义，与较早或较晚的小说形式相比，也就是和沃尔特·司各特爵士的历史小说或维克多·雨果的浪漫主义文学，与康拉德或乔伊斯的现代主义文学相比，到底有何区别？以及，确实有什么原因，决定了巴尔扎克式现实主义所出现的时间与场合？

　　要开始回答这些问题，我们需要对巴尔扎克式现实主义的形式特征下一个有效的定义，这个定义应足够精准，可以排除从前的小说创作实践成果，但又应足够广泛，可以适用于巴尔扎克的一般作品。不幸的是，巴尔扎克对自身文学方法的断言，无法为我们提供助力；他很少谈及这个问题，而且，我还会进一步说明，他在一些重要问题上，如人物塑造和人物表现这些方面，有时候话语不相连贯，甚至还会自相矛盾。但即使巴尔扎克能为现实主义提供一个可行的定义，我们也需要用小说本身所具有的现实主义表现来衡量这个定义。

　　另一方面，文学评论家也发现了巴尔扎克式现实主义与其前辈及后辈不相同的一些典型特征。我们已经有了两条主要思路，可以探索巴尔扎克摹仿的方法。第一种思路是，在巴特、卡勒和希思等注重结构主义的评论家的作品中，认为巴尔扎克的语言切合现实，这对于理解他的现实主义而言，是必不可少的。第二种思路，得到了卢卡奇与奥尔巴赫等历史化评论家的支持，这一思路关注于小说当中主观经验与可供给予之间的对应关系。这两种方法，都强调了巴尔扎克式现实主义的两大主要特征。其一，它的目的，就是小说家自己所谓的"对现实的准确复述"，假设语言通透式地再现了它所阐述的现实（对于结构主义者而言，这是一个天真的假设，因为它错误地暗示了语言本身不是现实的一部分，正如巴特所言，巴尔扎克式现实主义可被定义为，主张其所反映的事实"不是源于某种模式，而是出自表现它的语言"）。其二，巴尔扎克的摹仿，由一种穿透"隐藏的意义"的驱动力所推动，即现实的隐含意义（sens caché），不仅是为了再现其表面，也是为了体现其内部机制，不仅用思辨式的方式去理解事实，也采用了实践性的方式去理解事实，不仅把人物作为流动中的混乱集合体，也把人物视为一个统一的、充满价值的和动态的整体，即卢卡奇所称的"整体"。最后，巴尔扎克作品中的现实主义，演化成了小说家所称的"类型"，即与客观世界、社会存在密不可分的人物主观动向，以及由此而发的人物对社会动态的参与[6]。

在巴尔扎克式摹仿的三个基本层面之中，通透化的再现、整体化的意义、类型化的人物，每个层面都至少有一种基本要素，对巴尔扎克式现实主义的动态化定义起作用。然而，将这些元素融合成一个让人满意的定义，很不容易，因为，尽管每一点都指向了巴尔扎克式现实主义中确确实实存在的事物，每一个案例中的真相，都源于一个独特的认识论框架。此处的僵局，明显反映于结构主义者与历史主义者对巴尔扎克的解释所出现的分歧。对于结构主义者而言，理解巴尔扎克式现实主义的真相，就意味着将他的含义理论定义为语言的映射理论。相反的是，对于历史主义者而言，真相这个话题，意味着"巴尔扎克的现实主义是什么"，他们所关注的，不是语言是否切合于参照物，而是人是否与他所处的历史条件产生相互作用。

对于巴尔扎克的作品而言，如果想要了解再现、整体性与类型这三个概念的相互关联性，我们就必须要先抛开结构主义和历史主义的认识论预设，不要理会巴尔扎克可能多少会表现出的"现实主义"语言理论，以及"现实主义"人与社会的理论。关键在于，不要用第三种哲学体系来解释巴尔扎克所想到的真相。相反的是，我们应该从历史角度，更谦卑地提出关于真相的问题。在巴尔扎克的时代，对于一种给定类型（或整体性，或通透性）的概念而言，有什么知识体系，"科学"的背景，能赋予这个概念以真理的价值？在确定了这些背景后，人们可以通过将这些知识系统、这些未成为整体的认识论背景，关联在一个超理论的领域或范式之中，重新提出一个更大的关于巴尔扎克式现实主义的问题。

我将要阐述，人们可以把这种范式，预期性地归类于早期法国精神病学的范式之中，而且这种范式确实存在，尽管它的连贯性脆弱又短暂，以至于现在几乎被遗忘，它只能维持一个转瞬即逝的历史背景，在这个背景之下，巴尔扎克现实主义的不同真理主张，才能够被理解。然而，这种范式的脆弱性，也提出了一个问题，即如果它的真实性如此存疑，那为什么巴尔扎克还会选择依赖于它？这个问题的答案，也会反过来有助于解释，如何将《乡村医生》视为巴尔扎克式现实主义的基石，尽管——或者更确切地说，因为它具有独特的乌托邦主义。

面相学、颅相学与巴尔扎克的类型

对巴尔扎克小说类型化的讨论，一般都始于这位小说家在《人间喜剧》的"前言"（Avant-Propos）中对这一系列小说主题的评论。

在其中，巴尔扎克将他自己对人物的概念，与他所继承的浪漫主义前辈们的风格区分开来，尤其是司各特，巴尔扎克声称，虽然浪漫主义小说家凭借直觉，创造出了他们笔下的代表性人物或类型，但他却以科学的方式塑造出他的代表性人物，重新统一了许多人物的共同特征。因此，巴尔扎克的作品类型，并不是神话性的，而是社会结构性的：其中没有寓言式的人物，而是存在着一个个准统计学式的混合体。正如彼得·德梅茨（Peter Demetz）所表明，巴尔扎克作品与他人作品的区别，不在于表面，这不仅是因为这种区分方法过度简单，还因为，巴尔扎克在其早期职业生涯中就说，他的小说包含有统计学性类型与寓言性类型[7]。

德梅茨还指出，这种不一致性出现的部分原因，是为了惩罚卢卡奇·格奥尔格，尽管他在很大程度上，根据巴尔扎克在"前言"中的评论，得出了一些深远的结论，即巴尔扎克的类型，从来都不是科学性或统计学性的[8]。对卢卡奇而言，正是因为巴尔扎克类型中的非统计学式基础，使其不同于福楼拜和左拉这样的"博物学家"，这样，巴尔扎克立刻就变成了一个更人道也更（相对于我们的目的而言）现实主义的小说家。但是，如果德梅茨的观点是正确的，则又要提出一个疑问，巴尔扎克混融了自己的多重类型，创造出了一些传统式的小说类型，也创造出了一些科学式的小说类型，那么，这两类类型，是如何被整合到一起，融入到巴尔扎克式现实主义的单一整体性文学实践当中呢？

如果我们想要理解巴尔扎克式现实主义怎样把科学类型与神话类型整合为一，就必须首先要更精确地描述这些类型在概念方面的冲突。神话类型，是浪漫主义者所喜爱的，用夏尔·诺迪埃（Charles Nodier）的话说，就是"一种创造或思想的代表性标志物"[9]。它的本质在于一种非历史性的激情、能量或道德价值—— 一种强大的力量，它可以超越表面的立场，无论文本背景如何，都能从它所化身的角色那里获得闪耀的光彩。而神话式类型，由于其通透性的缘故，可以（通常如此）只被一种特征所识别出来，这是一种物理化的修饰语，表示承担它角色的基本性质。相比之下，科学类型则体现了一种无法摆脱的激情：环境表达了人物。由于植根于人物的本体论背景，科学类型只能通过以统计学的方式，累积特征的相关性来表现人物。

这些区别，正如德梅茨（依赖于巴尔扎克在"前言"中的陈述）所阐明的那样，似乎是绝对的。然而，必须存在一些潜在的诗意性原则，允许巴尔扎克从一种描述模式转变为另一种模式——此前，这种模式被视为是对固有力量的讽喻化描述，转变后，将其视为一种社会压力的产物。这两个概念的基础，是一种先验性假设：具有直接而和谐的表达性能。一个角色，具有一种单一的、可表现于外的内部表现，即使在这两种不同情况下，对外部表现和内部表现的定义有所不同。因此，科学式类型，可以被总结出大量的特征，但是巴尔扎克没有用数据去衡量这些细节，或为如何评估它们孰轻孰重而担心，他也没有像福楼拜那样，运用转喻或叙事性行为，来使得它们具有意义。相反，对于巴尔扎克而言，一种类型的每一个特征，都是可以立即反映出来的，无论这是一种带有激情的神话式类型，还是一种带有动物性的科学式类型。

换言之，科学式类型与传统式类型，都在预设一种奥尔巴赫所言的"和谐论点"，这即是不同特征之间的一致性，确保了文本环境与"人类心灵"（coeur humain）之间的一致性[10]。奥尔巴赫将巴尔扎克式的论点追溯至两个来源：圣伊莱依（St.Hilaire）的生物学理论，以及与米什莱（Michelet）和司各特相关的历史学态度。但是他并没有在概述（aperçu）中详细阐述巴尔扎克在文体方面对科学的贡献。对于他这样一位语言学家而言，将巴尔扎克的生物学主义思想描述为"神秘的、推测性的、富有活力的"，并得出结论，各种文学类型所需要的是"环境的统一性"，而不是"给定的定量"就足够了。事实上，巴尔扎克科学化方法的非理性因素（irrationality），可以让他把自己的科学类型与寓言类型流畅地融合在一起，奥尔巴赫称之为"浪漫 - 魔法式"现实主义或"恶魔式"

现实主义。这种观点认为，巴尔扎克对类型性质的把握。并非取决于科学的方法，而是取决于圣伯夫所言的，小说家的"生理直觉"[11]。

巴尔扎克的科学观点，可能确实是非理性的，因此，其中的魔幻性与科学性堪称相差无几，至少，从现代化、理性化的科学视角来审视，的确如此。然而，对于奥尔巴赫而言，忽视这种非理性因素，是一种奇怪的反历史主义行为，因为在巴尔扎克的时代，为了适应文学目的而插入生物学主义观点，对于科学界与生物学界而言，至少在一定程度上是合理的。要理解巴尔扎克的文学类型所受到的真理约束，我们必须比奥尔巴赫更精确地定义，巴尔扎克对其用来产生其文学类型的准科学思想的认知程度，那就是巴尔扎克最热衷的两种准科学：面相学与颅相学。

在 19 世纪，面相学与颅相学具有效力的时代，几乎与巴尔扎克的生活时代相同。这两门学科，在 18—19 世纪之交，还被视为"科学"，但到了 19 世纪 50 年代，两门学科在科学领域内，基本名声扫地。在巴尔扎克的一生中，这两门学科都曾一度流行，并且也获得了准科学的合法效力，被一些（虽然并非全部）医生，和一些非医学专业人士作为一种理解人格的科学方式所接纳。然而，颅相学和生理学在概念上，是两种不同的知识形式，所以它们对于巴尔扎克而言，重要性不尽相同。此外，临床医学中占主体地位的症候学，重要性也与前两者不同[12]。

面相学，是一门通过审察面貌与体征，判断人性格的技术。长达数个世纪以来，人类一直在采用非正式形式应用它。到了18 世纪，它在瑞士牧师拉瓦特（Lavater）的著作《相面术札记》（*Physiognömische Fragmente*）大力影响下，恢复了活力。拉瓦特的相面术，基于两条原则，这两条原则都既有科学性，又有宗教性。在第一条原则中，拉瓦特假设人类的外表，体现着他们内在的自我，拉瓦特所定义的自我，既不是根据人类的理性，也不是根据人类的生理驱动性，而是根据人类的道德品质——如美德、邪恶、敏感性、高贵等。在第二条原则中，拉瓦特假设，人体每个部分都包含着整体的人格与品性，所以"人体所有的特征与外形，所有消极或积极的行为——简而言之，对于一个人而言，任何表现于外的事物，都可以引发出面相学研究的焦点"[13]。每一点细节都是重要信息，而且重要性的表现方式也都全部一样。更广泛地说，拉瓦特认为，人体与人体周围的环境，具有同质性，构成了一个将环境与人类灵魂结合在一起的整体，拉瓦特称之为"和谐"。事实上，只有在假设人周边环境可被理解为一个和谐的整体时，拉瓦特才能提出每一个符号都指向于灵魂本质的主张。因此，奥尔巴赫对巴尔扎克作品的"和谐论点"的假设，在拉瓦特的体系中，是有对照的，甚至这种对照性让人难以想象。此外，由于这种和谐的概念，暗示着每一种类型都构成了一个审美的整体，拉瓦特式面相学，也倾向于将人类的特征，在一方面与艺术性（尤其是宗教艺术性）的形象结合到一起，在另一方面也与人类的动物性结合在一起——这种双重性倾向，在巴尔扎克的文学类型化特征中，也十分明显。

如面相学一样，颅相学也是一门倾向于从性格的外部符号中判断出其内在状态的技术。但它们之间的相似之处，仅此而已。因为颅相学涉及一个与面相学完全不同的概念基础。两门学科间的这种差异，与其创始人的职业背景息息相关，面相学的创始人拉瓦特，起初是一名牧师，而颅相学的创始人——加尔（Gall）和施普茨海姆（Spurzheim），起初都是医生。和拉瓦特一样，他们将这门科学建立于类比之上，但是拉瓦特的类比，将各种永恒的符号等同于灵魂，而加尔和施普茨海姆则认为，身体的外部组织等同于大脑的内部结构。这种假设，是加尔和施普茨海姆从当时流行的主导医学范式——比夏的病理解剖学当中借用而来。他们认为，大脑也像身体一样，是由一系列生理功能组织构成的。按照这种观点，大脑的每个区域都是有特定心智能力的器官，也为相关心智能力提供了物质基础，即"本能、情感、爱好、才能，以及一般的道德和智力"[14]。如果这种对大脑定位的原理是正确的，那么颅相学家就会得出这样的结论：只要通过测量和比较一个人大脑中不同部位的尺寸，我们就能描述出这个人的性格。大脑中某个部位的扩大，就意味着一种能力会对其他能力产生过度影响，如若扩大的程度已经达到了不成比例或相对过度的程度，则可能意味着某种异常——可能是某方面的天才底蕴，也有可能是精神疾病，或有可能两者兼而有之。

因此，颅相学源于一种受人尊敬的科学话语，面相学则源于宗教话语。在原则上，颅相学家在确定个体的心理状态时，只会依赖于颅骨特征，将人视为是一种身体组织的产物，而非一种精神实质，因此，这种学科可以被视为一种诊断工具。事实上，颅相学家（他们当中包括一些医生）的科学合法性，也因支持这种可疑的做法而受到损害。还有许多基本上是医学门外汉的"全科医生"，只会首先将颅相学视为通往自身获得科学合法性的敲门砖，并为此煞费苦心，将自己与面相学家区分开来。然而，对公众而言，这两个学科一直相互混淆、难分彼此，和今天的情况差不多[15]。这一点也不足为奇，因为尽管在概念和话语上有所不同，但实际上，颅相学家和面相学家都将个体的外表和体内状况直接联系起来。尽管颅相学家并不认为，身体的每一个特征都能反映出灵魂的本质，但他们与面相学家都同样认为，人体上的某一种特征，例如某个人额头上的肿块，或是鼻子的形状，可以明确无误地说明他的性格类型。

在这一段漫长而曲折的论述以后，您可能会问：这些细微差别，如何能帮助我们，去阐明巴尔扎克在创造不同文学类型时都做了什么？首先，面相学与颅相学之间的差异，可以提供证据，以支持德梅茨的观点，即巴尔扎克既创造了传统的文学类型，又创造了科学的文学类型。例如，因为面相学用道德术语定义人的内在品质，人们可能会期望巴尔扎克用它来塑造神话类型或寓言类型。事实上，费利克斯·达文在 1835 年介绍《风俗研究》（*Etudes de moeurs*）[16] 时，就提到巴尔扎克"将拉罗什富科的箴言付诸行动，在应用这些箴言时，还将拉瓦特的观察结果赋予了生命"[17]。但事实比达文所描述得还要更复杂一些：虽然巴尔扎克在描写神话类型时随意地使用了面相学信息，他所写的文学类型，不能被简化为一种关于人物的、非历史性的伊索式寓言故事。事实上，巴尔扎克以一种准唯物主义的方式接受了拉瓦特的面相学，这一点体现于《图尔的本堂神甫》（Le curé de Tours）之中："日常生活造就了灵魂，而灵魂则产生了面相[18]。"面相能反映出一种道德品质，但巴尔扎克后来又视道德品质为社会力量的产物；灵魂与面相之间有一种和谐，但彼此之间也存在着分离的可能。

另一方面，颅相学，作为构建"统计"类型的一种方法，可以用来构建巴尔扎克所谓的科学特征。但颅相学不是一个基于统计的学科，巴尔扎克像颅相学家一样，在使用颅相学时，不是为了评估人物统计通过筛选和权衡不同的特征，而是倾向于将其作为一种诊断性速记工具，让他直接探索到人物性格的本质，譬如他对高里奥（Père Goriot）[19]父女关系中矛盾的描述。基于病理解剖学对症状或分类的解释复杂性——从症状到身体内部结构所涉及的难度——可能构成福楼拜工作的一个基本特性，但巴尔扎克的颅相学分类方法，并没有为解释这种工作提出挑战。

像将道德与科学进行典型化的方法一样，面相学与颅相学，在巴尔扎克的作品中和公众心目中，也同样产生了相互影响。它们在单一的表现光谱上都对应着相对的标记点，而且又不是两门全无瓜葛的医学描述方法。巴尔扎克本人，就把面相学与颅相学称之为"互有因果关系的双胞胎"[20]。如这个陈述所暗示的那样，巴尔扎克应用这两门学科，不是因为它们能互相协力，提供一种基础性科学框架（事实上两门学科的架构互不相容），而是因为，它们能容许巴尔扎克去混融它们不同的架构。就像这位小说家在《于絮尔·弥罗埃》（Urswle Mirouet）中所吸收的催眠术知识一样，颅相学和面相学，也暗示着一个兼有物质与精神的世界，一种兼顾事实与命运的事物，巴尔扎克在《一桩神秘案件》（Une Tenebreuse affaire）中陈述："拉瓦特与加尔的科学，证明了问题以外的事物……一个人脸上的标志，不仅会反映出他的性格，也会反映出他的命运[21]。"巴尔扎克的文学类型，能反映出人物心灵与外部生活的内在统一，正是出于这种宗教与科学的观点。

在某一行为当中，同时援引宗教和科学这两大有声望的知识来源，会为行为带来显而易见的意识形态优势。但巴尔扎克却声称，科学问题已经得到了解决，这一尖锐的看法表明，可能这个问题没有真正得到解决。事实上，在巴尔扎克的一生中，颅相学与面相学，也是被认为稍有科学性的。鉴于临床医学的实证主义和经验主义倾向，强调其物质对象可见性的倾向，以及这种医学在当时所享有的科学权威，颅相学、面相学和催眠术必然会被怀疑成是基于唯心论的伪科学 [22]。仅在一个领域当中，即精神病学的嗅觉医学专业，这些学科找到了些许共鸣。我们需要进一步思考一下这种奇特的事实，值得指出的是，对于那个时代而言，官方临床医学因抵触颅相学、面相学与催眠术而产生的冲突，并没有被巴尔扎克所忽视，他通过在《于絮尔·弥罗埃》中，描写弥罗埃医生所面临的困境，将这种冲突戏剧化（巴尔扎克也因此背叛了自己的科学偏好）。

弥罗埃作为一名医生，曾为罗伯斯庇尔服务，他既是一位医生，又是一位公开的无神论者，他嘲笑巴尔扎克所言的"无法估量其因素的科学"，这是一门涵盖了大量颅相学、面相学和催眠术内容的科学。然而，出于无知性的不屑一顾，弥罗埃并不是唯一一个持这种观点的人，因为巴尔扎克承认，对于这种可疑的科学，"医学院和科学院都哄堂大笑"。弥罗埃后来转向于相信催眠术（在一次演示之后，即使这种无法估量其因素的科学，也要求其需要经验验证！）。然而，要相信催眠术、颅相学与面相学，就意味着接受"永恒和无限……存在于彼此之中"，对弥罗埃而言，就意味着"他所有的科学理论都会遭到毁灭"。非主流科学和边缘性科学之间的斗争，以边缘性科学的胜利告终，至少在巴尔扎克的想象中是这样，这并不令人惊讶，因为正如我们所见，巴尔扎克利用了这些边缘科学的工具，创造了自己的文学类型。

但这场边缘化科学观点战胜已被确立了的科学观点的斗争，不仅是一场对于巴尔扎克的科学争论，也是一场意识形态斗争，因为双方的科学观点都浸润着各自的价值观，从弥罗埃医生接受催眠术、颅相学和面相学的影响，就可以看出这一点。弥罗埃医生不仅承认这些学科真实可靠，还经历了更根本的改变，抛弃了"伏尔泰老年"（Voltairean old age），转而支持"天主教青年"（Catholic youth）。像《人间喜剧》中的其他医生一样［如《乡村医生》中的贝纳西（Benassis），《无神论者做弥撒》（*La Messe de l'athée*）中的德普兰（Desplein）］，弥罗埃晚年皈依了天主教，这种命运可以表明，巴尔扎克的作品中，科学与意识形态之间的矛盾是多么强烈。事实上，巴尔扎克倾向于比较科学观点与意识形态观点的异同，而非比较不同科学观点的异同，这会让所有读过《人间喜剧》前言的人感到震惊，因为在前言中，巴尔扎克为圣伊莱尔的生物学理论辩护，反对居维叶[23]的理论。巴尔扎克认同圣伊莱尔的一种理论，即假设所有的生物，都有共同的原始起源。这是为什么？因为"造物主为每一种生物都创造了一种单一的模型"（顺便说一下，圣伊莱尔最后在论战中败于居维叶，就像催眠术专家、颅相学家和面相学家在争夺科学地位的斗争中最后失败一样）[24]。巴尔扎克不仅支持边缘化的前卫科学，也支持注定会失败的前卫科学。

对于颅相学、面相学这两种边缘化科学，与临床医学诊断技术而言，巴尔扎克偏向于前两者，无论其背后意识形态动机如何，毫无疑问，他都仰仗于这两门学科所提供的思想工具。在这方面，他与福楼拜完全不同，福楼拜所描述的医学诊疗方式，完完全全是临床式的。下面两段文字，分别描述了爱情对不同女主人公的影响，即巴尔扎克笔下的欧也妮与福楼拜笔下的艾玛，从中就可以很好地比较出两位作家在方法上的差异。

> 从那天起，欧也妮的美具有一种新的品格。对于爱情的深思慢慢渗入她的心灵，再加上得到爱情的妇女所具备的那种尊严，她眉宇间透出一种画家们用光环来表现的光彩。堂弟到来之前，欧也妮可以比作受胎前的圣处女（Virgin）；堂弟走了

之后，她就像当了圣母的玛丽亚：她已感受到了爱情[25]。

※　※　※

包法利夫人从来没有像现在这样漂亮；她具有一种说不出的美，那是心花怒放、热情奔流、胜利在望的结果，那是内心世界和外部世界协调一致的产物[26]。

格雷姆·泰勒（Graëme Tytler）在《欧洲小说中的面相学》（*Physiognomy in the European Novel*）一书中，将这两段描述视为同一类描述，因为它们都在说明同一件事情：利用面相学的描述，达成抒情化效果。但在我看来，这种观点大概忽略了话语的要点：与巴尔扎克不同，福楼拜的言辞中没有描述外貌的内容，借此来阐释情感对外貌的影响[27]。对于巴尔扎克而言，"灵魂"（根据情感与道德定义）这一实体，会提供一种准确而典型的形象，人的内部生命与外部生命，会毅然决然地投入到灵与肉的合一之中。对于福楼拜而言，情况恰恰相反，某一特定环境，会与某一气质相结合，产生一种复杂而不稳定的事物，这根本就不是一种标志性的事物，而是一种无法加以定义的事物。福楼拜式的辩证法，在于气质与环境之间发挥了作用，这又源于他的临床解剖学研究，正如我在前一章所指出的那样。

因此，有一种方法，可以区分巴尔扎克式现实主义和福楼拜式现实主义，就是去揭示巴尔扎克描述方法中的颅相学／面相学基础。通过假定与外表相对应的内在心理状态，就可以发现，这些学科的基础知识，为巴尔扎克经常重复的格言提供了科学支撑点。我们可以把一个人自我的外观，比作牡蛎的壳。然而，自我与牡蛎之间有一点根本性区别：自我并非维持静止状态且与环境隔绝，它一直在世界中移动、改变和发展。无论是在颅相学还是生理学当中，还是在巴尔扎克应用这些学科所创造的文学类型之中，都无法找到针对于这个世界的系统化愿景。

尽管，我们已经可以确认对巴尔扎克现实主义风格有影响的知识子系统，我们似乎又回到了本章开始之处，我们无法将文学类型与整体性（更不用说巴尔扎克的第三个特征——通透性了）关联起来。然而，在巴尔扎克的一生中，颅相学与面相学，并非是相互孤立的知识系统。精神病学家利用这两门学科，完善了精神疾病的病因、发展和治疗理论。这些病原学内容和治疗框架，结合颅相学和面相学所提供的症候学内容，构成了一位医学史专家所谓的"精神病学综合摘要"（synthèse aliéniste）[28]。这种综合摘要，能为巴尔扎克将他的文学类型化方式，融入到一个动态整体化视角中，提供任何线索么？

精神病学综合摘要，巴尔扎克式的整体性

法国精神科医生在 19 世纪 20—30 年代的综合范式是，他们用一种离散式的话语，提出了的四种不同概念，两种病原学方法与两种治疗方法。我们认为，这四种概念之中，每一种都有助于形成那种宏观而动态的整体性，即《人间喜剧》（*Comedie Humaine*）。

"不断的反复无常"：环境的病因

如果颅相学与面相学能够解释，人的内在如何与其外在或其所处环境相协调，那么这种诊断假设，就会在一个病原学案例上，与早期精神病学思想完美吻合，即环境条件可能直接影响到人的内在，导致疾病。对于精神病学家而言，这种病理环境和精神疾病之间的因果关系，是从 18 世纪晚期的哈特利（Hartley）式联想说与感觉论中衍生出的心理模型而形成的[29]。持感觉论的人认为，人类的想法产生于感觉，因此，想法的组织过程，依赖于此人的类型，以及外界刺激或外界"影响"的频率。精神科医生只是简单地指出了这个心理学命题的病原学答案，根据就是皮内尔的继任者，埃斯基洛（Esquirol）所谓的"将思想与外部对象联系起来的力量"颇为可观，

环境中的干扰或异常，必然会引发个人思想的分散与异常现象[30]。在这种情况下，依据感觉定义而出的错误环境，可能是致病性的。

当然，环境可能导致精神疾病这种概念，并不新鲜：它可以追溯到希波克拉底，我在前一章也提到过，18 世纪早期的医学已经认为两者有关联，将环境视为肉体与精神疾病的决定性原因。不像那些精神病学家所依赖的心理学家的想法，当时的医生认为，这种联系，在于将体内的各种品质（qualities），从实体转化为各种"体液"。例如，炎热而潮湿的天气，可以软化肉体与心灵，冷而干燥的天气，则会引发痰积。相比之下，感觉论的模型，则暗示着环境构成了一种危险，这不是因为环境的品质，也不是因为环境内特有的积极因素，仅仅因为，环境的混乱无序（disorder）状态，通过神经，导致了个人心灵的混乱无序状态。

然后，在 19 世纪早期发展出的精神病理论之中，自然环境，尤其是天气与气候，（就像早期医学模式中那样）仍然被认为是疾病的诱因，但这仅限于天气反复无常，可能会转化为对身体的干扰或破坏之时。旧的医学观点认为，环境通过将其品质传递给人身，从而导致疾病，这是一种被医生和精神科医生都忽略了的观点，但这种观点在巴尔扎克的时代依然存留（而且直至今日还有些许效力），尽管它已经从一种科学观点退化成了一种大众流行信仰。巴尔扎克，通常作为一名登记员，为这些信仰的历史变化和分层结构做精确记录，《乡村医生》就是这种记录的一个证据，其中有位名为拉·福瑟丝（La Fosseuse）的年轻妇女，就受到了恶劣天气的折磨。贝纳西医生告诉我们，拉·福瑟丝怎样以气象病原学思考她的疾病："拉·福瑟丝既敏感又高度紧张，如果天气憋闷酷热，天上又打雷，拉·福瑟丝就会恍恍惚惚地感到痛苦，什么都安慰不了她。她会躺在床上，抱怨起身上数不清的疾病种类，也不清楚具体哪一种病发作了。在回答我的问题时，她告诉我她的骨头正在熔化中，她本人也快要在水里化掉了。"这位医生当然了解得更深入，尽管拉·福瑟丝的精神障碍与天气之间存在着直接关系，她的身体并没有真的熔化，只是对气象变化产生了反应。贝纳西医生还耐心地解释道，拉·福瑟丝"患有神经高度紧张的疾病，其身体组织不是过于衰弱，就是过于亢奋……我研究了她的性情，详细地证实了一个事实，就是发现她的性情，会直接受到天气变化和月相变化的影响"。在福楼拜和艾略特的时代，贝纳西这种对于神经失调的病原学解释，会被视为是一种骗术，但是对于巴尔扎克，以及与之同时的精神科医生而言，这种分析，正处于科学的最前沿。因此，巴尔扎克借助了一个权威医生的形象，不带一丝讽刺或挖苦地介绍了它。对他而言，这不是背叛，而是完全可被接受的知识，是现实（主义）的一部分。

然而，感觉论者所持的环境病原学模型，并不仅仅提供了一种有别于体液学说的病原学解释理论，还让人认识到，社会障碍也可被视为病因之一，从而极大地扩大了精神干预法的治疗范围。每一种社会活动，都必定会产生一种特定的感觉冲击，对于一个脆弱的人而言，这类冲击可能会导致失调症状[31]。拉·福瑟丝就是这类患者中的一个案例，因为她既容易被自然因素刺激，也容易被社会因素刺激，所以贝纳西这样警告一位来访者："她属于这样一小拨女性，即使与他人有最轻微的接触，都会引发其危险的振动。"这位良医，接下来又提到，拉·福瑟丝的社会环境导致了她的疾病和不稳定的性格。她在小时候，曾被一个贵族家庭所收养，"在那段时光里，拉·福瑟丝是富人所有任性行为的受害者，因为那时富人的赞助行为，大多都既不稳定又无法持续：他们间歇性地对她进行施舍，有时作为赞助人，有时作为朋友，有时作为主人……他们只会把她当作伙伴和女仆，使她成了一个不完整的人"[32]。正如这种忧心于降级（déclassé）的讨论所显示，致病环境的精神病学概念，带有一些强烈的意识形态含义，往往具有改革派圣西门式（Saint-Simonion）色彩。精神科医生认为，将社会无序归因为革命与不可控资本主义的病理学原因的观点，必须要受到谴责，这不是因为后两者威胁到了统治阶级或受压迫阶级的利益或权利，而是因为，它们的社会发展过程导致了无政府状态，接下来又导致了精神疾病的激增[33]。

对于这一问题，在很多方面，巴尔扎克也像精神病专家一样，认为社会无序对自我意识构成了危险。在巴黎，这种无序混乱，给巴尔扎克的健康，带来了最显著的危害，他将这种环境描述为"不断溶解，不断恢复……没有纽带，没有原则，没有同质性"[34]。

总体而言，巴尔扎克看待社会的视角，是从一种病理学范式中得出的，而这种范式，正是巴尔扎克的文学类型。然而，这么说，也会迫使人们重新思考自马克思以来，就一直在困扰着巴尔扎克的读者的问题：巴尔扎克的政治观点与现实主义之间的关系。左翼评论家的通常做法是，对他现实主义中的革命内核感到高兴——他再现了伴随着资本主义而出现的社会现实与社会无序状况——同时，这些评论家也谴责他明显反动的政治观点，特别是他支持天主教君主制的思想。然而，如果巴尔扎克对社会无序的看法是靠近精神性的，而不直接指向于政治，那么，在巴尔扎克再现社会状况时，内含的显性内容和隐性内容之间，就没有矛盾了。的确，巴尔扎克和精神病学家都强调，混乱无序是邪恶的，这与保守派政治思想中对无序的恐惧不谋而合——但根据精神科医生／现实主义文学家的观点，在面对社会问题作出整体反应时，就会与政治保守派截然不同。在本质上，保守派倾向于将社会无序视为需要谴责和抑制的事物，巴尔扎克和精神病专家则将这种无序视为研究对象——首先，是一种需要被理解的事物，然后再将其驯服成一种认知（cognitive）或话语（discursive）秩序，最后，再对其进行治疗。

更确切地说，精神病学家相信，社会环境无论多么混乱或有害，都必然产生其自身与患病对象的平衡，对于一种健康自然的秩序而言，这是一种双重反常，需要一位精神病学界的林奈（Linnaeus）对其进行分类和说明。因此，描述病理环境，需要两个明显相反的认识论步骤：首先，要将正常、无序环境中与有序环境中的病态情况区分开来；然后，通过分类来定义和控制疾病。巴尔扎克和精神病学家都采用了这种看待社会的双重认识论。都市化的、资本主义化的社会，生活确实是无序的，但巴尔扎克坚持认为，正是在这种社会环境中，腐败和破坏产生了自己的"社会意识法则"，即与自然状态下的意识截然不同的"意识"[35]。巴尔扎克在《贝姨》（*La Cousine Bette*）的导言中，为自己添加了"社会医学博士"这样一个头衔，这是因为，他发现社会无序产生了一种意识秩序，自成一套规律，自成一种类型，这也是他必须在叙述中描述、分析和处理的一种秩序、一套体系[36]。

"无节制的欲望"：激情的病因

对于精神病学家而言，病理环境会导致疾病的观点。是由感觉论的心理学原则证明的。但是仅凭借环境，不足以引发疾病，或言之，在同一种环境中，所有人都会以同样的方式，自动地陷入同等程度的病态之中。为了解释这种经验方面的可变性，同时保留解释环境冲击的感觉论模型，精神科医生必须假定出第二种干扰的内部来源。正如前一章所示，临床医生也有类似的需求，以阐述疾病的内在原因。事实证明，临床医生和精神科医生都用准元体态语言定义了这种内因，比夏和他的追随者谈到了"生命力"或内在敏感性，埃斯基洛的学派谈到了"意志力"。但医学的两个分支，却以完全不同的方式理解因果过程（process）。临床医学认为，生命力通过一个复杂的组织网络作用于人——无论这生命力是健康的还是致病的。病理解剖学家解剖机体，并追踪隐藏的疾病路径，使这个网络变得清晰可见，对于临床医生而言，导致疾病的不是生命力本身，而是力量在体内不同而特定的展开方式，以牺牲其他器官为代价来加强某些器官，并在某些环境条件下，为疾病入侵留下一些内部通道。另一方面，精神科医生认为，意志力更像是我们所说的激情或思想定势，一种并非偶然或自由展开的欲望（埃斯基洛和他的追随者会用唯物主义的术语，将其描述为"意志的损伤"），然而，意志力总是与特定的对象相联系。

评论家早就认识到巴尔扎克作品中这种固有激情的重要性，尽管没有人（据我所知）将巴尔扎克对激情进行概念化的过程，与他那个时代的精神病学理论联系起来[37]。然而，欲望本身是一种心理学上的必然，但不一定是一种病态。真正把巴尔扎克和精神病学家联系在一起的是，他们都把这种所谓的心理状况同化到他们的病理学体系中。对于巴尔扎克和精神病学家而言，所有人都是"利己主义者"，被动地去满足自己的特殊欲望（正如巴尔扎克所说，"所有激情在本质上都是圣洁的"），所以食欲本身不能被视为病态；事实上，巴尔扎克告诉我们，"以自我（self）为自我服务的伟大规律"，不仅普遍存在于人类之中，而且，也普遍存在于任何一种动物当中。但在一个组织不善的社会环境中，欲望可能不但没有受到抑制，反而受到了鼓励。在那里，利己主义变成了病态："社会的状况，使得我们的需求、我们的必需品、我们的品位，受到了如此之多的创伤，承受了如此之多的病痛，在发展性的思想驱使之下，由于我们自己的过度行为，由于思想驱使着过度行为的发展，使得我们产生了许多抱怨、许多疾病，在我们身上，任何事物都会背叛自己，因此，我就从医学之中，借来了'社会生活病理学'（Pathology of Social Life）这个名目。它与肉体上的疾病无关，但与道德上的疾病有关[38]。"这段话最为详尽地描述了激情与环境之间的病理学共生关系。动荡无序的社会条件，不可避免地会产生心智上的混乱，而这种内在的思想混乱，又会将其暴力的能量传递给激情，或者说，传递给主宰个人能量的任何一种激情。

当然，在精神病学领域，精神方面的过度行为，被命名为躁狂，在19世纪20年代，这种疾病勾起了人们新生而强烈的兴趣，这并不足为奇。对躁狂近乎狂热的兴趣，最终也使得人们认识到了一个全新的精神疾病门类——躁狂症，这符合一种信念，即便是一个最正常的人类个体，也可能会遭受一次激情过度所造成的痛苦[39]。精神病学家认为，对于躁狂症患者而言，他在受一种激情所支配，这种激情，仅在此人处理激情的对象，或者更准确地说，是针对该对象的特定思维序列时才会表现出来。因此，当患者或他所处的环境能保证毫无刺激时，他可能表现得非常正常，但如果环境需要他专注于某些对象，他就会表现出精神疾病的症状。

巴尔扎克又一次紧紧跟随了精神病学家的路线。他在《驴皮记》（*La Peau de chagrin*）中发问："如果没有过度的力量或过度的欲望驱使，那么，什么是疯狂？"巴尔扎克是第一位给予躁狂症以重要地位的伟大小说家，这一点在他刻画巴尔塔扎尔·克拉埃［Balthazar Cläes，《绝对之探求》（*La Recherche de l'absolu*）之主人公］与路易·朗贝尔时最为突出。但与精神病学家不同的是，巴尔扎克至少注意到了他所援引的精神病学范畴中固有的模糊性。例如，朗贝尔和克拉埃都是典型的自闭症患者，但自闭症患者的激情指向于一个理想（对于朗贝尔而言是知识性的，对于克拉埃而言是审美性的），因此这两个人，都可以被称为天才。在一个理想的世界里，这些狂热的天才会茁壮成长，但在法国社会的降级环境中，他们只能生病、死亡。对于巴尔扎克而言，狂热的类别只有相对的有效性——这不仅是因为，在一个激情过度的社会中，每个人都有可能被定义为狂热者，还因为，这个术语没有区分出理想和自我激情之间的区别[40]。巴尔扎克甚至承认，这种激情可能会被那些贪婪而不择手段的人所滥用，用于对付那些忠于自己理想的人。在《禁治产》（*L'interdiction*）一书中，巴尔扎克就呈现了爱斯帕尔侯爵夫人（Marquise d'Espard）滥用这种激情的案例，她致力于制止她丈夫的行为，因为后者坚持要偿还侯爵夫人不愿承认的荣誉债务。然而，这个故事的结果，却反映了巴尔扎克对躁狂症评论中的欠缺：躁狂症这一概念，被认为是正确的，尽管它可能需要专业权威［以派去检查侯爵病情的波皮诺法官（Judge Popinot）和毕安训医生（Dr.Bianchon）的法律医疗小组的形式］来证明，这一概念被恰当使用。

巴尔扎克需要从面相学和颅相学中获得制造文学类型的概念；从精神病学中获得对社会秩序的共识，这些文学类型都存在于上述学科之中；而从精神病学的病原学中获得对致病性环境和意志力的假设，赋予社会秩序以隐含意义（sens caché），或内在感知。我们可以把巴尔扎克的现实主义元素和精神病学话语之间这种显而易见的紧密关系进一步扩大，方法是转向"精神病学摘要"中所考虑的治疗方案。正如可以预期的那样，治疗包括对疾病环境和激情诱发原因的两阶段诊疗。在第一阶段，即隔离阶段（isolement），精神病患者将被预防性地从他的致病环境中隔离，并受到保护。在第二阶段，患者——此时已被保护起来，不受社会环境反复无常的影响——将受到所谓的道德治疗（traitement morale）。如果确有指导这两种治疗方法的假设，那么，它们是如何构建巴尔扎克的小说实践的？

"隔离"与巴尔扎克的乌托邦的轮廓

在 19 世纪 20 年代早期，埃斯基洛开始支持隔离疗法，这一疗法在概念上，来源于与致病环境理论相同的感知论原则。如果社会环境会导致精神疾病，那么，从逻辑上讲，治疗精神病患者的第一步，就是将患者与对其可能有害的环境隔离开来。精神科医生以尽可能广泛的术语定义了这些影响：例如，埃斯基洛强调，需要"让单身汉远离他所有的习惯性消遣，让他离开他的居所，让他和家人、朋友、仆人分开，让他与传道人在一起，改变他的整个生活方式"[41]。

为了达成这种彻底的易位，精神病学家发明了一种新的社会空间，一种人工创造的治疗环境，净化掉了社会大旋涡内的所有诱惑：这是一种现代化的精神病院。这种精神病院的出现，其过程之复杂程度耐人寻味，但是其中细节，对于此处叙述并不重要[42]。然而，精神病院的乌托邦性质，是尤为值得注意的一点，因为精神科医生，早在获得相应专业性地位（以及对精神病患者的法律权威，这种专业性地位与法律权威，均来自从 1838 年开始，法国政府所颁布的一系列法律）以前，就考虑到了这一点。精神病专家认为，他们可以创造一个没有社会压力的空间，但是，精神病院从未像他们想象的那样，以纯粹无压力的形式出现在世界上。不过，如果精神科医生有机会治疗患者并将其治愈，从而在社会上证明自己的知识是一门科学，那么，这样的空间还是必须要被构拟出来的。精神病院，像其他乌托邦一样，为建立它的群体提供了一种存在的概念，一种有功效的权威幻想和权威的有效幻想——这就是新兴精神病学相关职业在当时的状况。

我要声明，这种双重性幻想，在巴尔扎克的《乡村医生》之中，精准地找到了自己对应的位置，简而言之，这部小说以文学形式表达了精神病学家所需的诊疗乌托邦，在其中，医生以隔离和道德治疗治愈了精神病患者。

从一开始，巴尔扎克就在《乡村医生》之中，根据在法国社会中的所见所闻，与对"任性的本性"有害影响的了解，强调了这种乌托邦式社会的隔离性质。这个故事，始于热奈斯塔少校（Genestas），这位老兵为其生病的孩子向贝纳西寻求帮助一事。这位少校骑着马，进入了医生选择为之献身的山谷，发现了"好像不与任何村镇相通，也不同任何村镇毗连。镇上的居民好似一个大家族，置身于社会生活之外。只有收税员和难以觉察的联络网，把他们同社会生活联系在一起"[43]。巴尔扎克着重强调，此地所存在的社会关系甚少，且根深蒂固，本质上是静态的，不为现代社会的焦虑所扰，这就为缓解社会的疾病做出了巨大贡献："任何政治事变，任何革命，都不曾传到这个交通闭塞、完全处于社会变革之外的地方。"因此，就像精神病院中的精神科医生一样，贝纳西医生在这个村落中找到了（或至少是在自我想象中找到了）一种"纯净（tabula rasa）……我的想法与当地人的想法没有冲突"。在这种隔离状态之下，这个村庄是一座天然的精神病院，是实践社会治疗法的乐土。对于这个社区而言，唯一可能的"精神和身体传染"的来源，是一群弱智人士，他们是近亲繁殖的产物，也为这种隔离提供了一个反面教材，说明隔离的力量会制造一些负面影响，也需要治疗监督来引导它。好医生先发制人，将他们与村里的社区更彻底地隔离开来，而村里人的健康情况，是他最关心的。在我们看来，这是一种令人不寒而栗的行为，但对巴尔扎克而言，这显然是为了所有人的利益，贝纳西让人在夜间把这些弱智人士都运走，给村庄留下一个干净、纯粹的环境，使得治疗可以不受阻碍地进行。

"我们众人之父"：作为医学家长主义的道德治疗

如果将患者置于一个远离社会无序干扰下的环境之中隔离，那么，19世纪初期，皮内尔、图克和其他医生所倡导的道德治疗，就会成为患者的养生指南之一，这一疗法意在于一个人工制造的空白空间之中，创造出一个仿拟有序而"正常"的社会环境氛围，从而提供一种历史学家所言的"消除混乱的合理结构"[44]。人们相信，在这种结构之下，经过一段时间，精神病院就可以给患者注入全新而健康的思想，并且改造患者的心理。

但是，如果竞争性自我主义既是社会性的，又是病态的，那么，这种改造又指向于什么目的呢？如罗伯特·卡斯特尔（Robert Castel）研究表明，精神病学家解决了这一难题，他们用司法术语来确定何为精神健康，即作为一个非竞争性社会，而是"契约性社会"的成员参与自由、理性交流的能力。如果某人被判定为不能作为一个合法的（经济性和社会性的）契约主体，就会成为道德治疗的对象。如果精神正常，就会受到法律的约束；如果精神失常，就会被置于法国的精神病院中，让精神科医生对其加以约束，这是1838年法律授予精神科医生的一项权力。

当然，儿童被认为属于最常见的一类不能参与法律或合同程序的人群，因此，精神科医生在道德治疗中，以19世纪亲子之间的家庭关系的形式开展医患关系，也就不足为奇：精神病专家还称此为"监护关系"（relation de tutelle）。如历史学家扬·戈德斯坦（Jan Goldstein）所述，理想的精神科医生，实际上是在"摹仿19世纪的父亲，当西皮翁·皮内尔（Scipion Pinel）观察到，只有自己作为一名'父亲'，与患者构成一个'家庭'时，他才会对精神病诊疗过程感到满意，并且，他还会‘在这种看起来十分单调的生活中找到魅力所在’”[45]。

可以证明，这种父亲式的角色，正是巴尔扎克想要塑造的理想医生形象。贝纳西希望，通过他在小村庄里的工作，使得“乡村中的所有资源都得到开发，就像家庭教师培养孩子的潜能一样”。正如这句话所示，贝纳西的家长主义，延伸到了社会医学的各个方面。但是他想要开发的最主要资源，还是人，他的（或巴尔扎克的）这种家长主义，在对村民关系这方面表现得最为明显。譬如，他告诉我们，他最喜欢的患者，拉·福瑟丝“天真得像一个孩子，也像一个孩子，沉迷于自己的品位与印象之中”。此处，医学家长主义明显是与性别界限同行的，而且还强化了父权制的背景[46]。但是，在贝纳西看来，拉·福瑟丝个人天真无知的状况，不仅是妇女境遇的标志，也是村庄状况的标志，还是一个真切地反映了整个社会面貌的缩影。因为社会生活是病态的，所以医学审慎性要求他“为了社会的利益，应该将群众置于监护之下”。至少，在巴尔扎克的乌托邦中，村民接受了这种医学家长主义：在小说的结尾，村民们在村外为贝纳西的坟墓立了一方纪念碑，碑文对医生给出了毋庸置疑的颂扬——“我们众人之父”。

很明显，监护权足以构成一种力量的形式。但这却是一个奇怪的问题，这种权威没有明显的政治性色彩，甚至连压制性色彩都没有。监护人不会为了自己阶级的利益而残酷地支配或剥削弱势一方。相反，正如福柯所暗示，监护关系所涉及的权力是生产性的[47]。在精神病患者被关在精神病院的情况下，道德治疗旨在产生常态——这可被定义为在契约社会中履行职能和义务的能力。这意味着，道德治疗不会指向于压制或摧毁使人生病的自负，而是旨在出于患者自身利益，使其转移个人注意力，向着“积极”的个人目标和社会目标前进。

这类力量还有一种与之类似的变形，即“病态的野心”，在巴尔扎克的乌托邦中，表现得也十分明显，表现方式是贝纳西开发村庄的经济活动的企图。贝纳西没有依靠利他主义来经营这种活动，而是依靠于小农的自利性，用这位医生的话讲，就是"让他们看看真正的经济利益在哪里"。村庄里的这种"健康型"人物，如果被巴尔扎克释放到巴黎社会当中，就有可能会成为病态型人物，但两者之间还是形成了交叉对称且互有联系的关系。例如，贝纳西告诉我们，高利贷者塔布罗在巴黎可能是个百万富翁，但在这个乌托邦中，他的贪婪要受到医生的监护和约束。塔布罗能够想象出自己在现实主义小说中扮演一个什么样的角色。例如，他给贝纳西讲了一个故事，在这个故事中，他自己是主角，为了获利而背弃合同；我们可能会在一打巴尔扎克的小说中，轻而易举地找到这样的人物。但事实证明，塔布罗实际上是他所讲述的故事中受害的一方。他只是在故事中颠倒了角色的位置，以确保贝纳西（和法律）同意他的行为是正确的。巴尔扎克的乌托邦叙事，就像它所模拟的精神病院世界一样，是一种由内而外的现实主义叙事[48]。

然而，对于巴尔扎克而言，让精神病患者带着自我满足感与心灵中的潜在悲剧性，作为一个元素重新进入契约社会，充其量只能算是一个权宜之计。监护关系会最终意味着，并且会指向一个更激进的社会解决方案，在其各重结构之中，交易与契约会受到监管，如果有可能的话，会被以医患关系为象征的家庭结构所取代。如果贝纳西用自己的方式实践这种方案，他的患者就会永远不能摆脱监护关系，这种关系本身，也会成为一个健康社会的标准。贝纳西本身也在回应巴尔扎克在"前言"中的话语，"法律与权威，会永远成为人类社会的根基，在任何空间之中都被人们所最先感知，人们也会在其影响下，养成顺从的习惯"。家庭中的好习惯，会约束契约社会中具有风险性的自由，把内在的欲望引导到健康的活动之中。因此，对拉·福瑟丝最终的治疗方法，是让她承担起作为母亲的角色，因为"她身上所有丰富的感情，会全部倾泻到汇集了女人全部感情的母爱里去"。类似的是，在整个社会之中，巴尔扎克暗示家庭结构会转化为更大的制度化或组织化单元，尤其是在那些权威不仅仅来自于力量，而是来自于父辈智慧的职业当中。对于贝纳西医生而言，热奈斯塔少校是一位来自于"真实"世界的访客，他在巴尔扎克的乌托邦之中运作，起到了代表医患关系以外的监护关系的部分象征作用，他在部队之中的地位，就像贝纳西医生在医患关系当中一样；他让"他的团像一个家庭"，还称麾下的士兵为孩子。

将这种家长式作风，简化为一种不切实际的父权制或资产阶级意识形态，简化为一种"社会驱使激情模式和财产模式和谐一致的一种手段"，都是不精确的概括[49]。巴尔扎克笔下的家长式作风，并没有投入到资产阶级或与之类似的人身上（很可能是这样），而是投入到了专业人士身上[50]。贝纳西从未考虑过经商，但他确实讨论过"是否要成为一名法官、乡村医生或治安官"，并声称自己拥有"教师的勇气"——所有服务行业都可以被视为监护关系，而其中的专业人士，则被视为仁慈的父亲。《乡村医生》所坚持的家长主义，需要被看作是对一种新兴的专业主义意识形态的贡献——人们可能会补充说，直到最近，这种意识形态之中，家长式的、维尔拜埃斯克博士（Dr.Welbyesque）式的形象才显示出它的年龄到底有多大[51]。

监护必须相对独立于知识结构，因为有许多种职业都会利用监护。但在早期精神病学的特定案例中，被监护对象的人身自由权堪称微乎其微。精神病学的家长主义，是在与职业范式的密切协调，甚至是共生关系之中发展起来的。颅相学与面相学，研究环境与激情的病理学，隔离与道德治疗，这些因素都为医生指定了监护地位和针对患者的权力模式。而家长主义的意识形态表明，这种地位和这种权力，都是合法的。在法国精神病学界之中，思想和意识形态之间的这种密切关系，催生出了人们的一条建议，这条建议，用戈德斯坦的话概括就是：精神病学的概念，实际上是"为新职业的非科学需要而量身定做的"[52]。有一条引人注目的证据，让这种说法具有了可信度；在 1838 年，《精神病院法》通过，给予了精神病学以法律认可，我所阐述的范式，就以惊人的速度瓦解了。到了 19

世纪 50 年代，颅相学和面相学已经在科学方面受到了质疑，并被大多数精神科医生所抛弃，他们转而去支持病理解剖学，而歇斯底里（用病理解剖学的术语来理解）这个概念已经取代了躁狂症，成为被欲望所驱使的典型疾病。

正如我在前一章中所论证的那样，这种范式的转变也发生在现实主义内部，福楼拜将病理解剖学的原则适于他自己的文学实践。尽管与巴尔扎克一样，福楼拜也是以社会生活的病态为导向的现实主义者，但他表现出了更为严格的文体控制能力，这源于他对于更严格医学范式的依赖，正如他决定描写一个患有歇斯底里的艾玛，而不是刻画一个像葛朗台先生那样的躁狂症患者。但是，如果早期的精神病学范式确实在概念上显得十分薄弱，而且，如果它能至少因为部分服务于科学以外的需要而得以维持，那么，这些需要是什么？我们能不能描述出巴尔扎克小说中类似的职业需求，以便于帮助解释一个问题，为什么他在作为小说家的实践中使用了精神病学范式？

真正的卡里斯玛：作为意识形态与精神气质的专业主义

对我而言，对 19 世纪上半叶的精神病学专业或文学专业进行全面的比较社会学分析，是一个难以探讨的领域，此领域也并非我的专长。不管怎么说，我对巴尔扎克和精神科医生工作的专业劳动条件都不感兴趣，我更关心的是，这些劳动条件，会如何催生出一种特殊的修辞：一种所谓的激进专业主义修辞。我会展示，这种修辞会促生出一种观点，即精神科医生和小说家应该被当作权威看待，这并非如人们所期望的那样，基于他们的技术能力或科学地位，而是基于他们的卡里斯玛形象。但是，将其视为权威的观点，也有令人感到奇异的夸大之处，这一点，可以用与其相对应的历史时机来解释：精神病治疗法与小说创作都各自被视为一门职业的时期。在这一时期，激进的专业主义修辞，为潜在的专业人士提供了关键的盾牌，以抵御怀疑专业人士能力或资历的危险问题。它还为这类潜在职业本身，提供了一种同样重要的个人身份感和使命感，这就是一种精神气质。

因为我的基本兴趣在修辞方面，尤其在于修辞如何影响了巴尔扎克的作品，并使巴尔扎克成为一名现实主义小说家，我仅能以最肤浅的方式谈论专业主义的经济和制度方面，并且在很大程度上（但不是不加批判地）依赖出自于文学专业的，以及来源于社会学专业的社会学家的作品，作为我的信息来源。此处我唯一的目的就是，对于一个特别关键的历史时期，澄清出当时文学行业与精神病学行业之间的结构相同点，并概述出它们各自的意识形态需要，以及修辞方式——这正是拉尔森（Larson）所说的"职业化项目"——以回应这些结构条件的状况[53]。

卡里斯玛式严密性：巴尔扎克"再现"中的职业化意识形态

对于任何潜在职业而言，理想的社会条件就是获得自主性，独立于外部人士对专业人士的"自由活动"的要求和约束以外[54]。对于任何已经获得了深厚文化基础的职业而言，譬如医学和"高级"文学，从业者理所当然地会得到这种自主性。人们期待，医生能够自主决定如何医治患者，除了患者的病例与疾病复杂性以外，无须考虑其他因素；同样，人们也假设，伟大的作家（大多数作家也一直在呼求这种权利）可以自由地去追求他们的使命，无须迎合读者口味或审查要求。但在思想与实践方面，这种自主性，并非出于理所当然，甚至堪称难以想象。事实上，专业人士的平静，只有在一段时间的斗争之后才会成为可能，在此期间，他或她的职业，已经开辟出了属于自己的经济、社会和知识的领域。正如许多作家已经沮丧地了解到，知识和社会自主权，这两大独立作家创作自由的双重条件，还是不能够满足其需要的。从社会学观点来看，许多现代文人的孤立贫困，意味着文学行业未能建立起自己的经济自治特征，已不足以被视为一种真正的职业。不管我们喜不喜欢，争取经济自主权的斗争，与争取思想自由的斗争一样，都是文学行业的重大标志。

在 19 世纪上半叶，许多至关重要的争取经济自主权的斗争，都是由文学行业与精神病学行业发起的。这段经济史是复杂而有时还略带神秘感的，而且还主要涉及非个人实体之间的运作，即职业化的组织、国家机构、证书委员会、大学、文化组织等。当然，个人实体也参与了这段历史，例如巴尔扎克就是"人文学会"（Société des gens de lettres）的第一批主席之一，也是版权［或用他的话更精准的概括，"文学财产"（propriété littéraire）］这一概念的最初倡导者之一。同时，皮内尔、若尔热和埃斯基洛也在通过政治和社会渠道，为职业化权利大声疾呼 [55]。然而，在解读职业化进程的历史时，主要工作不是去解读那些英雄人物的工作，而是去解读那些由各类机构所提供的社会学术语，至少，对于医学和精神病学是这样的 [56]。另一方面，文学的职业化历史，有许多内容尚未得到记录，即便是已经得到记录的内容，也没有试图将杰出文学人物，如巴尔扎克、狄更斯和艾略特之类对职业化所做出的努力，以及与他们作品之间的关系整理出来 [57]。当文学史专家注意到这些努力时，他们会将其置于记录文学批判性（甚至文学思想的社会历史）以外的内容。

但是以这种方式建构起的斗争，我们若将其进行社会学化处理，视为一种外部的、机构性的或"纯粹经济意义"上的斗争，就难免低估了这场意识形态斗争中的战术重要性。可以肯定的是，专业人士争取经济自主权的斗争，使他们获得了对其市场的控制权；但成功依赖于说服公众，医生、精神科医生或作家应该获得这种权威。争取职业地位的斗争必须需要合法化的呼吁——这种呼吁取决于这些专业人士的修辞能力，而且也与他们所从事的活动，即所谓的"创造性""科学性"或"知识性"的活动,脱离不了关系。

人尽皆知,这类斗争的结果,并非完全相同。精神科医生,或者可以推广至整个医疗行业,作为卫生方面唯一合法的权威,成功地创造了一种公众形象。即使在今日,医学的合法性也几无争议;但在另一方面,小说家却最终未能使得公众相信现实主义可以满足所有读者的需求,其原因我会在后面加以探究。但是,尽管他们的命运不同,精神科医生和现实主义小说家在他们各自的职业化开端进程之中,却有着相似的社会经济特征,并且都演化出了类似的修辞手段,以证明他们的权威主张是正确的。

精神科医生和小说家,在19世纪上半叶,都对他们的市场结构和市场范围的突变,做出了反应。这类变化,也使得两个群体第一次形成了开启职业化进程的想法。在前一个世纪,精神科医生(以及医生)要面临一个分裂的市场,精神科医生与宗教机构共享权力[58],同时,非精神科的医疗市场则是垂直分层的,行会中的医生服务于精英阶层,而外科医生则服务于下层阶级。在文学市场当中,类似的市场分层同样存在。一小部分精英作家为上层阶级的读者提供服务,这些作家是人文主义作家,在很大程度上依赖于赞助者的供给,或在所在地的声誉,而一些小文人和廉价书作家,则与一群贫穷的读者,构成了一个独立的市场。他们这个群体,也只能在伦敦或巴黎过着陋巷箪瓢的生活[59]。这种分野,是由经济机制和阶级差别所造成的,而不是如医学一般,由明确的行业协会规则所决定[60]。在伦敦和巴黎,只有少数作家(尤其是斯特恩、约翰逊、狄德罗、卢梭等)能尽力突破这种限制。但是,我们不能因为界限的模糊,就忽视了文学和临床医学等新兴职业之间潜在的市场相似性。

在1790—1840年这50年间,即是卡尔·波兰尼(Karl Polanyi)所谓的"伟大的转变"时期,文学与临床医学专业所面临的市场,其制度与技术条件发生了根本性的变化,导致医务人员和小说家这两个群体,也分别从较小的独立市场,走向了为大众市场服务的道路。在医学领域，如前一章所述，法国大革命摧毁了行会制度，并且第一次创造了一种"一般操作"的可能性，这种操作如果发生在英国，未必会像在法国这般果断[61]。同样，在革命时期，因为神职人员权威的衰落，精神科医生也受益颇丰。在文学市场方面，威廉姆斯（Williams）写道："直到19世纪30年代，才得到了突破性的快速发展。"这一点，是受到了中产阶级阅读群体快速增长的刺激。此外，如凯瑟琳·蒂洛森（Kathleen Tillotson）所言，道德权威对"小说阅读的全面禁止"被废弃了，这一点也对文学市场的增长产生了刺激[62]。也许，更重要的原因是，这一时期出现了许多技术创新，例如旋转蒸压机、一系列装订的新方法及铁路的发展。这类材料方面的进步，降低了书籍和杂志的价格，使得它们可以第一次被公众所接受，从而为作家打开了一个真正的全国性市场。如约翰·迪克斯（John Dicks）之类的出版商，也几乎立即开始利用这个新市场，发行轰动一时的小说和古典著作的廉价版本，其数目堪称巨大[63]。"巨大"（enormous）一词，绝非夸张：狄更斯（最接近饱和市场的作家）可以凭借着他的系列小说，收获十万读者（不包括阅读盗版小说的读者），这么大的数量，远超于上一个世纪中作家所获得的读者数目。正如G.H. 刘易斯在当时所指出："整个社会，无论贵贱，都在阅读博兹（Boz）[64]。"像狄更斯一样，巴尔扎克也投入了类似的创作历程，在埃米尔·德·吉拉丹（Emile de Girardin）名下一部非常成功的期刊中，他成了第一位连载小说的作者。此外，巴尔扎克自己也认识到，新文学市场本身就具有营利可能性，甚至他还利用自己的大量资本，就像他之前的司各特（以及他之后的马克·吐温），投资印刷企业；但是跟司各特和马克·吐温一样，巴尔扎克所投资的企业很快就倒闭了，还欠下了一笔巨大债务，他的余生，就在通过写作来偿还这一大笔债务[65]。

对于有抱负的文学从业者，以及出版业的投资人而言，这些新的市场条件，既表现出了大量的机会，也潜藏着极多的风险。一个统一的大众市场，展示了一种新的专业秩序所具备的潜力，在这种秩序中，精神科医生、医生或作家已经确立了他们的权威并驯服了市场，可以在相对安全的情况下，履行他们的使命，追求他们的事业。但不妙的是，在没有垄断（或至少是市场霸权）的情况下，自由市场只能退化为一个激烈的竞争战场。当然，巴尔扎克的《幻灭》，让我们熟知了这种文学领域中噩梦般的形象。这里需要强调的是，吕西安（Lucien）的遭遇，是一种职业性（professional）噩梦，而不是像人们所认为的那样，是资本主义下的生活噩梦。不仅其他作家遭逢了吕西安的命运，许多与巴尔扎克同时代的人也是如此，无论他们是在文学领域还是在医学领域寻求职业发展，特别是对于那些尚未获得完全科学地位的医学领域（如精神病学）中的人士而言。在美国，医学作为职业直到 19 世纪末还受到阻碍，医学和写作作为两门自由放任的职业，它们之间的关系是非常清楚的，《医学与外科医学报告》（*Medical and Surgical Reporter*）在 1861 年指出："就像文学劳动一样，医疗服务在市场上的价值，与它所将带来的效果相称。"不用说，在这种情况下，医学或文学事业的回报，非但难以确定，甚至有可能微乎其微。

因此，小说家与医生，都迫切需要将竞争性市场转化为职业化市场。要做到这一点，至关重要且时不待人，还需要游说公众，精神病学家在他们自己的领域内，是唯一合法的权威，因为他们应该得到恰当的待遇，对于现实主义小说家而言，也应如此，他们的文学作品，应被视为是优秀作品。但是，有什么能支撑这样的要求呢？马克斯·韦伯划分出了三种使权威成为可能的理由，即社会正当性与合法化的三种基本模式：传统式、法理式和卡里斯玛式[66]。不足为奇的是，不同的有抱负的职业都以这三种方式宣称自己的权威，赋予自己以传统化的重要性、法理化的清晰度或卡里斯玛式魅力的强度，只要相关人士觉得，这些方式可能帮助他们赢得公众的信任，他们就会加以采用。然而，对于像文学和精神病学这样的新兴职业而言，传统所提供的合法性——即精神病学家或小说家应该被一直奉为权威——其实并不存在；而且，这种习惯化的公众支持，其实会不利于未来的专业人士，因为这种支持力度，已经被投入到精神病学家和小说家试图取代的，非专业或前专业类型的写作或医疗保健事业之中。

于是，新生职业发现，自己主要需要靠法律理性和卡里斯玛式魅力为凭据，以证明自己的权威。今天，我们会理所当然地认为，专业人士的权威，主要是基于理性标准——他或她在客观上，会比非专业人士，一个纯粹的业余人士，做得更好。对于医学界而言，显然如此，因为其认知基础是科学性的；但在某种程度上，文学也是如此，尤其是对于现实主义小说而言，因为它常常被认为是解密的工具，是真理的宝库。医学和现实主义文学，在任何客观意义上，是否真的在认知上更优越、更理性或更真实，当然与我在这里讨论的论点无关，因为我的论点，有关于意识形态而不是哲学。重要的是，精神病学家或小说家都声称（claim），他们的判断更贴近生活或更准确，这样做是为了建立他们的专业权威。很有可能医学思想或文学技巧比其他方法更合理，但却没有获得接受；相反，正如精神病学综合摘要所呈现出来的景象，这些思想本身可能相当古怪，但这个行业可能会说服公众，因为这些思想具有理性的意义，即便这些思想得到利用以后，未能治愈患者[67]。

有一种帮助公众确认职业合理性的方法，就是依赖于某些技能的标准，韦伯称之为"功能性'能力'"，由每位操作者向公众提供担保，并通过认证过程传递信息[68]。对于今日的医学行业而言，认识性验证非常明确地以大学和医学院教育要求的形式而出现。然而，在 19 世纪的医学行业当中，"制度化、标准化的教育和许可计划，以及让通过这些得以实施的权威"，经历了漫长的岁月和许多的波折，才得以出现（在美国，相关制度直到 1910 年才出现）。的确，在法国大革命时期，临床医学在一定程度上独树一帜。当时，公共资助的教学医院，和由临床医学专家控制的国家公共卫生体系，都已建立；如前一章所述，夏尔·包法利就是这一旨在推动职业理性化的理性化系统的产物。然而，在精神病学的分支学科之中，机构化授权机制的发展要慢得多，如前所述，第一个在精神科医生托管看顾下的国家精神病院系统，直到 1838 年才获得法律批准得以设立，在这方面，法国远比英国和美国要进步得多。

另一方面，对于未来的文学专业人士而言，对出版领域进行规范化的想法，是 19 世纪 30—40 年代的一个流行思潮，这也使得圣伯夫［在作为一名发言人为文学职业化发声以前，他曾在巴黎医学院（Paris Faculty of Medicine）读书］在为建立新的文学组织而奔走游说时，提到"这是为了让文学能获得一种完整而可持续的生命"。他曾鼓吹这样一种观点：

> 文学产业必须要有一定稳定性，而又不会陷入停滞，因为竞争的缘故，必须存在一批能胜任此业务的人构成一个圈子，还需要一批精英级的鉴定专家。产业内部，还需要存在某个组织，或某个人，能组织、规范、主持、设立规章，作家们应该记住此人是谁，他也能满足某位作家的需求；没有这些要求，他就会不受控制，肆意妄为，最终辜负了本职与初心……因此，伟大的文学时代，还是需要一位法官，以给予一种法律裁决式的责任分配，以及作家所需要的决断，还需要一个起俯瞰作用的包厢……从中可以给予作家以奖项和棕榈枝[69]。

圣伯夫预言，如若没有对文学创作者的理性化裁决认证，纯粹的文学竞争，就会导致"工业文学"作品的激增，小说家也会随之沦为无产者。

在这种情况下，精神病学家与作家都发现了以能力的合理性限制竞争的潜在因素与必要性，自然而然，对真相的夸张描述也随之层出不穷。巴尔扎克曾经对真实性做过一段臭名昭著的预言，他关注于"重现我们社会状态的字面描述"（reproduction littérale de notre état social）。在解读这种观点时，我们要注意，在一定程度上，这不是一种误导性的再现理论，而是一种在文学战场上，监视文学领地的战略。外人看到这个场景后，会马上评价：这是一种令人烦恼的战略，因为这种言论，无论是出自巴尔扎克之口，还是出自颅相学家之口，都不会得到制度化认证的支持。在文学与精神病学这两门新涌现出来的职业当中，没有足够的证据能支撑发声中的理性成分，也无法附着于传统以获得权威，因此，两门职业中的人士，会被迫乞灵于韦伯所言的第三种为自己辩护的修辞手段，即卡里斯玛，即便他们仍然坚持认为，他们的辩护程序符合理性与科学原则。

　　每一门成功的职业，必须在一定程度上含有卡里斯玛成分，如果这仅仅是如施内特（Senett）与科布（Cobb）所言："所有的专业人士都是牧师，他们能解释那些能影响其他人又不为人所知的奥秘[70]。"专业人士的能力，必须被视为是一种信仰。然而，在床边的药物当中，人们不会把这种信仰诉诸能言善辩之能力，或是建立一座永远不会倒塌的桥梁的能力，而是会将其寄托于医治自己身体这方面，或是寄希望于一时内有效力的医治之手，总而言之，一种外来的神秘感，对此特别重要。如果没有人能建立起这种治疗方法的坚实科学基础，这一点就会显得更加重要。因此，正如保罗·斯塔尔（Paul Starr）对美国医学的评论："职业权威于19世纪后期至20世纪前期走向了制度化的发展道路，在此以前，医生可以通过对他们自身性格和对患者的深入了解，以赢得个人权威[71]。"在法国与英国，医学职业权威的制度化，出现时间要比美国早。但在这一过程以前，至少在19世纪上半叶，医生一直依赖于自己的机智与卡里斯玛式品质以获得权威。的的确确，另一位研究医学专业主义的历史学家指出："一直到19世纪中期……（医生）在更广泛的社会中要获得较高地位……如果他确实有的话，很少依赖于专业知识[72]。"

　　另一方面，作家群体一直注意到，根基于他们对人性或人心的深入了解，有助于他们获得某种卡里斯玛式或游吟诗人式的权威。在这一点上，巴尔扎克也并不例外。但在我们的认知中，巴尔扎克作品中的这种卡里斯玛式表现，却常常与其对立面，即一种关于科学写作的说法，被奇怪地并列在一起。有一次，他甚至援引了有关科学精确性与严密性（exactitude）的言论，以表现他再现现实的"精确性"，随后，他又强调了他的现实主义风格的非严格性，以及定性方面的本质特征："'严密性'一词，需要一种解释。因此，作者不会承担起一种责任去将事实一一述说，以充分展现出他的故事像是一副经过精心编号后的骨架[73]。"巴尔扎克在强调合法化（在此处，甚至指代解剖学化）的工作方式时，似乎与其作为生理学家的自我认同产生了矛盾。然而，对人类感性认知的吸引力，尽管有时可能与某些科学的刚性认知相反，但也不应被视为绝对反科学的事物。事实上，巴尔扎克希望他的读者，能够带着"严密性"去审视冗长的陈述，将其视为一种标志，以表现他的卡里斯玛式解读，以及他用来呈现人类心灵时，所应用的一种特别难以理解的科学。在读者的同一阅读行为中，两种意图会美妙地来回摇摆，正如下文所呈现的（这段文字来自于巴尔扎克用笔名所写的序言——这是一种用于提升卡里斯玛式魅力的巧妙方式，毫无自吹自擂的成分！）："最重要的几个决定，总是在一瞬间就浮现于眼前。（巴尔扎克）想要表达出他那快速构思出来的激情，这些激情，可以使得万事万物都屈从于当时的某种想法，但是他为什么要致力于以逻辑性的思维，解释这些激情必须要用感觉来理解？尽管社会生活，可能也像物质生活那样，具有明显不可改易之规律，但是，您无法依照勒让德（Legendre）三角学式的规律，在某处能寻得其躯体或心脏[74]。"这一争论转变了方向：首先，它支持理性、决定、从属关系与时空定位，但紧接着又为了感性而放弃理性，通过一个反问，放弃了对寻求解释的迫切需求；接下来，又再次重申了诸多社会过程中理性与合法性的基础（巴尔扎克在其他地方，都没资格做这种陈述）；最终，因为他描写的对象无定形又无规律可循，但他还是以此为基础，提出了迫切恳求。

将这些千差万别的主张归结到一起的一致性，不在于知识或意识形态方面。这些主张，都服务于让巴尔扎克成为职业权威的合法化进程。正如巴尔扎克曾经提及，"属肉体的"（le corps）与"属心灵的"（le coeur）会一并暗示，这种确定某人职业权威的合法化进程，在医学与现实主义文学领域都是相同的。在任一领域之中，专业人士所面对的对象，本来就有不确定性或不规则性，这也意味着，他们的工作，是既合法化的又不可形式化的，也是既理性化又不可被简化为一系列具体心智步骤的。

最后，我们可以解读巴尔扎克式现实主义的第三个主要特征，即它能通透性准确性地再现事实。只有人们认为关于再现的主张，源出于巴尔扎克为了追求职业合法化，所表现出的理性化与卡里斯玛式权威，以建立一系列意识形态主张时，它才能具备合理性。这种追求，类似于医生对同一种权威的追求，巴尔扎克似乎承认了这一点，于是他就用医学术语提出了关于再现的问题。

然而，维护卡里斯玛式权威的需求，不仅仅使专业人士以这种方式定义他们工作或知识的本质，而且使得他们将自己定义为工作或知识的主体——以这种方式，他们可被称为是早期专业主义的偶像。人们可能会期望，这类偶像，能够详述理性化吸引力 / 卡里斯玛式吸引力之间矛盾的逻辑，并且会给后者以更多贬斥。但事实上，人们很难会把这类理想化形象视为"专业人士"，因为他们充满了超验性，会使得他们对理性论证的必要性提出质疑。巴尔扎克笔下的贝纳西，是他本人的政治思想与社会思想的喉舌——就可以作为范例，呈现出一种几近反职业化的职业权威的特征。贝纳西在拥有科学前沿知识的巴黎医科大学接受过教育，然后就拿到了必要的证书。我们会看到，尽管受过这种训练，但贝纳西所做出的诊断，还是会受到当时任意一名临床医生的嘲笑。对于巴尔扎克而言，贝纳西被定义为一位理性知识胜于实际运用的人物，毕竟，巴尔扎克希望利用的，是医学院的合法权威[75]。事实上，构建起医学理性化根基的训练，与合格性证书，对于贝纳西 / 巴尔扎克而言，根本就不是必要的：贝纳西坚持认为，造就一位好医生（可能有人会说，造就一位好作家也是如此）的因素，是不可言说的，要当一名好医生，只能靠日积月累各种经验（值得注意的是，军队中对应于贝纳西的角色，即热奈斯塔，也用同样的方式去思考他的工作，从中我们可以确定，不应将职业化的意识形态仅仅限制于医学领域之内，尽管这一意识形态在医学领域内被阐述得最为明确）。从贝纳西所医治的多种病例就可以反映出，巴尔扎克多么看重于非理性化、卡里斯玛式移情作用的力量，而非理性化能力的作用。例如，贝纳西在医治有精神障碍的患者时，甚至承认："对她病情的思虑实在太重，让你也陷入了这些思虑的诅咒之中。"在福楼拜的时代，这种话若是从医生口中说出来，毋庸置疑，就会被认为是一种非职业化言论（福楼拜告诉我们，《包法利夫人》中的拉里维耶，能诊断你的灵魂，他眼睛都不眨一下，就能把灵魂分解得一清二楚）。然而，在小说与医学的职业化早期阶段，这种看似反职业化、卡里斯玛式的诊疗态度，会以一种自相矛盾的方式，强化了医学领域内的职业权威，以及文学领域内的职业权威[76]。

巴尔扎克在塑造职业化人士的图景时，着重强调了卡里斯玛式魅力的重要性，这一点也有助于理解专业主义意识形态的结构。它还有助于理解，巴尔扎克的《乡村医生》，如何通过塑造职业化权威所能达成的一种乌托邦式幻景，进一步促进了这种意识形态发展的过程。正如我们所见，贝纳西体现了这种权威，但巴尔扎克对这种力量的深度渴望，也以其他方式流露于文本之中，尤其是在刻画拿破仑这位革命后法国人印象中最具魅力的人物时，他多次近乎痴迷地提及了拿破仑的形象。在巴尔扎克全部作品之中，"拿破仑精神"的体现，在《乡村医生》中表现得最为突出[77]：热奈斯塔曾在皇帝麾下服役，龚德兰（Gondrin）是一名退伍军人，也是远征俄罗斯时期的英雄，一直保留着被拿破仑拥抱过的回忆，还希望某一天这位领导人能够重新归来；巴尔扎克告诉我们，拿破仑这个名字，已经从外界的法国社会，深深地植入到乌托邦山谷居民的心中。事实上，这本书最为核心的一章，就包含了一系列关于"人民的拿破仑"[78]的神话式故事。对于巴尔扎克的传记作家，安德烈·莫里斯（André Maurois）而言，这种对拿破仑事迹的补充，仅仅是一段插话，"与本书主题毫无关系"[79]。但对于贝纳西而言，由于人们多次将其与拿破仑相提并论并使得其声名见长，建基于卡里斯玛式权威之上的乌托邦构想，也得到了极大的加强。

乌托邦式现实主义：《乡村医生》

巴尔扎克将贝纳西刻画为一位带有卡里斯玛式力量的人物形象，并且，他还创建了一个由职业化精英的仁慈法度所主导的健康社会，在这个过程中，巴尔扎克还营造出了一个有力的幻想，在这个幻想中，有抱负的专业人士（当然包括巴尔扎克本人）对权威的诉求可以得到满足。然而，仔细观察就会发现，这种幻想，就像大多数渴望实现的愿望一样，本身就是模糊的。对于这种幻想而言，模糊性集中体现于专业人士本身的身份和起源之中。一名专业人士作为一位卡里斯玛式领导者，会被认为是一个独立的人，既不同于普通人，也优于普通人。但是，谁会是这种专业人士呢？此人又如何定义自己呢？如果他的愿望与动机，使其有别于他人，那么，这些愿望与动机，又是什么？它们又将如何穿插于此人的各种经历之中，将其塑造为一位专业人士？此人怎样成为了一名全能型人才？此人过去经历如何，又出自何处？简而言之，这位专业人士，应当怎样被人所理解，又怎样去理解自己在一夜之间，就成了一名带有权威的传奇式偶像，又与他人差别不大？

这类问题，对于职业性幻想而言，应当被弃之一旁。到目前为止，作为一位满有卡里斯玛式魅力的理想人物，贝纳西的个性与人性，被遮蔽了起来，将其遮蔽起来的事物，被巴特用恰如其分的术语"守护神"（numen）来形容。某种意义上讲，这个术语类似于本雅明（Benjamin）所言的"气质"（aura）。巴特解释说，"守护神"通常以一种特定的姿态出现，即便它能现身于世、对人指指点点或有实际行为，但它"没有任何人性；它不是一个工匠（homo faber）的手势，它完全是一种出于习惯性的动作，会在主人身上寻找自己的果效；它是一种能在最不稳定的时候仍然保持不动的姿态；它是权力的一种概念，而不是权力的密度，因此，它是永恒的。微微上扬的手，或轻轻停住的手，这一暂停动作，就让人产生了对陌生力量的幻想"[80]。巴特在这里想到的，是第一帝国时期的许多传记画中拿破仑的那种手势，它创造了命令，而不仅仅是执行命令。但同一时期医生的画像（在许多情况下，这些画像都出于同一幅圣贤画）中的人物形象，也都酷似拿破仑的姿势[81]，而且正如我在前面所指出，贝纳西本人与拿破仑密切相关。事实上，贝纳西的行为揭示了与巴特眼中拿破仑的普世价值相同之超越性力量的特质。贝纳西的行为，不像一个工匠；他体现出了权力的概念，而不是对复杂、合理化的医疗技术的掌握；他没有通过任何大规模或公开的干预，（重新）创造了他所治理的村庄。

什么属于自我的结构与意愿，会被巴尔扎克所采用，进而激发出了这种活动？当然不是利己主义与人的本能，这些自我所含的元素，仅仅定义了巴尔扎克式的文学类型。对于普世的自我而言，任何元素，都必须不以自我满足为导向，而应以一个理想的目标为导向。有一种由宗教话语所遗赠的术语，可以恰如其分地形容这种自我概念：人们说这样的人，身上有一种"使命"（calling）或"天职"（vocation）的属性。

如韦伯的研究所示，因为马丁·路德重新定义了宗教性的概念"天职"，在形成新教徒工作伦理的过程中，它起到了关键性作用，进而有助于资本主义的兴起[82]。然而，一旦这种新的经济模式得以巩固，新教对职业性自我的支持——重点在于韦伯所言的"世俗的禁欲主义"，工作的救赎必要性，很快就让位于一种不甚严格的伦理道德了，这就会说明，为什么马丁·路德所阐述的自我的天职这一模式，在18—19世纪初叶，没有被大多数小说家所应用。

在19世纪上半叶，伴随着专业主义的兴起，一种对想象式自我的需求日渐强烈，这种想象式的自我，可能会存在于残酷的竞争性资本主义世界中，但又不属于这种世界。此外，一种较为陈旧的观念，即认为职业作为一种精神，一种自我模式的观念，重新出现了。这种观念也作为一种意识形态的压力，构成了这种需求的背景。一旦某些职业能够在1860年左右建立起来，其职业性自我，就会不仅仅被想象出来，人们还会在想象时，充分感受到（尽管是回顾性的）这些自我，在一个不完全职业化的、有时敌对职业化的世界中所面临的困难、诱惑和障碍。艾伦·明茨（Alan Mintz）将这种想象称之为"职业小说"，它的出现，代表了这种现在可以被归入现实化想象中的自我[83]。

　　当然，巴尔扎克的《乡村医生》，有关于一位具有"使命"的医生，这本书，也类似于明茨眼中第一部真正关于职业的小说，即艾略特的《米德尔马契》。因此，贝纳西可被视为一种职业化主人公的基本骨架或草稿，也可被视为是利德盖特（Lydgate）的原型［也是德隆达（Deronda）、裘德（Jude）、斯蒂芬·迪达勒斯（Stephen Dedalus）等的原型］，但是巴尔扎克在创作时，职业化阶层尚未形成市场定位，他没有必要以现实的方式，去想象一种职业化自我的事业；这种职业路线，在当时的文化中还没有被规范化，因此，很难在现实主义情节的逐步展开中被确定，构成一套可能出现的故事情节[84]。例如，在《人间喜剧》所刻画的诸多专业人士当中，作为医生的毕安训，作为作家的达特兹（D'Arthez），或作为外科医生的德普兰，没有一位能承担起从旁辅助的叙述者角色。他们的职业对巴尔扎克而言，并不能构成一些具有现实性的故事。另一方面，在塑造贝纳西的时候，巴尔扎克——此时他刚刚踏上自己作为严肃作家的艰难生涯——似乎决心讲述一位坚定的专业人士的故事，并让这个专业人士的事业成为一个值得娓娓道来的故事，尽管这可能会带来形式上的困难，而《乡村医生》最终向这些困难屈服了；当一切都结束时，它代表了一个幻想，一个乌托邦，而不是一部现实主义小说。但这个乌托邦采取了一种特殊的形式，这种形式带着巴尔扎克的强烈愿望，即，将职业的存在想象成一种已被实现的存在，他在努力追求一种小说中还不能现实化叙述的现实。巴尔扎克为表现专业化职业的问题，找到了一种形式上的解决方案，即重新唤起一种不同的、更古老的叙事结构，职业性自我也第一次找到了一种文学表达结构：皈依叙述。

皈依叙述中，最令人感到吃惊的特征，是自我在进行暗示时所呈现出来的一种僵硬的结构，小说可被认为是一系列逐渐改变和个性化自我的开始，而皈依叙述则与之不同，它涉及自我的一次彻底中断，在开始皈依的那一刻，上帝召唤这位故事中的主人公，去完成他的天职。在这一刻以前，旧的自我，类似于小说家的自我，被本能与自利所控制，而非一些引人注目的使命；这就可以解释，为什么奥古斯丁的《忏悔录》经常被解读为一部原始小说著作[85]。然而，在皈依以后，旧的利己主义自我，就会在接受天职时放弃它的愿望。这一刻，就构建起了职业性自我那种独特而具有宣教式色彩的根源，这也是生命中一次独特的危机。一旦职业性自我得以产生，它的承载者，就会过上一种脆弱而阴暗的生活。皈依后的经历，不能威胁或改变一个人自我的任何本质，完全抛弃自我，以对皈依后案例叙述进行解释，这样的例子并不鲜见，就如奥古斯丁在《忏悔录》最后 6 册中所做的那样。

如果说，皈依叙述与职业小说之间的主要区别，在于前者以宗教性皈依的"前"与"后"为支点，后者则始于一种对于专业性职业的假设，巴尔扎克的《乡村医生》，就立足于两者之间的缺失环节。巴尔扎克叙述的开端，既非描述皈依，也非描述对皈依的呼求，反而所有的迹象，都在预示着一种典型巴尔扎克式现实主义小说的情节：开篇于全景式审视，并坚持隐藏数位核心人物灵魂中的谜团或秘密，还刻画了主人公在其周边活动之一瞥。当巴尔扎克在陈述这些叙述性、阐述性、人物逻辑性的开篇活动时，他好像要惴惴不安地说服读者，贝纳西是一位生活在现实中的人物，他的世界与巴尔扎克和法国读者所见到的世界相比，要好一点，但没有本质上的不同。如果我们从一个不同的领域去观察，就会发现，巴尔扎克无非希望让我们认识到："这是一个美丽的国家，这就是法兰西[86]！"但是，一旦这种意图被彰显出来，这个"美丽的法兰西"就会像巴尔扎克式现实主义小说中其他的开场景观一样，不同于《高老头》开篇中的巴黎。詹姆森告诉我们，巴尔扎克的现实主义景观，经常借用一些乌托邦式价值观，这些价值观"需要求得读者的同意，并确认或认可叙述对象是可取的，然后叙述进程才能正式开始"[87]。然而，在《乡村医生》的世界当中，没有一条关于现实的叙述进程依此路径进行。这部小说反而呈现出了一系列小插曲，例证性地呈现出了贝纳西这位医生的医德。而现实主义叙述中的贝纳西本身，会从建构于乌托邦维度中的愿望得到启示，他虽作为小说主人公，但却似乎连最低的必需本能欲望力量都不够充足。贝纳西是一名独身主义者，对食物不感兴趣，超越于个人野心之外，完全沉浸于自己的事工之中。

巴尔扎克在本书后三分之一的内容中，特别是在"乡村医生的自白"（*Confession of the Country Doctor*）这个较长篇章中，对文学形式进行了调整，将贝纳西从平淡无趣中救拔出来，使得这部小说成为了一部真正的小说，而不是白日梦。毕竟，在此前200多页当中，读者会觉得，《乡村医生》像是一部伪装成现实主义小说的乌托邦小说。但最终，读者会发现，它其实从头到尾都一直在采用一种可被称为"颠倒式忏悔叙事"的叙述模式。这位自我克制的专业人士毕竟有一段历史，一段将他乌托邦式的自我与巴尔扎克式现实联系在一起的历史。作为一名皈依者，他可能将他的自我，与他自己带有罪恶的过去，联系起来了。

典型的巴尔扎克式主人公，会被利己主义野心或本能所驱使，通过一系列经历，即一种更为古老的事业，迅速推动他走向死亡或成功，走向吕西安·德·吕邦泼雷（Lucien de Rubempré）、拉斐尔·德·瓦伦丁（Raphael de Valentin）或拉斯蒂涅（Rastignac）的命运。像这些人物一样，贝纳西也遵循了一条典型的轨迹：一位年轻而又雄心勃勃的外省人士，在巴黎的各色诱惑之中放浪形骸，逐渐"被卷入首都的糜烂生活"，成为了自己最坏冲动的受害者，最终抛弃了为他生孩子的可爱女人。但贝纳西的生活，与巴尔扎克笔下的其他主人公相比，发生了不同的变化。虽然他一开始就有自我的冲动，并有巴尔扎克笔下年轻人所具有的典型的"巨大的智力资本"，但一系列的责罚——包括他妻子和儿子的死亡，以及他的未婚妻发现贝纳西虐待第一任妻子，从而解除了第二次婚约，促使他放弃利己主义思想，将个人野心转化为对善的野心。正是这第二种野心，这种职业欲望，使得贝纳西有别于巴尔扎克笔下的其他人物，成为了一种新式的主人公——有使命感的专业人士。

因此，"忏悔"为巴尔扎克提供了一个正式的框架，在这个框架内，一个职业化的自我，至少可以被想象为与否定现实有关。但正如出版商将"忏悔"作为一个独立的故事而重印的趋势所表明的那样，忏悔和乌托邦之间的融合是不完整的。人们留下的印象是，贝纳西只是现实地生活在他过去的生活中——事实上，在他忏悔过后，他就死了。那么，归根结底，《乡村医生》作为一部关于使命的小说是失败的。但这一失败，是有启发性和吸引力的，因为它表明，巴尔扎克的文学可能性，是如何被他那个时代不成熟的社会条件和意识形态因素所决定的。贝纳西的过去和他作为一名专业人士角色之间的联系非常脆弱，这恰恰对应了在精神科医生和作家都在努力实现职业自主性，和这种自主性所带来的身份感的时期，职业化自我形象的脆弱。《乡村医生》，仍然是推动了这场斗争的梦想和意识形态的一种最纯粹的表达，巴尔扎克在这场斗争中，站在最前线。

至少，现在我们可以明白，为什么巴尔扎克在《人间喜剧》这一系列小说之中，如此看重《乡村医生》了，尽管这部小说以现实主义为外围，以一种奇怪的乌托邦式思想为内核。关键在于，深厚植根于巴尔扎克乌托邦之中的专业主义意识形态，相对于他的现实主义小说，存在着至关重要的精神病学范式之间的历史性关联。要认识到这种关联，就需要把巴尔扎克式现实主义，分析为一套系统性的知识生产程序，类似于科学范式。事实上，我们已经发现，巴尔扎克的文学程序摹仿了早期的法国精神病学范式。但是，范式和意识形态、话语和策略、知识和权力都是协同工作的。将巴尔扎克式现实主义定义为一个范式，必然会引出两个问题，即它获得了哪些来自于权力的梦想的滋养，又有哪些历史上的紧急情况可能推动了这些梦想。我所描述的巴尔扎克式现实主义的结合点，是早期的专业主义，不同于卢卡奇或詹姆森等马克思主义者所强调的结合点。但我认为，这一点允许人们更准确地评估技术的多样性，以及这种作为现实主义文学动态推动力的先驱者。

本章注释

[1] 见于 1852 年 12 月 27 日 Gustave Flaubert 致 Louise Colet 通信，书信内容摘引自《居斯塔夫·福楼拜书信集》(*The Letters of Gustave Flaubert*)，第 177～178 页。

[2] 译者注：Flaubert 所塑造的乡村医生，即《包法利夫人》中的 Charles Bovary。

[3] 本书中所有引用法语原文的页面均引用了 Garnier Freres 这一版本（Paris，1976）。关于《乡村医生》的英文材料的引述，则来自 Ellen Marriage 所译《乡村医生》(*The Country Doctor*, Philadelphia: Gebbie Publishers，1899)。

[4] 关于一种语句与一种陈述之间的区别，可参见 Foucault 的《知识考古学》(*The Archaeology of Knowledge*)，第 106～109 页。

[5] 关于亲读者式、古典主义文本与亲作者式、现代主义文本之间的对立，可参见 Roland Barthes（S/Z, New York: Hill and Wang，1974），Richard Miller 译，第 3～16 页；Stephen Heath 的《新小说》(*The Nouveau Roman*, Philadelphia: Temple University Press, 1972)，第 15～25 页。Lukács Georg 在多部著述中提出批判现实主义与仅具有描述性的现实主义之间的区别，其中最易懂的一部，即是《当代现实主义的意义》(*The Meaning of Contemporary Realism*, London: Merlin Press，1979)，John Mander 和 Necke Mander 译。

[6] 关于"类型"成为一种专属于现实主义的文学现象，可参见 Lukács 的《历史小说》(*The Historical Novel*)；René Wellek 的《文学学术中的现实主义》(*Realism in Literary Scholarship*)，见于《评论的理念》(*Concepts of Criticism*, New Haven, Conn.: Yale University Press, 1963)。Wellek 把文学 - 历史之间的关系一直追溯到了泰纳（Taine），可参见《伊波利特·泰纳的文学理论与评论》(*Hyppolite Taine's Literary Theory and Criticism*)，见于《评论》(*Criticism*, 1959)，第 1 期，第 1～18 页，第 123～138 页。关于巴尔扎克所利用条目的医学与文化资料来源，可参见 Robert Nisbet 的《赫德、歌德与自然的"类型"》(*Herder, Goethe, and the Natural "Type"*)，见于《英国歌德学会学报》(1967)，第 37 期，第 83～119 页；Heinrich Hömel 的《歌德科学研究中的形式与原初现象》

（*Type and Proto-Phenomenon in Goethe's Science, PMLA* 71, no.4），1956 年 7 月，第 651～658 页；Peter Demetz 的《巴尔扎克与动物学家》（*Balzac and the Zoologists*），见于《评论的准则》（*The Disciplines of Criticism*, New Haven, Conn.: Yale University Press, 1968），Demetz 编辑，第 397～418 页。

[7] Demetz 的《巴尔扎克与动物学家》（*Balzac and the Zoologists*），第 58 页。

[8] 可参见 Lukács 的《历史小说》（*The Historical Novel*），第 126～127 页。

[9] 这段话的法文原文为："le signe représentatif d'une création, d'une idée." 可参见 Demetz 的《巴尔扎克与动物学家》（*Balzac and the Zoologists*），第 75 页。

[10] Auerbach 的《摹仿》（*Mimesis*），第 471 页。

[11] Charles-Augustin Sainte-Beuve 的《论文选集》（*Selected Essays*, Garden City, N.J.: Doubleday, 1963），Francis Steegmuller 和 Norbert Guterman 译，第 255 页。

[12] 关于面相学与颅相学的历史，可参见 Gräeme Tytler 的《欧洲小说中的面相学》（*Physiognomy in the European Novel*, Princeton, N.J.: PrincetonUniversity Press，1982）；Roger Cooter 的《颅相学与英国的精神病学家（1825—1845）》（*Phrenology and the British Alienists, ca.*1825—1845）；William Bynum 的《英国精神病学治疗的基本原理》，1780—1835》（*Rationales for Therapy in British Psychiatry*, 1780—1835），见于《精神病院》（*Madhouses*），Scull 编辑，第 35～105 页；Owsei Temkin 的《加尔与颅相学运动》（*Gall and the Phrenological Movement*），见于《医学史简报》（*Bulletin of the History of Medicine* 21, no.3, 1947），第 275～321 页；Jason Hall 的《加尔的颅相学：一种浪漫主义心理学》（*Gall's Phrenology: A Romantic Psychology*），见于《浪漫主义研究》（*Studies in Romanticism*, 16, no.3, 1977），第 305～317 页；Roger Cooter 的《流行科学的文化含义：颅相学与 19 世纪英国的专利批准机构》（*The Cultural Meaning of Popular Science*: *Phrenology and the Organisation of Consent in Nineteenth-Century Britain*, Cambridge: Cambridge University Press, 1984）。有一种刻板概念，认为女性天生低于男性一等，这个概念在产生的过程中也采用了颅相学分析方式，有关于这种方式的分析，可参见 Cynthia Russett 的《性科学》（*Sexual Science*, Cambridge, Mass.: Harvard University Press, 1989）。

[13] 此处引用系拉瓦特的原文，引用自 Tytler 的《面相学》（*Physiognomy*），第 71 页。

[14] Temkin 的《加尔》（*Gall*），第 279 页。

[15] 关于颅相学运动的职业化风险，可参见 Cooter 的《流行科学的文化含义》（*Cultural Meaning of Popular Science*）。关于颅相学与面相学之间的常见混淆之处，可参见 Tytler 的《面相学》（*Physiognomy*），第 88～90 页。

[16] 译者注：《风俗研究》（*Etudes de moeurs*）是 "人间喜剧" 系列中的一类，另外两类为《哲理研究》（*Etudes de philosophiques*）与《分析研究》（*Etudes de analytiques*），这种分类方式为 Balzac 本人所拟定。

[17] 这段话的法文原文为："... a fait marcher les maximes de Larochefoucault, qu'il a donné la vie aux observations de Lavater en les appliquant." 可参见 Félix Davin 的《风俗研究》（*Etudes de Moeur*s），见于 Balzac 的《巴尔扎克全集》（*Oeuvres Complètes*, Paris: Bibliophiles de l'Originales, 1968），第 19 卷，第 613 页。本书中对《巴尔扎克全集》中内容的引用，均来自于这一版本，若有特例，会另外标出。

[18] 这段话的法文原文为："... la vie habituelle fait l'âme，et l'âme fait la physiognomie."

[19] 译者注：Père Goriot 直译即"高里奥爸爸"之意，此人即《高老头》（Le Père Goriot）中的主人公，面粉商人高里奥（Goriot）。

[20] 可参见 Fernand Baldensperger 的《法语文学中的拉瓦特理论》（Les théories de Lavater dans la littérature française），见于《文学史研究》（Etudes d'histoire littéraire, Paris: La Hachette, 1910），第 75 页。

[21] 在本书之中，我无暇讨论催眠术，但它与 19 世纪处于初级阶段的现实主义文学确实密切相关，这一点不容否认。关于催眠术对与 Balzac 同时期的英国同行狄更斯所起的作用，可以说是提供了一种"强调意志、能量与心灵，作为对于人类生活状况探索的强化隐喻"（第 234 页），可参见 Fred Kaplan 的《狄更斯与催眠术》（Dickens and Mesmerism, Princeton, N.J.: Princeton University Press, 1975）。

[22] 关于临床医学与边缘性医学之间在认识论和政治方面的争论，可参见 Paul Starr 的《美国医学的社会转型》（The Social Transformation of American Medicine, New York: Basic Books, 1982），第 47～59 页。在英国的情况，可参见 Ian Inkster 的《边缘人》（Marginal Men）；John Woodward 和 David N.Richards 编辑；《19 世纪应该的医疗保健与流行医学》（Health Care and Popular Medicine in Nineteenth-Century England, New York: Holmes and Meier, 1977），第 128～163 页。关于这类争论在法国的情况，可参见 Ramsey 的《医疗权力与大众医学》（Medical Power and Popular Medicine），第 560～577 页。

[23] 译者注：居维叶（Cuvier），即乔治·居维叶（Georges Cuvier, 1769—1832），18—19 世纪法国著名的古生物学者。提出了"灾变论"，是解剖学和古生物学的创始人。

[24] 关于 Cuvier 与 Geoffroy St.Hilaire 之间论战的最详细讨论（包含 Balzac 在其中的作用），可参见 Toby Appel 的《居维叶 - 杰弗里论辩》（The Cuvier-Geoffroy Debate, New York: Oxford University Press, 1987）。如果想要从哲学角度观察，可参见 Cassirer 的《知识当中的问题》（Cassirer in The Problem of Knowledge），第 126～136 页；François Jacob 的《生命的逻辑》（The Logic of Life, New York: Vintage, 1976），Michael Spillman 译，第 100～111 页；Georges Canguilhem 的《对生命的认识》（La connaissance de la vie, Paris: Vrin, 1965），第 174～184 页。

[25] 这段话的法文原文为："Depuis ce jour, la béauté de mademoiselle Grandet prît un nouveau caractère.Les graves pensées d'amour par lesquelles son âme était lentement envahie, la dignité de la femme aimée, donnèrent à ses traits cette éspèce d'éclat que les peintres figuraient par l'auréole. Avant la venue de son cousin.Eugènie pouvait être comparée à la Viérge avant la conception; quand il fût parti, elle ressemblait à la Viérge mère: elle avait conçu l'amour." 见于 Balzac 的《欧也妮·葛朗台》（Eugènie Grandet, Oxford: Oxford University Press, 1967），第 169～170 页。译者按：这段原文出自于《欧也妮·葛朗台》第 5 章。译者所选的中文译文为《欧也妮·葛朗台》（傅雷译，最新语文新课标必读丛书，杭州：浙江文艺出版社，2006），后同。

[26] 这段话的法文原文为："Jamais madame Bovary ne fût aussi belle qu'à cette époque; elle avait cette indéfinissable béauté qui résulte de lajoie, del'enthousiasme, du succès, et qui n'est que l'harmonie du tempérament avec les circonstances."《包法利夫人》（Madame Bovary），第 122 页。译者按：这段话出自《包法利夫人》第 2 部第 12 章。

[27] 实际上，Flaubert 反对面相学，但他反对的方式在 Tytler 的著作中被遗漏了，因为 Tytler 坚信 Flaubert 的作品中存在有关于面相学的内容。对于 Flaubert 而言，Tytler 所谓的抒情化，即在爱的影响下，可能产生的面相学变化，实际上仅仅是一种错觉。Tytler 误解的最明显之处在于，他将下面这段文字视为 Flaubert 采用面相学思想进行创作的证据，即：“她的眼睛从来没有这么大，这么黑，这么深。一种神妙的东西渗透了她的全身，使她改头换面了。”（《包法利夫人》，第 194 页，法文原文为：“Jamais elle n'avait eu les yeux si grands, si noirs, ni d'une telle profondeur.Quelque chose de subtil épandu sur sa personne la transfigurait.”）然而，这种变形并不是 Flaubert 所记录的客观事实，而是 Emma 自我感知到的主观事实。她在镜子中观察自己，还有早期文稿中的记录，阐明了 Emma 面相中所展现的自恋背景：“然而，她在镜子里发现了自己，当她认出自己的脸时，她几乎感到惊讶。她怎能不表达她灵魂中的任何情感呢？她怎么能让自己看起来与镜中人一样？于是，她走近一点，想看看自己，突然发现自己非常漂亮。她从来没有这么大的眼睛……”（《包法利夫人》，第 195 页，法文原文为：“Cependant elle s'aperçut dans la glace et elle eût presque de la stupéfaction en reconnaissant son visage.Comment n'exprimait-il rien de ce qui emplissait son âme?Comment faisait-il qu'elle pût paraître la même?Alors, elle avança de plus près pour se considérer, et elle se trouva tout à coup extraordinairement belle.Elle n'avait jamais eu les yeux si grands...”）Flaubert 在最终版本中，压缩了相关描述，这并不意味着，他后来认为 Emma 的转变，是面相学式的，他只是期待，他的理想读者，即我在前一章所提及的医生，能够放弃面相学观点。Tytler 的失败在于（尽管其作品中有许多优点），他未能阐明 Flaubert 语境中的言辞状态（situation），背叛了其著作中试图解决新历史主义中的方法论缺陷的意愿。

[28] Robert Castel 的《精神病学》(L'Ordrepsychiatrique, Paris: Editionsde Minuit, 1976)。对于 Castel 的著作，还有一条非常有用的概览，见于 Peter Miller 的《精神病学的领域》(The Territory of Psychiatry)，见于《意识形态与意识》(Ideology and Consciousness, 8, Spring, 1981)，第 63～106 页。

[29] 关于环境决定论在医学中的概念化过程，可参见 Leo Spitzer 的《环境与周围环境：历史语义学论文》(Milieu and Ambiance: An Essay in Historical Semantics)，见于《哲学与现象学研究》(Philosophy and Phenomenological Research, 3, 1942)，第 1～42 页，第 169～218 页；再版可参见 Spitzer 的《历史语义学论文集》(Essays in Historical Semantics, New York: S.F.Vanni, 1948)，第 179～316 页。

[30] Philippe Esquirol 的《关于隔离精神病患者的法医学问题》(Question médico-légalesur l'isolementdesaliénés)，1832 年 10 月 1 日提交给研究所的论文 (Paris: Crochard，1832)，第 31 页。

[31] 在 19 世纪医学中，有关于休克的精彩病理学描述，可参见 Wolfgang Schivelbusch 的《铁路之旅》(The Railway Journey，New York：Urizen，1979)，Anselm Hollo 译。

[32] 这段话的法文原文为：“a été pendant ce temps la victime de tous les caprices des gens riches, lesquels, pour la plupart, n'ont rien de constant ni de suivi dans leur générosité, bienfaisants par accès ou par boutades, tantôt amis, tantôt maîtres... . Tour à tour demoiselle de compagnie et femme dechambre, on fît d'elle un être incomplète.”

[33] 因为有一些精神科医生提出了这样的观点："政治动荡，为人们的疯狂，造成了真实而有力的原因。"可参见 Lucien Belhomme 的《政治事件和政治动荡对精神错乱发展的影响》(*Influence des évènements et des commotions politique sur le développement de la folie*, Paris: Germer Bailliére, 1849)，第 23 页。我在此处所指出的意识形态坐标，在 Brierre de Boismont 的著作中，起到了最为有力的作用。在 Benjamin Rush 的著作中，还产生了一种有趣的美国式变形。Bichat、Alibert 和一大批经历过法国大革命的临床医生，也研究过政治动荡对人体健康的影响。但据我目前所知，对于革命的病理学化研究，还没有详尽的历史分析。可参见 Jan Goldstein 的《控制与分类》(*Console and Classify*, Cambridge: Cambridge University Press, 1987)。

[34] 这段话的法文原文为："incessament dissoute, incessament recomposée,······ sans liens, sans principes, san shomogénéité."《巴尔扎克全集》(*Oeuvres Complètes*, Paris: LePrat, 1963)，第 11 卷，第 230 页。

[35] 这段话的法文原文为："les lois de la conscience sociale, quine ressemble en rien à laconscience naturelle."

[36] Peter Brooks 承认了巴尔扎克的两面性，他认为的《人间喜剧》(*Comédie*)之中，"从前的等级制度约束着社会生活的自然无政府状态，就像 Balzac 系统性不足的叙述中，包含并组织了他笔下不连贯而丰富，但又很形式化的内容一样"，可参见《戏剧化的想象》(*The Melodramatic Imagination*, New Haven, Conn.: Yale University Press, 1976)，第 56 页。不幸的是，Brook 的形式主义，使他无法详细探讨，他所认识到的不连贯性和系统性之间对立的实际历史背景。实际上，巴尔扎克小说中的原则，既不是来自从前的等级制度，也不是来自戏剧性的系统化，而是来自对无序状态的准科学观点。

[37] 对于一个座右铭是"一切都是历史化！"的评论家而言，这是一个奇怪的非历史性时刻。Fredric Jameson 在 Balzac 的作品中，感觉到了他所说的"欲望"的性质，但接下来，他又立即否定了亲和力有利于纯粹文学表达的社会历史决定作用："人类的存在，有时是由欲望驱动的，也就是说，由一个始终在其主观意愿发挥作用之前，提出一个特定对象的明确愿望驱动的。两者之间，恰当的交叉点，不在于心理学或精神分析学，而是 Flaubert 小说中欲望的那种隐约不得满足的特征；或者是超现实主义者对欲望所投入的形而上的价值。"(*PMLA 86*, no.2，1971 年 3 月，第 244 页)。Flaubert 关于欲望的形式惯例，与 Balzac 的完全不同。解释这种差异，需要分析两位小说家所依赖的话语交叉。

[38] 这段话的法文原文为："L'état de société fait de nos besoins, de nos nécessités, de nos goûts, autant deplaies, autant de maladies, par les excès auxquels nous nous portons, poussés par le développement que leur imprime la pensée: il n'yarien en nous par où elle ne se trahisse.De la ce titre [Pathologie de la vie sociale] pris à la science médicale.Là où il n'y a pas maladie physique, il y amaladie morale."见于《巴尔扎克全集》(*Oeuvres Complètes*, Paris: Bibliophiles de l'Originales, 1976)，第 19 卷，第 546 页。

[39] 有关于对"躁狂症"认识冲突的详细描述，可参见 Goldstein 的《控制》(*Console*)，第 152～196 页。像面相学与颅相学一样，躁狂症也在 19 世纪 50 年代遭到了质疑，可参见 J.-P.Falret 的《躁狂症并不存在》(*De la non-existence de la monomanie*, Paris：Rignoux，1854)。

[40] 如 Owsei Temkin 所指出，巴尔扎克对于不同类型激情更为中肯的态度，可以溯源至同时代医学家的生理学假设方面（而非诊疗学方面），如 Magendie，此人先研究解剖学，后转而研究生理学，是一位活力论的激烈反对者。此人声称，"伟大的诗人、英雄人物，以及臭名昭著的罪犯和征服者，都是满有激情的人"。可参见《双面神》（*The Double Face of Janus*, Baltimore, Md.: Johns Hopkins University Press, 1977），第 341 页。译者按：Magendie 即弗朗索瓦·马让迪（Francois Magendie, 1783—1855）。

[41] Esquirol 的《法医问题》（*Question médico-légale*），第 31 页。

[42] 可参见 Goldstein 的《控制》（*Console*），第 277～321 页，记录了关于法国精神病院产生过程的背景。关于这一过程在美国的产生背景，最重要的研究是 David Rothman 的《发现精神病院》（*The Discovery of the Asylum*, Boston: Little, Brown, 1971）。

[43] 这段话的法文原文为："un village au delà duquel il n'y aurait plus eu de terre, qui semblait n'aboutir et ne tenir à rien; ses habitants paraissaient former une même famille en dehors du mouvement social, et ne s'yrattacher que par le collecteur d'impôts ou par d'imperceptibles ramifications."（第 15 页）。

[44] 关于道德治疗（traitement moral），可参见 Robert Castel 的《道德治疗：19 世纪的心理治疗与社会控制》（*Le Traitement moral：Thérapeutique Mentale etContrôle Socialau XIX ème siècle*），见于《专题》（*Topique*，1970），第 2 期，第 109～129 页；Andrew Scull 的《重观道德治疗：对英国精神病学史上一个事件的社会学评论》（*Moral Treatment Reconsidered: Some Sociological Comments on an Episode in the History of British Psychiatry*），见于 Scull 的《疯人院》（*Madhouses*），第 105～120 页。

[45] 可参见 Goldstein 的《控制》（*Console*），第 35 页，见于 S.Pinel 的《论精神病人的健康系统》（*Traité du régime sanitaire des aliénés*），第 41 页。

[46] 关于父权制与家长主义的区别，可参见 Richard Sennett 的《权威》（*Authority*, New York: Knopf, 1980），第 52～54 页。

[47] 可参见《性史》（*The History of Sexuality*, New York: Pantheon, 1978），Robert Hurley 译，第 1 卷，第 81～91 页。

[48] Louis Marin 认为，乌托邦话语总是以这种方式进行，从给定的参照群体中选择某些品质，并将其对立面投射到乌托邦上。可参见 Louis Marin 的《乌托邦：空间游戏》（*Utopiques: jeux d'éspaces*, Paris: Minuit, 1973）。Eugene W.Holland 讨论了《乡村医生》（*Le Médecin de campagne*），见于《现代都市报》（*MMLA*, 17, no.1），1984 年春，第 54～69 页。将其作为乌托邦和浪漫主义流派的混合体，但他认为解读巴尔扎克的乌托邦时，应该被政治术语"选举权"所限定，以便将巴尔扎克视为一个潜在的政府候选人。《乡村医生》很明显描述了一项政治项目，但真正的问题在于，公开化的政治是否与巴尔扎克式现实主义中固有的话题相关。

[49] Tanner 的《小说中的通奸》（*Adultery in the Novel*），第 15 页。

[50] 关于资产阶级在高度资本主义时代使用物质主义的精辟论述，可参见 Sennett 的《权威》（*Authority*），第 50～83 页。

[51] 关于家长主义在专业主义意识形态中的作用，可参见 Larson 的《专业主义的兴起》（*The Rise of Professionalism*），第 220～223 页，关于家长主义在 19 世纪意

识形态中的有力表现，以及在小说中所遭到的挑战，可参见 Edward Said 的《开端》(*Beginning*, Baltimore, Md.: Johns Hopkins University Press，1975)，第 3 章。

[52] Goldstein 的《控制》(*Console*)，第 224 页。

[53] Larson 的《专业主义的兴起》(*The Rise of Professionalism*)，第 49 页。接下来，我的分析，与 Pierre Bourdieu 所完成的他所谓的"文学领域"研究有一定相似之处。可参见《知识领域与创意项目》(*Intellectual Field and Creative Project*)，Sian France 译，见于《社会科学信息》(*Social Science Information* 8, no.2, April1969)，第 89～119 页。然而 Bourdieu 认为，这个领域理所当然存在，在当时，巴尔扎克和早期精神科医生的事业的共同引人注意之处，就是它们构成品质以及初现时的品质，对于这两点，Larson 的分析显得更为流畅。

[54] 的的确确，Eliot Freidson 进一步定义了职业本身，他称其为"组织化的自由"，可参见 Freidson 的《职业化的优势》(*ProfessionalDominance*, New York: AthertonPress, 1970)，第 133～135 页；Ernest Greenwood 的《职业的属性》(*Attributes of a Profession*)，见于《社会工作》(*Social Work* 2, no.3，1957)，第 45～55 页；Carlo Cipolla 的《长远视角下的各种职业》(*The Professions*: *The Long View*)，见于《欧洲经济史期刊》(*Journal of European Economic History*, 2, no.1, 1973)，第 37～52 页。

[55] 关于巴尔扎克作为早期争取合法版权的行为，可参见 Louis de Royaumon 的《巴尔扎克和人文学会》(*Balzac et la Société des gens delettres*, Paris: Dorbon-aîné, 1913)。关于巴尔扎克作为文学职业化方面的开创性人这一话题，还有精彩而简短的讨论，可参见 Régis Debray 的《法国知识分子的力量》(*Lepouvoir intellectuel en France*, Paris: Editions Ramsay, 1979)，序言；可参见 Christopher Prendergast 的《巴尔扎克：小说和情节剧》(*Balzac: Fiction and Melodrama*, London: E.Arnold, 1978)。有关文学专业的概述，可参见 Raymond Williams 的一篇标题无攻击性的文章，《英语散文笔记，1780—2950》(*Notes on English Prose*, 1780—1950)，见于《社会写作》(*Writing in Society*, London：Verso，n.d)，第 67～121 页，Williams 还有更长篇的相关讨论，可参见《长久的革命》(*The Long Revolution*, New York: Columbia University Press, 1961)，第 156～213 页。

[56] 相关案例，可参见 Jeffrey Berlant 的《职业与专利》(*Profession and Monopoly*, Berkeley: University of California Press, 1975)。在此处，对职业道德进行分析时，不能将其视为一种与个人信仰之间根深蒂固的联系，而是当视为一套旨在专业垄断的制度化工具。

[57] 有一个值得注意的例外，请参阅 Bruce Robbins 的一篇有价值的文章《望远镜下的慈善事业：〈荒凉山庄〉中的专业精神和责任》(*Telescopic Philanthropy*: *Professionalism and Responsibility in Bleak House*)，见于《民族与叙述》(*Nation and Narration*, London: Routledge, 1990)，Homi Bhabha 编辑，第 213～230 页。

[58] 职业化以前这种导向的一个结果，就是许多道德治疗的倡导者，并非精神科医生，而是有宗教动机的改革者，例如 Tuke 兄弟或慈善组织的成员。

[59] 译者注：这段话的法文原文为："who eked out their living on Grub Street or its Parisian equivalent."直译意为："在格拉布街（Grub Street）或在巴黎同样的地方，过着潦倒的生活。"格拉布街乃是伦敦潦倒文人的一处聚居区，也是对穷困文人的一种统称。考虑到这段文字专门指穷困文人的潦倒生活，故而本人采用形容生活极为穷苦的成语"陋巷箪瓢"加以概述。

[60] 如 Williams 所指出，由于书的定价原因，"购书行为很明显地受到了社会性因素的限制。尽管（在 19 世纪的公共阅读）的扩张仍在继续，但图书的总印量却几乎没有什么变化⋯⋯但是，对年鉴、廉价书、民谣、大报和小册子的需求，似乎从未放缓。"《长久的革命》（*Long Revolution*），第 162～163 页。"

[61] 正如 Peterson 所指出，在英国，"虽然在医疗保健部门之中，三种机构之间旧的界限依然存在，但是却被减弱了"。可参见《维多利亚时代中叶伦敦的医疗行业》（*The Medical Profession in Mid-Victorian London*），第 29～30 页。如若想看到对于应该内部医疗行业不平衡发展的更全面分析，可参见 Ivan Waddington 的《19 世纪早期英国的全科医生和咨询师：关于职业内部冲突的社会学研究》（*General Practitioners and Consultants in Early Nineteenth-Century England: The Sociology of an Intra-Professional Conflict*），见于《卫生保健与流行医学》（*Health Care and Popular Medicine*），Woodward 和 Richards 编辑，第 164～188 页。

[62] Kathleen Tillotson 的《18 世纪 40 年代的小说》（*Novels of the Eighteen-Forties*, London: Oxford University Press, 1965），第 15 页。

[63] 关于 Dicks，可参见 Victor Neuberg 的《大众文学》（*Popular Literature*, New York: Penguin, 1977），第 177 页。Neuberg 的研究为看待现代文学市场提供了一个新的视角，Gabriel Josipovici 的《世界与书》（*The World and the Book*, London: Macmillan, 1971）也是如此。

[64]《国家杂志》（*The National Magazine, 1*, December1837），第 446 页，见于 Louis James 的《工人的小说，1830—1850》（*Fiction for the Working Man*, 1830—1850, London: Oxford University Press, 1963），第 47 页。译者按：博兹（Boz）是狄更斯的笔名，狄更斯曾用此笔名，发表过《博兹札记》（*Sketches by Boz*）与《匹克威克外传》（*The Pickwick Papers*）。

[65] 关于 Balzac 在 1826 年投资印刷企业惨遭亏本的细节，可参见 Noël Gerson 的《传奇天才：霍诺雷·德·巴尔扎克的一生》（*The Prodigal Genius: The Life and Times of Honoré de Balzac*, GardenCity, N.Y.: Doubleday, 1972），第 75～85 页。

[66] 可参见《以政治为业》（*Politics as a Vocation*），见于《源于马克斯·韦伯》（*Max Weber*, New York: Oxford University Press, 1979），H.H.Gerth 和 C.Wright Mills 编辑，第 78 页。

[67] 在美国与欧洲的医学界，"专业人士的权威，是由立法机构、慈善家、医生及一般公共支持和赞助医疗机构的意愿衡量的，早在医疗实践能够对其进行调整之前，就已经建立起来了"。可参见 Peter D.Hall 的《职业信用的社会基础：将医学专业与康涅狄格州与马萨诸塞州的高等教育联系起来》（*The Social Foundations of Professional Credibility: Linking the Medical Profession to Higher Education in Connecticut and Massachusetts*, 1700—1830），见于《专家的权威》（*The Authority of Experts*, Bloomington: Indiana University Press, 1984），Thomas Haskell 编辑，第 107 页。

[68] Weber 的《源于马克斯·韦伯》（*From Max Weber*），第 79 页；William Goode 的《社区之中的社区：各门专业》（*Community within a Community: The Professions*），见于《美国社会评论》（*American Sociological Review*, 22, no.2）1957 年 4 月，第 194～198 页。

[69] 这段话的法文原文为："Pour qu'une littérature ait de la vie avec ensemble et consistance, il fautune certaine stabilité non stagnante; il faut, pour l'émulation, un

cercle de juges compétents et d'élite, quelque chose ou quelqu'un qui organise, qui régularise, qui modère et qui contienne, que l'écrivain ait en vue etqu'il désire de satisfaire; sans quoi il s'émancipe outre mesure, il se isperse et s'abandonne... Les grands siècles littéraires ont toujours eu ainsi un juge, un tribunal dispensateur, de qui l'écrivain se sentait dépendre, quelque balcon······ duquel descendait la palme et la récompense." 可参见 Charles-Augustin Sainte-Beuve 的《夏多布里昂与他的文学集团》(*Chateaubriand et son groupe littéraire*, Paris: Michel Levy, 1889)，第 1 卷，第 53 页（著者译）。译者按：Sainte-Beuve 所言的"棕榈枝"（la palme）有"胜利、希望"之意，此处可视为权威评委对优秀文学作品所施加的荣誉。

[70] RichardSennett 和 Jonathan Cobb 的《被隐藏的阶级伤痛》(*The Hidden Injuries of Class*, New York: Vintage, 1972)，第 227 页。

[71] Starr 的《社会转型》(*Social Transformation*)，第 19 页。

[72] Waddington 的《工业革命中的医疗行业》(*The Medical Profession intheIndustrial Revolution*)，第 19 页。

[73] 这段话的法文原文为："Ce mot d'exactitude veut une explication.L'auteur n'a pas entenduainsi contracter l'obligation de donner les fait un a un.sechement et demaniere a montreriusqu'a quel point on peut fair arriver l'histoire a la condition d'un squelette dontles os sont soigneuesement numerotes." 可参见《〈朱安党人〉简介》(*Introduction à Les Chouans*)，见于《巴尔扎克全集》(*Oeuvres Complètes*)，第 19 卷，第 536 页。译者按：《朱安党人》(*Les Chouans*) 一书之即为《1799 年朱安党人或布列塔尼地区》(*Les Chouans ou la Bretagne en 1799*)，讲述了 1799—1800 年法国保皇党人在布列塔尼地区煽动并发动反对共和国政府的叛乱一事。

[74] 这段话的法文原文为："Les déterminations les plus importantes se prennent toujours en un moment; [Balzac] a voulu représenter les passions rapidement conçus, qui soumettent toute l'existence à quelque pensée d'un jour; mais pourquois tenterait-il d'expliquer par la logique ce qui doit être compris par le sentiment... Quoique la vie sociale aît, aussi bien que la vie physique, des lois en apparence immuable, vous ne trouverez nulle part ni le corps ni le coeur réguliers comme la trigonométrie de Legendre." 可参见《巴尔扎克全集》(*Oeuvres Complètes*, Paris: Le Prat, 1963)，第 19 卷，第 167 页，著者译。

[75] 这种定义与 Flaubert 的定义相反，他笔下的理想医生 Larivière，就是一位知识的代表，而非职业性权威的偶像。

[76] Stanley Fish 称这是一种复杂的修辞实践，在这种实践中，某个陈述者在宣称独立于某一专业的同时，却又矛盾性地促进了这一专业的利益，Fish 的观点令人信服，他认为："反专业主义根本不是一种立场，而是一种专业行为的形式"，与一种"缓慢而复杂的力量相互作用"。Fish 并没有描述与这种力量的相互作用是什么，或这种专业行为有何历史性细微区别，他更感兴趣的是，将反职业化的修辞视为"非历史主义、本质主义和乌托邦主义"的另一个版本，还暗示了背后的语境。然而，这些专业反专业主义的务实方面，对理解这一现象十分重要。正如我一直试图展示的那样，专业反专业主义不仅存在，而且在导致职业合法性上升的特定历史时期，尤其是在追求职业自治的早期阶段，专业人士（无论是在医学领域还是文学领域）往往会援引其作为助力。可参见 Stanley Fish 的《专业化的反专业主义》(*Professional Anti-Professionalism*)，见于《泰

晤士报文学副刊》(*Times Literary Supplement*), 1982 年 12 月 10 日, 第 1363 页。

[77] 在 19 世纪, 关于法国文化中关于 Napoleon 的神话探究, 可参见 Albert Guerard 的《拿破仑传奇的倒影》(*Reflections on the Napoleonic Legend*, New York: Charles Scribner's Sons, 1924)。关于巴尔扎克对拿破仑形象的利用, 可参见 Maurice Bardèche 的《阅读巴尔扎克》(*Unelecture de Balzac*, Paris: Les Sept Couleurs, 1964), 第 27~30 页。

[78] 译者注:"人民的拿破仑"(英文: *Napoleon of the people*; 法文: Napoléon du peuple), 系山谷中居民为 Benassis 所加之赞誉, 也是《乡村医生》第 3 章的章目。著者所谓"这本书最为核心的一章", 即是此章。

[79] André Maurois 的《普罗米修斯, 或巴尔扎克的生活》(*Prométhée, ou la vie de Balzac*, Paris: Hachette, 1965), 第 227 页。

[80] 这段话的法文原文为:"... n'a rien d'humain; ce n'est pas celui de l'ouvrier, de l'homo faber dont le mouvement tout usuel va jusqu'au bout de lui-même à la recherche de son propre effet; c'est un geste immobilisé dans le moment le moins stable de sa ourse; c'est l'idée de la puissance, non son épaisseur, qui est ainsi éternisée. La main qui se lève un peu, ou s'appuie mollement, la suspension même du mouvement, produisent la fantasmagorie d'un pouvoir étranger à l'homme. Le geste crée, il n'accomplit pas..." 可参见 Roland Barthes 的《文艺批评文集》(*Essais Critiques*, Paris: Editions de Seuil, 1964), 第 36~37 页。

[81] 例如, 在 A.J.Gros 所创作的《拿破仑视察雅法鼠疫病院》(*Napoleon in the Pesthouse at Jaffa*)中, Napoleon 身边就围了一圈医生, Napoleon 被描绘为"耶稣医治"(Christ-the-healer)的姿态, 摊开双手医治患者。类似的例子也见于 Charles Meynier 的《拿破仑返回洛班岛》(*Return of Napoleon to the Isle of Loban*), 其中有一大群医生, 在皇帝与患者之间居中调停, 也回应着 Napoleon 的姿势。对我的话题而言, 这些画作的重点, 不是历史学家 Robert Rosenblum 所感受到的对医生的"现实关怀"和 Napoleon 提供的"精神急救"之间的区别, 而是试图将这种现实关怀与 Napoleon 的卡里斯玛式权威联系起来。当艺术作品被直接委托于医生之手时, 譬如描绘精神科医生 Pinel 将病愈的精神患者解除监管的画作, 医生就被塑造成 Napoleon 那种充满卡里斯玛式魅力的造型, 在其他的画作中, 画家也用 Napoleon 的姿态刻画 Pinel 的形象。这一传统性的造型, 就是"权力示范"(exemplum virtus), 然而, 此处的"示范"(virtus)也被专业主义所挪用了。可参见 Robert Rosenblum 的《18 世纪晚期艺术的转型》(*Transformations in Late Eighteenth-Century Art*, Princeton, N.J.: Princeton University Press, 1970), 第 67~68 页。

[82] 可参见 Max Weber 的《新教伦理与资本主义精神》(*The Protestant Ethic and the Spirit of Capitalism*, New York: Charles Scribner's Sons, 1958), Talcott Parsons 翻译和第 2 次编辑, 第 3 章。

[83] Alan Mintz 的《乔治·艾略特与职业小说》(*George Eliot and the Novel of Vocation*, Cambridge, Mass.: Harvard University Press, 1978)。我发现, Mintz 的讨论, 尤其有暗示性, 尽管其中缺乏我想在此处建立的那种, 连接专业主义和职业主义(并将两者与文学现实主义相联系)的动态逐年历史说明。

[84] 如 Larson 所言, "职业是自我组织的一种模式", 它只能在职业化权力的驱动下才能出现[《专业主义的兴起》(*The Rise of Professionalism*), 第 229 页]。这种

模式在 19 世纪 60 年代出现之前的各种文学作品序列（如 Stendhal、Trollope、Dickens 及 Balzac 的作品）将非常值得探索。

[85] 关于作为原始小说形式的忏悔，可参见 John Frecerro 的《但丁的自我小说》（*Dante's Novel of the Self*），见于《基督徒世纪》（*The Christian Century*），第 6 期，1965 年 10 月 6 日，第 1216～1217 页。

[86] 这段话的法文原文为："Enfin, c'était un beau pays, c'était la France!"

[87] Fredric Jameson 的《政治无意识》（*The Political Unconscious*, Ithaca, N.Y.: Cornell University Press, 1981），第 156 页。

第4章
"新的认识器官"：医学机体论和《米德尔马契》中现实主义的局限性

巴尔扎克与福楼拜，两者既有一种中断性，又有一种连续性：有一种相关性的区别，可以让人一眼分辨出，一篇文章，是属于典型的福楼拜式风格，还是属于典型的巴尔扎克式风格，即便读者将二人均视为现实主义文学家。文学史研究的任务之一，就是通过明确规定文学变化的条件和性质，来处理这种出自身份和差异的悖论。实际上，文学评论家倾向于，不考虑这些外来言论地位如何，就是简单地宣称，伍尔芙（Woolf）或斯坦（Stein）的现代主义标志着相对于同时代其他人的现代主义的明显转变，或者把奥斯汀（Austen）描述为一位风俗小说作家，或者说《一位女士的画像》（*The Portrait of a Lady*）重述了《米德尔马契》。当他们在处理将文学史上的变化进行理论化这一话题时，他们为描述这类变化所提供的模型，是以线性、舞台性与主观导向为主体的：传统与个人才能相对，或一位强有力的诗人与他的前辈作斗争，或新形式的主观性与客观性，从一系列旧的文学体裁或模式之中涌现出来（譬如浪漫主义让位于现实主义，现实主义让位于现代主义，现代主义让位于后现代主义，正如启蒙理性让位于历史主义，历史主义让位于物化，等等）。

然而，对于文学史，还有可能存在另一种研究方法，这种方法，不关注于作家的主体性，或者作家所处时代的一般知识分子或意识形态的基调，而是关注于特定的知识实践。描述一种文学体裁或一种文学模式中的改变历程，可通过追踪其发展路径，并确定被一系列作家所采用的文学实践的相对地位得以达成。尔后，文学史分析将更多关注于分歧、从属性与再定位，而不是原创性、次要性或伟大程度。在前两章中，我试图展示，这种研究可能会怎样帮助我们，去解释 19 世纪的现实主义文学，如何能包容巴尔扎克与福楼拜这样两位性格彼此对立的作家。现实主义，是一种基于医学原则与态度的文学实践：巴尔扎克与福楼拜，都将自己比作"医学"观察者，并且都断言，他们的创作，都构建起了一种审视生命的医学观点。还有一种针对于二人写作方法的分析，认定二人的比较都有效力。但是两位小说家，又用截然不同的方式，将医学观点融入到了他们的作品之中。巴尔扎克通过来源于法国精神病学界的准医学范式，把医学与文学创作进行了类比；这种科学性薄弱的范式，却为巴尔扎克的文学风格提供了一种话语模板。但是如果巴尔扎克过度着力于这种医学性类比，这就不仅仅是因为，医学观点提供了某些技术可能性，还因为，这种观点包含了一些他迫切需要的专业性权威精神。另一方面，福楼拜通过了一种更为可靠的范式，即病理解剖学与临床医学，来追求医学性类比。因此，他的作品并没有发展出关于专业权威的意识形态主题，即巴尔扎克的医学观点的基础。相反，福楼拜的现实主义，旨在展现医学范式本身的认识论和启发式权威，即控制临床观察的技术力量。

毫无疑问，福楼拜的再现成功了——医学视角（也是现实主义者的视角）能看透并了解它所面对的具体化自我的内在力量。然而，对于医生与小说家而言，这种力量必须是要付出一定代价的。当临床观点被利用时，必须在认识的主体（医生或作家）和知识的对象（患者或小说人物）之间挖掘出一道新的毋庸置疑的鸿沟，拉开一段可观的距离。了解关于患者病情的真相，不再意味着要理解患者感觉如何，而是要定位出伤口在何处；医生在医治患者时，要试图将表现出来的疾病从此人身上祛除，但这需要某种退缩、一种沉默、压制与患者认同的冲动、沉默自己的同情心，以便允许疾病自我表现出来〔顺便提一下，这种退缩反映于这一时期诊断学中，对患者主观报告的症状（symptoms），和身体上直接表现出来的病情（signs）

的区别]。同样，了解一个人物的真相不再意味着通过记录这个人物的生活，而是要严格记录其生活的变迁，这需要一种警惕性，以及一种接近绝对非个人化的隐蔽的全知性。

简而言之，常见的认识论，在医学与现实主义文学这两个领域都发生了改变，于是了解主题（无论此处有无医生对病情的暗示，或作家在文本中的暗示）并将其表现为人类主题，即一种有感情、抱负和欲望的多维自我，而不是纯粹的知识意志，变得越来越难。在知识的领域内，人物的基本政治、意识形态、道德和伦理动机，虽纠缠在一起，但也得到了讨论；对于严格的临床医生，或冷漠的现实主义小说家而言，医生唯一生死攸关的利益，在于患者，而小说家的利益，则在于笔下人物的关系，康德在不同的背景下，称其为"理性的利益"[1]。要了解这种新兴的认知主体无法作为人类主体的表现，我们只需要将巴尔扎克笔下的医生和福楼拜笔下的医生进行比较。在巴尔扎克的世界中，尽管医生是一种乌托邦式的人物，却一直能被得以再现，甚至被强调，成为《人间喜剧》系列中一部基石小说《乡村医生》中的主人公。因为他是一名有感知与意识形态热情，而非仅有技术性知识的完人。然而，在《包法利夫人》中，拉里维耶医生虽然知道艾玛病情的真相，却无法——我还要补充一下，是不能——以有意义的方式参与故事情节。他无法被表现为一位有知识的人物。医生的真实性，也同样是作家的真实性。尽管巴尔扎克与福楼拜，都扮演着医生的角色，他们却都呈现出了与人们对医生的想象完全相反的人物形象。巴尔扎克所表现出的（在罗丹的雕塑中表现最为明显），是巨大同化能量的体现，这个形象始终在巴黎的街头徘徊，还投入到了大量的政治、社会与文学事务中。而福楼拜的名字，则几乎不能让人联想到某一种形象，除非把他想象为一位与世隔绝、自我孤立、蔑视外部世界且只关注自己技艺的作家。

然而，尽管巴尔扎克与福楼拜二人在医学-权威主题方面的概念，存在着巨大差异，但他们却都有同一种压倒性特质：两人都无法在小说中表现一个完全现实化和历史化的人物，即一种可以结合（但不融合）对道德因素了解和感受的人物 [2]。无论是《乡村医生》中的贝纳西，还是《包法利夫人》中的夏尔·包法利，都没有被描绘成一位医学人物，可以深入面对他奉献于科学知识所带来的具体伦理问题，以及小说中涉及的更常见的自我伦理问题——爱情、金钱、婚姻、社会地位或政治。如我们所见，《乡村医生》中，巴尔扎克回避了如何描写这种人物的问题，他把医生的生活分成两个部分，把贝纳西的爱情问题分配到一部分，把他作为医生的道德活动分配到另一部分。另一方面，在《包法利夫人》中，福楼拜否定了夏尔作为一个好医生所需要的真理和知识的能力，而是自己另外引入这些品质，并使之成为其文学风格的精髓。几乎可以说，医疗行业为作家提供了自己的奖励（对巴尔扎克而言是道德方面的，对福楼拜而言是认识论方面的），使其不必，或许是不可能，去酝酿一部以伦理、心理和存在问题为中心的职业小说，以维持对医学这类世俗使命的追求 [3]。

在乔治·艾略特的《米德尔·马契》中，不幸的医生泰尔修斯·利德盖特（Tertius Lydgate）所选择的妻子，对于他的科学抱负而言是致命的，这也是第一位以如此深度被再现的现代医生。当然，毋需赘述，在维多利亚时代，1871 年以前付印的小说中，医生这个群体从未出现过。Q.D. 利维斯（Q.D.Leavis）曾经指出，利德盖特这位医生，"是一位现代人物，他不关心富贵人物中间的私人诊所，而是关心公共卫生和医学的科学性进步，这个人物像教士一样无私，而且在新的社会条件下，其作用明显会更重要"。这对于 19 世纪 50 年的英国小说家而言，是一个强有力的象征 [4]，就像它在 19 世纪 30 年代法国新的、职业化的社会条件下，对巴尔扎克所起的作用一样。但是，诸如《荒凉山庄》（*Bleak House*）中的伍德考特（Woodcourt）、金斯利（Kingsley）的《两年前》（*Two Years Ago*）中的汤姆·图诺尔（Tom Thurnall）及《小杜丽》（*Little Dorrit*）中的医生等人物，所象征的与其说是一种医学科学意识，倒不如说是一种改革的冲动[5]。利维斯所提到的这些医生当中，没有一位真正代表了工作中的医学科学，尽管他们代表了科学的进步；相反，像巴尔扎克笔下的贝纳西医生一样，《米德尔·马契》以前的维多利亚时代的小说中，在描绘进步医生的感情模式时，最常见的一种，是准宗教式的。狄更斯可以这样称颂医生，"他们一出现，真相就会显明"，但显明这种真相的方式，与其说出自于科学辨别力的公正无私，倒不如说出自于一种卡里斯玛式理解力，"一种出自于同情的平等，不会比神圣的主（Divine Master）的全部医治之功更容易受到干扰"[6]。

相反的是，利德盖特作为医生的明显特征，不是他的同情心 [在这方面，他甚至都不及多萝西（Dorothea）和法尔布罗特（Farebrother）]，而是在于经艾略特指定和验证过的才智水平，坦率地说，就是一种他知道自己在做什么的水平[7]。借用艾略特序言中的一段短语形容，就是人们可能会说，在小说的世界中，利德盖特代表的是一种"知识的功能"（function of knowledge）。更准确地说，利德盖特所代表的知识的形式，近似于我们对福楼拜的分析：病理解剖学，这是一门科学学科，正如艾略特不厌其烦地告诉我们的那样，它在 1800 年前后通过比夏的工作才建立起来。就像福楼拜在《包法利夫人》中的医学代理人拉里维耶一样，利德盖特追随比夏的脚步，去探索那位解剖学先驱所发现的"病理学的黑暗领土"、"一个美好的美洲"[8]。我们被告知，利德盖特的目标是超越比夏，将人体组织——对比夏而言，是解剖学分析的最终对象——逐一分解为单一的基本元素，即"原始组织"。这是一个值得称赞的项目，是比夏工作的自然延伸，利德盖特在巴黎和爱丁堡（Edinburgh）的前卫级医学院学习过，因此非常胜任这一工作。他甚至愿意用显微镜来观察比夏未曾观察过的对象，而比夏总是拒绝接受超乎手术刀和肉眼能力之外的观察。

这一勾勒出利德盖特形象的草图，会让我们推断出，从利德盖特对人体大陆所做的比夏式探查来看，艾略特认为，在他的认识论领域内，临床观察值得拥有科学地位。艾略特对这一点的赞同，《米德尔马契》中即有一例，在与其他医生进行治疗方法与诊断技术的比拼中，利德盖特的临床医学知识发挥了明显的优势：他纠正了伦奇医生（Dr.Wrench）对弗莱德的诊断，还认识到另一位医生所说的肿瘤不过是痉挛。更广泛地说，利德盖特与他职业以外人士的交流，讽刺性地突出了医学问题上公认观点中的愚蠢和无知。利德盖特也像福楼拜笔下的拉里维耶一样，脑子里的知识，比经手的病情还多，并且意识到自己的知识，就是自身的优势，但他仍然与许多无知的人生活在一起。然而，艾略特支持医学凝视的最明显证据，来源于她对笔下人物和社会状况的处理，在她的再现实践之中，她自觉地挪用了她的描述系统，其根基是将人体或政治实体，视为一系列敏感而易怒的组织的隐喻。她还像福楼拜一样，将这种隐喻归于比夏和利德盖特。更为明显的是，艾略特看起来像是一个现实主义者，她的"真实"，与比夏在医学方面对身体"现实"的定义，是一致的。

然而，任何一位读者都会立刻感受到，艾略特的现实主义，与福楼拜的现实主义，有标志性的区别。要开始理解两者的不同之处，我们就需要澄清临床医学话语在艾略特作品中的地位。艾略特承认临床解剖学观察，在认识论方面具有优越性，这一点很清楚——她甚至将自己的实践理论化为分析有机关系网的问题——但她从未像福楼拜那样，将再现自我的医学视角，作为作者表述的绝对原则。相反，艾略特的主要创新之处在于，在现实主义小说中，首次将小说家必须坚持的临床认识论，进行了语境化与历史化铺陈。正如我将试图说明的那样，艾略特对这种科学"观点"进行了限定，不仅将其给予一个人物，即利德盖特，此人的命运，可以被认为是一则寓言，描述作为一种人类科学的临床医学的命运，而且她还用其他非医学的有效概念，来补充自己对人体的临床医学概念的正式运用。尽管临床医学视角仍然是中心，但小说为所有人物和情节都留出了空间，这些人物和情节，是根据与临床医学规则不一致的规则而被想象出来的，但仍然具有真实性意义。

我认为,《米德尔马契》中所涉及的担忧,是针对于医学的,也是针对于现实主义的,就根基而言,是对两者所依赖的科学真理,以及源出于这些真理的权威的担忧。这一挑战有两种形式。其一,是对医学认识论的价值提出了疑问,因为它也处于其他科学(胚胎学、演化论、细胞理论)的环绕之中,后者所包含的真理,似乎与医学不甚相容。其二,比夏式的医学视角,已经失去了福楼拜作品中所享有的社会自主权,在此时,似乎被支持它或威胁它的主动性社会和心理条件所束缚。在这个过程中,医学的安全性被破坏了,因为它可能不再会为人类提供必然胜利或最终真实的愿景,就像它在巴尔扎克和福楼拜的现实主义作品中所起的作用那样。然而,艾略特仍然是一个现实主义者,她所追求的目标,与医学继续追求的,对具体的人的研究是相同的,因此,这种医学视角在认识论上的退缩,并没有让她完全放弃这种视角。相反,对医学(或小说)实践伦理方面的描述,虽然淹没在了福楼拜更自信的医学现实主义之中,在《米德尔马契》中,却得以重新浮现,成为了现实主义的一个重要特征。如果说这是一种困扰的话,那么,在这种现实主义中,医学视角(以及它所授权的叙述),还是得到了其他同样有效的视角,和其他叙述可能性的补充。

"解构反思":《米德尔马契》中医学话语的困境

乍看上去,艾略特的散文,在认识论方面堪称最缺乏的信心。仅以《米德尔马契》第 27 章开头处的那段关于穿衣镜的著名寓言为例:

> 我的朋友中间,有一位杰出的哲学家,哪怕丑陋的家具,经过他用安详的科学之光一照,就会变得十分美好,他曾向我表演过这个不易察觉的简单事实。你的穿衣镜,或者一大块光

滑的钢板，给使女擦了一遍，就会出现许多方向不一的、细小
而多样的划痕，这时只要把支点亮的蜡烛，作为发光的中心放
在它的面前，瞧！那些划痕就会形成一系列同心的圆圈，环绕
在那个太阳周围。由此可见，那些划痕不论伸向哪里都无关紧
要，产生这种同心圆圈的惊人幻象的，只是你的蜡烛，它的光
构成了决定视觉变化的唯一根据。我讲这些现象，是个比喻。
那些划痕是各种事件，那支蜡烛则是现在并不在场的某个人的
自我主义心理。

艾略特对她的寓言的解释，初读起来十分贴切，这也是一种简
单而直截了当的解释，许多评论家也都持此见解。这段话后面的句子，
将这个寓言应用在了罗莎蒙德（Rosamond）身上：据说，蜡烛代表
了她的自我主义和自我中心思想，使她想象出，天意制造了一种真
正的浪漫，与她和年轻英俊的利德盖特医生有涉。事实上，这位叙
述者在告诉我们，她是在将自己的愿望投射于偶然的事件上——利
德盖特并不是真正在追求她。然而，罗莎蒙德的自我主义只是"现
在并不在场的某个人的自我主义"的一个例子；即使是那些声称自
己拥有知识而非浪漫的人物——例如，卡苏朋（Casaubon），或者
利德盖特自己——只是表现水平不同的自我主义者，就像罗莎蒙德
在她带有浪漫情节的迷宫中所表现得那样。

　　这种在理智与情感上都受限的人物概念，近似于福楼拜的刻画
方式，他还将这种条件称之为"愚行"（bêtise）。在《包法利夫人》
中，仅有叙述者与拉里维耶博士超越了愚行的范畴，而且两者为达
到此目的，也都尽可能将自己与其他人物的世界拉开距离。与之相
反的是，在艾略特的寓言当中（以及在整部《米德尔马契》之中），
叙述者与她的科学家朋友［被 N.N. 费尔特（N.N.Feltes）确认为赫
伯特·斯宾塞（Herbert Spencer）］[9] 在小说中一并出现，扮演着能
够客观评判这个过程的人物，向那些对此知之甚少的人，将自己对
事物的解释，投射于一个在经验上毫无意义的现实事物上。这位科

学家，像叙述者一样，以一种与自我主义的烛光有所不同的"宁静的光"，看待事物，照亮了一个"可证明"的事实——而且，这是一个从真理中"孕育"而出的事实。科学家、叙述者和读者可以分享这个超越了自我主义和主观性的真理，把事物视为寓言，毫无疑问地将其从再现转移到现实之中。

因此，在某种意义上讲，艾略特所讲述的这个寓言，与一门丑陋的实证主义科学勾连在一起，她将科学观点视为一种适当的、全能的观点，并利用其替代了怀疑认知与道德的自我主义，为一种粗陋的现实主义作担保。然而，这一则寓言，也像大多数寓言一样，产生了不止一种解释，我们可以用解构性的方式，去阅读这一则寓言，以及艾略特的现实主义，从而我们会发现（经过大量反思），它其实是在颠覆科学客观性与自我主义主观性之间的巨大差别，而不是在傲慢地证实科学对于自我主义的超越。我们可以很容易地表明，科学家与叙述者在观看这一场景时，得到了他们所占据之位置的让步，就像自我主义的烛台，在观看镜中影像时，得到了自身位置的让步一样。科学反思的"宁静的光"（艾略特可能在间接指代月光，因为斯宾塞曾经在更早的一则寓言中，用月光代替烛光作为光源）始终都是光，因此，人们可能会推测，它也与自我主义的烛光一样，在同样条件下都易被扭曲。尽管斯宾塞的主张与艾略特的相反，但这位科学家并没有（他确实不能）利用这宁静的光照亮一切。正当这束光使得他特有的洞察力得以奏效时，光也向他遮蔽了一些现实的特征。就像那位自我主义者一样，他必须通过一种"专用视觉选择"才能看到现实，因为 J. 希利斯·米勒（J.Hillis Miller）所言的"投射性的、主观的甚至自我主义的行为"，无论是科学家、小说家，还是青春期女孩，都被其包含在内 [10]。例如，在此处，科学家看到穿衣镜上的划痕，但没有考虑到可证明的事实，因为穿衣镜不是一块钢板，而是一方凸面镜，划痕后面还会出现一个新的镜像（尽管这是一个被扭曲的镜像）：即一个人手持蜡烛。人们可以把这些事物解释为一个不属于自我主义主题，但属于现象学主题的寓言。这个寓言的意义是，现实不仅为我们提供了偶然的事件，也为我们提供了我们自身的现象性形象。科学家，也许还有叙述者，忽略了现实中的这个主观真理，因为他的观点，使得现实具体化了，所看到的（就像透过玻璃所看到的负面镜像），仅仅是划痕，仅仅是随机事件，而不是这些事件所隐含的主观意义。

但是艾略特的科学观点，比这更为复杂，也更为缠杂不清，但如若我们能在这寓言的场景之中精确地定义叙述者的位置，也就是她与科学家、读者、镜子、烛台甚至是女仆之间的关系，那么她的科学观点就会得以彰显。她并不是想要颠覆这种科学观点，而是仅仅把自己描绘成了一个中介人，把她的哲学家朋友与相信这种家具和女仆的确存在的读者联系到一起；更广泛地说，可以认为，艾略特的小说，旨在将科学真理引入到资产阶级文化之中。作为一个中介人，她试图通过再现科学家向她展示的一个事实，来教育读者。然而，即使在寓言最后两句话，提供了清晰的科学解释和可靠的方程式之后，艾略特仍然感到不安，将"这些现象"定义为一个寓言（parable），而不是一个科学实例，或例证，或对一些真理或理论的说明。这段话的修辞保持了这种对科学的限定，而它同时也规范了这种限定。例如，在提醒我们"那支蜡烛则是现在并不在场的某个人的自我主义心理"时，艾略特明确地排除了她自己和读者，同时也明确地打算以一种温和的讽刺方式提醒我们，我们的自我主义其实并不少于罗莎蒙德。但艾略特的这句话，也包含了一个讽刺，而且这可能是她的全部智慧都没有料及的。艾略特的朋友中的那位著名哲学家，曾对艾略特的作品撰写过让艾略特得以知晓的文学评论，并能确保其得以发表，此人必须被包含于"并不在场的某个人"当中，尽管他似乎很清楚，艾略特希望他在这里。

关于知识与自我主义之间、确凿事实与尼采（Nietzsche）所谓"片面了解"的分野，存在于认识论方面的不坚定与叙述者不确定的声音当中，也让我们对艾略特对利德盖特所做的处理，看得更清晰更准确，因为他是《米德尔马契》世界中所谓知识的主要代表。

因为后来艾略特在处理这则寓言时，放弃了自己原来的解释，并削弱了自己对知识的确定性，所以，她就在赞扬比夏成就的同时，质疑利德盖特分析人体的比夏式观点。例如，在尊比夏为发现了人体中"黑暗领土"的先驱者后，艾略特就指出，"这方面的科学研究仿佛仍得从比夏的终点直接开始"。此处的"仿佛"在告诉我们，正如 W.J. 哈维（W.J.Harvey）所指出的，艾略特的创作有一点历史性优势，可以允许她（以及她的读者）了解到，尽管比夏是一位开创性的人物，他的解剖学范式在 19 世纪上半叶主导着医学思想，但在比夏身后，却没有人引领探寻（也是利德盖特所探寻的）"原始组织"的研究[11]。

　　艾略特所做的评论，给人的直接感受是，利德盖特不会发现一些只是等待着被发现的事物。然而，与此同时，她处理利德盖特所面临困境的方式，处理对话与问答的修辞方式，指向于两种分别有关于自然与知识局限性的组织性假设。两种假设，还可能使科学发现更复杂化了，因为科学假设将其置于可被期待的处境"之外"。第一个假设是，思想和知觉虽然不同于语言，但它们是被人通过使用语言或符号系统（或至少根据类似事物，按照相同规则）组织而成的——用 G.H. 刘易斯的话而言，"思想不同于感觉，就像感觉不同于事物的象征一般；但两组事物结合在一起的过程是相同的"[12]。对于利德盖特而言，医学思想，甚至医学感觉都依赖于针对网、细胞组织和器官组织的比夏式次语言。换句话说，病理学分析为他提供了一种提出问题（和获悉答案）的具体方式，以及一种观察具体化自我的方式。但是，在特定的话语中，知识的基础意味着，了解一门科学（或者与之相反，不去掌握一门一个人想要了解的科学）的基础训练，是一种元语言或修辞情境，一种语言中的自我（重新）定位或质询。

　　尤其要指出的是，对于科学启蒙而言，不仅必须要包含加入新概念或更详细概念的时机，更基本的是，要加入得到了新认证的话语。至少，在《米德尔马契》中，情况正是如此：利德盖特探索病理解剖学的开端，采取了一种皈依体验的方式，这也是一种自我内部的变形，艾略特将其在语言、知识与知觉方面，同时表现出来。作为一个在雨天里被困在房子里的孩子，利德盖特注意到了"一套积满灰尘的书，书是灰色平装本，书名已经发黑，这是他以前从没碰过的一部旧百科全书"[13]，而且，他必须站在椅子上，才能够得到书：

> 他看到的那一页，条目是解剖学，他的眼睛接触到的第一段是谈心脏瓣膜的。他对任何瓣膜都一窍不通，不过他知道，瓣膜是两扇折门，就在这时，一道亮光倏地从这门缝里射到了他心头，他第一次发现，人的身体是一架多么微妙的机器。开明的教育方式，自然使他在学校里可以任意阅读古典作品中不太文雅的段落，但是对身体内部的构造，除了一般的神秘感和猥亵感以外，他还从未作过任何想象，因此他所知道的头脑，只是位于太阳穴旁边的一些小袋子，他不懂得血液是怎么循环的，正如他不明白纸币怎么能代替黄金一样。但是启示的时刻到了，在他爬下椅子之前，世界在他眼前已焕然一新，他发现，在他一向认作知识的背后，还隐藏着他所不知道的东西，它们把一个广阔的天地从他眼前隔开，可那里充满着无穷无尽的变化。

这段话所引发的共鸣。一部分源于它与《米德尔马契》所承载的一个主题的关系：以世俗的形式，重新诠释了明茨所谓的新教职业精神，即用科学代替基督教，作为先验性话语。然而，我们关注的重点，不在于艾略特在上文中，将获得天职的时刻进行了世俗化处理，而在于，她将这一刻视为一个修辞事件。在她处理这段文字时，可以证明，她仍然非常忠实于前新教式的基督教皈依模式。我在前面提到过，这种模式，可以在奥古斯丁《忏悔录》第8卷中找到其古典表达形式。像奥古斯丁一样，利德盖特的皈依模式，出现于他在阅读时"默默地读着我最先看到的一章"[14]那一幕。利德盖特在"眼睛接触到的第一段"这一随机性阅读之中，找到了自己的天职时刻。另外，他也像奥古斯丁一样，"瞬间……仿佛信心之光涌入我的心中，所有怀疑的黑暗都被驱散"。利德盖特突然被他的阅读照亮了。最重要的是，他也像奥古斯丁一样，通过阅读文本，眼目为之一新，最后，也将整个世界作为一个文本去阅读。通过一种隐喻转换，利德盖特得到了皈依，进入了一个对他而言的全新世界。"瓣膜"（valves）这个词为人体框架中的机能，构建起一种与建筑方面的关联。通过强化利德盖特在天职时刻当中，对"瓣膜"一词拉丁词根（即"valvae"）[15]的依赖，艾略特让我们感受到，在这个过程之中，她加强了语言的中介性功能；事实上，在我所引用的那段文字中，艾略特自己也在赋予"折叠门"以象征性和隐喻性的可能性，这似乎也在暗示，她自己的写作，是一个发现的过程，在某种程度上，是受她所使用的语言中固有的可能性阈值所控制的[16]。如果语言可以被描述为一种障碍物，带有冗长的无知，会使得它看不见的事物消失，那么，在某些敏感点，语言也可以是一扇折叠门，会在人打开书本或沉思某个词语时，撬开一道裂纹或裂缝。

然而，保证一条隐喻的力量，或更广泛地说，保证一个词语甚至是一种话语的力量，并不是绝对的，尽管奥古斯丁可能预言了《圣经》话语的神学权威。在艾略特的世俗化世界中，替换了"冗长的无知"的，不是来源于上帝的先验性知识，而是一种科学的"非常清醒的头脑"，这是一种在内容上不同，但是在意识模式方面与先验性知识相同的知识，因此，它会受到特定语言的某些规则和限制的约束。因为艾略特曾在旁处提醒过我们，"我们每个人，不论他天性严肃或随和，都喜欢把自己的思想跟比喻连在一起，让它们牵着自己的鼻子走"。因这隐喻中的纠缠作用，随后某人可以投入"非常清醒的头脑"之中，正如利德盖特把瓣膜比作折叠门的隐喻一般，也就是说，一个人仍然会以一种宿命甚至致命的方式，被卷入其

中 [17]。就连艾略特自己的评论，虽然深思熟虑，但也纠缠于隐喻之中——这就是隐喻中的纠缠作用。

利德盖特在病理解剖学中，遇见了特定的纠缠作用，艾略特随后明智而微妙地分析了这种医学思想的必要封闭性，尽管病理学与身体密切相关，但它还是阻止了利德盖特以准确的方式提出问题并寻求答案的过程，问题与答案均与人体的基本元素——细胞有关。利德盖特未能认识到细胞的关键，在于一个通常被认为具有后现代性的概念——一种类似于库恩（Kuhn）式范式的不可比性，或一种福柯式的认识论，将基于临床解剖学的医学，与细胞生物学区分开来。这可能也使得，以这种方式形容利德盖特的尴尬处境，变得有点不合时宜，即使艾略特同意我们对科学真理的现代解释。毕竟，我们可能会认为，艾略特是一位军事实证主义和经验主义时代的杰出代表，而不是一位尼采式的怀疑论者。但是如果给维多利亚时代的人物贴上实证主义标签，我们也就不能公正地看待他们复杂的认识论。事实证明，艾略特对利德盖特的知识进行了相对化处理，可以被置于一场知识界的争论中审视，这场争论就发生在她所处的时代，而且空间位置距离她也不太遥远，内容有关于真理的地位和性质。即使在葛擂更（Gradgrind）式事实主义时期，约翰·斯图尔特·穆勒主导的经验主义认识论假设，也受到了刘易斯及科学史学家威廉·韦维尔（William Whewell）的挑战 [18]。与米尔相反，刘易斯和韦维尔都认为，知识是通过对感觉的解释，而不是从原始的感知而产生的。刘易斯强调"我们在认知客观事物方面，达成了主观方面的合作"，在这一点上，他还较韦维尔更进一步，他还断定，这种合作，不止是康德式的"思想必需品"，也出于对组织适应的必要性，出于可变更的实体利益。"我们只看我们感兴趣的事物，以及我们曾经感兴趣的事物。"刘易斯的这种声明，较威廉·詹姆斯还要早几十年。这些兴趣，而不是任何先验性的真理价值，将决定某些事物对我们而言是否真实。刘易斯还总结道："智力超群的人，看不到对其他人而言显而易见的真理，这并不为奇，这只是因为，心灵普遍没有能力看到它不感兴趣的事物，也没有能力将相互对立的观念结合起来[19]。"

　　对于刘易斯而言（人们可以推测，对于他的配偶和合作者艾略特而言也是如此），不同的科学表达了不同的、甚至有时互相对立的兴趣，导致在不同科学领域中工作的人，会对自然提出不同的问题，并在自然中看到不同的事物。如孔迪拉克（Condillac）所提出，一门科学可能是"一种良好的语言"（刘易斯引用了他的话），但不同的科学语言可能是为不同的目的而出现的。人们也不能希望，制造更好的物理（physical）仪器，就能压倒支配一个人的科学语言，从而支配一个人感知的不同意图。即使有了像显微镜这样更强大的工具，可能会使科学视野的范围成倍扩大，但科学家仍然会看到自己正要寻找的事物。正如刘易斯所言："所谓的显微镜观察，不过是用心智图像来代替光学图像[20]。"心智图像即是已有的解释，与对科学范式的兴趣有关。

　　技术进步对于科学认知的相对不重要性，最明显的体现，莫过于艾略特在《米德尔马契》中通过利德盖特预言的案例——这一案例有关于病理解剖学和细胞理论的发展。因为尽管利德盖特不像比夏一样（正如艾略特告诉我们的），他热衷于使用显微镜，但他仍然没有看到光学图像当中肯定存在的细胞。这个教训再次表明，比夏和他的追随者在感知上是有限的，这并不是说他们拒绝（就像比夏本人那样）去看显微镜下的图像，也不是说他们看得不够清楚，而是说，他们作为病理解剖学家的洞察力，本身就意味着，他们对细胞代表的事物，根本就视而不见。每一门经验科学的理想，都是致力于将不可见的事物带入到可见的范围之内，但每一门科学，也都以自己的特有方式阐明可见和不可见之间的关系，并将其定义为一门独特的科学。对于病理解剖学而言，可见与不可见之间的关系，可察觉与尚且存疑之间的关系，必须在组织及由组织所构成的器官这一领域当中，才能被得以建构。如果有人表现出了某种疾病的症状，那么，通过追溯身体内部导致症状的根源，这些症状才会显得重要。我们可能会假定，疾病的根源，隐藏于组织的细节之中；在尸检当中，这些组织就会在被剖开的尸体中显露出来，病理学家期望，疾病最终会从一个看似无害的局部病变，发展为一种可见的全面临床症状。反过来说，疾病本身使组织当中的复杂交织显现出来，回答了解剖学家提出的问题。

利德盖特的研究，有关于人体内不可见的"黑暗领土"，也因此基于并受限于一种想法，即他作为一名医生，出于探索健康与疾病的原因而去观察人体。如艾略特所言，利德盖特的医学，旨在探索"那个隐蔽的领域，那些微妙的过程，因为它们是人类忧和喜的根源，要寻找那些看不见的通道，因为它们是病痛、痴狂和灾祸的最初发源地，要发现那些不易觉察的停滞和转化，因为它们决定着幸或不幸的意识的成长"。从形容微小过程的生理词汇，到形容意识状态的心理学（甚至黑格尔式的）词汇，这段文字揭示了科学和人类的假定统一性，病理学家固有视角中，不可见事物和可见症状之间的关联。支撑起利德盖特作为医学科学家身份的信念，就是无论对象多么模糊或微小，都能得以显现。这种操作，会在治疗方面产生有价值的见解，证实"可以把知识上的收获和社会的福利直接联系在一起"。但这种利德盖特所希冀的"知识上的收获"，无法通过探索隐秘的领域求得，正如他所言，会有一种更强的光"像氢氧光一样，照明事物最根本的粒子"。此处艾略特所提及的典故，照旧是准确的：氢氧光，在 19 世纪 20 年代末，作为显微镜的光源被引入，确实提高了细节的显微分辨率。然而，在此时，细胞的一般形态，也早已被确认了（第一位使用显微镜的技术人员列文虎克早在 17 世纪，就描述了血液细胞中的细胞核）。为了能成功地发现细胞，生物学研究者所需要的，不是更明亮的光或更多的数据，而是需要以一种不同的方式建构同样的数据，并建构起一套不同于病理解剖学的修辞。

在艾略特的时代，施莱登（Schleiden）和施旺（Schwann）已被确认为现代细胞理论的设计人，他们做了一项工作，即将细胞设想为可从身体当中（无论处于健康或病态）分离的一种基本结构，这项工作是以医学和病理解剖学为导向的研究者无法完成的。他们能做到这一点，至少，部分原因是，他们工作环境周围的德国知识分子，强调了超越于人类或与人类无关的力量和环境元素的重要性。特别是，自然哲学家（naturphilosophen）[21]认为宇宙中的所有过程，都源于符合第一原则的物质的不可侵犯的统一性，将这些过程指向于器官组织之外，指向于奥肯（Oken）所谓的"一切被组织起来的原始物质"[22]。尽管在其后的科学家当中，包括施莱登与施旺在内，会否定这位自然哲学家观点的形而上学基础，但他的学说，生命必须是由微小而重复的重要元素组成的，还是有助于德国科学家用显微镜观察，并强调将有机体分解为一个个完整并独立于解剖学范畴以外的单位。我们很容易看到，利德盖特是怎样以解剖学家和医生的身份，投入于科学之中的，他不太可能将临床解剖学对生命的观点弃之一旁。他的这种观点，正如弗朗索瓦•雅各布（François Jacob）所言，生命的属性"不能再归因于整体，而应归因于生命的每一个部分——即每个细胞——因为它在某种程度上拥有'独立的生命'"[23]。

将细胞理论引入到医学之中，是一个漫长而艰苦的过程，最终在 19 世纪下半叶，在魏尔肖、克劳德•伯纳德与巴斯德这批自然哲学家的努力之下，方大功告成。在这个漫长的间歇期中，医学仍要继续发展，尽管在细胞生命和人类生命之间、单个细胞的无数活动和疾病通过人体内各个组织的顺利发展之间、在自我的微观和宏观成分之间，开始出现了一道裂痕。在艾略特的一生中，人们在尽力将细胞理论发展为一门推论科学，即一门通过解释细胞如何发展、演化或变异为像新器官甚至新个体这样复杂的事物，来弥合细胞和有机体之间界限的科学。人们需要一种建立于胚胎学、细胞学与达尔文式准则基础之上的新的机体论，以取代比夏的组织机体论，并给予医学以更基本性的生物学基础。但直到 19 世纪 60 年代，由于病理学家在定义和接受施莱登和施旺的细胞理论的含义方面，落后于生物学家，这门科学还未破土而出。1869年，当艾略特开始创作《米德尔马契》时[24]，魏尔肖的《细胞病理学》（*Cellular Pathology*）（1860年被译成英文）在英国仍然不受信任。因此，当刘易斯和赫胥黎这样的作家试图描述细胞生物体的新统一性时，他们发现，经过简化后，只能得出一个蹩脚的结论，正如刘易斯所言，"生物体中的每个细胞都是独立的……"一个生物体，有一定的总体统一性，但它是由不同的单位组成的[25]。

在临床医学方面，总体统一性，作为一种描述人体的方式，根基并不牢靠，对面向于患者痛苦情形的医生而言，几乎无法提供任何实际的帮助。无论是细胞理论还是演化有机论，在19世纪60年代处于雏形之中时，都无法说明，或有效处理比夏解剖学所解释的患病及死亡过程，即患者不能被放在显微镜下进行观察（至少还没有人曾这样做），人们也不能期望从对单个细胞的研究中获得任何治疗方面的帮助。只有在细菌学革命以后，医学科学才能开始收获细胞学发现所带来的治疗学成果。鉴于这种情况，临床医学与细胞理论各行其道，也就不足为奇，因为比夏式组织观和个体病理学的观点，被细胞组织学家、胚胎学家和演化论支持者的观点所补充，但后者并没有完全取代前者[26]。

对于人体科学专业领域中的认识论分歧而言，我一直在进行的描述，可能其中细节过于冗杂，会让一些人觉得这些事物，是一种不相关的、局部性的历史附带现象，当与更广泛，也理应更基础，明显影响了艾略特的小说的文化力量相比较时——工业革命、商品拜物教、物化、宗教价值危机、工人阶级的政治权利，或妇女的地位问题，不值得对其予以关注。然而，对于艾略特和她的生活圈子而言，机体论这个话题，被认为从属于生物科学，也在艾略特所理解的文化现象与社会现象之中，构建起了一片知识领域或一种知识习性（habitus），[在皮埃尔·布迪厄（Pierre Bourdieu）看来]。如果，对于《米德尔马契》而言（也可推而广之，对于现实主义小说而言），最后的问题停留于，"什么是政治体或社会？"那么，人们可以通过先询问"什么是团体或组织"以最完美地解决这个问题吗？对于后一个问题而言，艾略特很可能是被伊格尔顿和其他马克思主义者贴上的机体论标签的意识形态学家；但这种意识形态角色的复杂性，要求我们在分析时，还要尊重第一种问题中的内在问题意识——即不同科学之间的冲突。

事实上，对于艾略特而言，病理学与其他新涌现出来的机体论科学之间的分歧，产生了利德盖特尴尬处境之中关于肉体与心灵的一些深厚问题，如果将《米德尔马契》视为一个整体，更广泛地来看，这部小说是在对这些问题进行一种回应，或更准确地说，进行一种包容。可能这些困难所产生的大多数压力，一直存在于对总体统一性的某种信念之中，或至少存在于不同科学的等级关系之中。如果，情况如下述所言，医学与细胞理论，真的是两门不配比较的科学，对同一种事物，即身体，产生了两种不相调和的真理，进而产生了不同的话语，然后，一种被科学秩序推上宝座并施加以影响的，关于社会秩序的孔德主义理想（这也是一种被艾略特和她同时代人所珍视的理想），也随之进行了妥协。科学本身的分裂，让人失去了一种对单一科学真实性或合理性的感受，毕竟，各种科学都是这种真实性或理性的表达，这让人质疑艾略特在《米德尔马契》序言中提出的统一科学文化的可能性，在这种文化中，科学家确实可以为了"彼此相关的社会信仰和秩序"的利益而"发挥知识的功能"。

利德盖特特有的尴尬处境，在 19 世纪 70 年代前期，会被受过教育的读者所承认，因此，这种困境表现出一种同时来源于认识论和社会的压力，这种压力，不仅与知识结构有关，也与知识群体的结构有关。利德盖特同时追求医学和细胞所象征的知识共同体，但这个共同体如果回过头来看他的工作，一定会觉得他的工作很幼稚，所以利德盖特相信，他有朝一日能够得以加入一种知识共同体，即"科学文化"当中去，但这种理想，在艾略特的时代，也是一种日渐黯淡的希望。19世纪60年代，出现了许多科学文化解体的证据，其中有三个特别的趋势可以被提及：其一，常识性评论的数量和受欢迎程度急剧下降，而专门讨论各种哲学和科学主题的期刊，却在迅速出现；其二，科学工作日益专门化、制度化和职业化；其三，业余科学家在走向实际消亡。赫胥黎与他同时代的许多人不同，拒绝接受社会是一个有机整体的想法，所以他能够为业余主义的消失而欢呼[27]，但艾略特的反应却不那么乐观，在《米德尔马契》中，通过利德盖特与业余博物学家法里布罗特（Farebrother）的关系，就能看出这一点。二人之间，曾经产生过最乏味（利德盖特对所谈话题也无甚兴趣）的科学交流，二人之间联络的状态，可以悲观地反映出一种赫胥黎会欣然接受的事物：独特社会领域的出现，将知识阶层与科学家分离，也与文化霸权分离。

对于艾略特与刘易斯而言，这些新发展，都是不祥之兆。这两位作家，在维持和促进一种由科学主导和统一的文化方面，都下了很大的工夫。在这种文化当中，临床医生和细胞生物学家，可以彼此提问，同时，艾略特与刘易斯，作为外行，作为科学爱好者，可以起到一种文化中介的作用，一方面与医生[28]与科学家进行交流，一方面又与公众进行交流。刘易斯在自己的书中陈述，他认为他自己可以假定"一位向各种各样听众演讲的讲师……在医学生的旁边，坐着一位有智慧的巧匠（Artisan）——在文人的旁边，坐着一位家庭的母亲（Mother）"[29]。我们可以看到，在那个穿衣镜寓言之中，《米德尔马契》的讲述者，也坐在了一个类似的位置，对另一个人，一位寻求文化指导的资产阶级人士，重复着她从她的科学家朋友那里听来的消息。只要看一眼艾略特的日记，或戈登·海特（Gordon Haight）的详尽传记，就会看到，叙述者的关注点，与后两者的创作者相同：艾略特的生活，尤其是在19世纪60年代后期这段时间，能够体现出她对理想文化的热爱，在这种文化中，科学将扮演与艺术、哲学和音乐一样重要的文明角色。我们可以看看下面这段日记，创作《米德尔马契》时期的日记：

G和我一起去了博物馆，并且同罗尔斯顿博士一同度过了一个美好的上午，他还在那里为我解剖了一个大脑。午饭过后，我们又去了博物馆，并且和本杰明·布罗迪爵士一起度过了下午，看到了他实验室中的各种物品，其中包括用于精细测量的带刻度的玻璃管，这取代了从前的称重方法。之后，帕蒂森夫人带着我坐着她的小马车在他们的乡村别墅——哈丁顿的枞树林旁边兜了一圈，又到了利特摩尔，在那里我看到了 J.H.纽曼的传统住宅。返回时，我们看到了牛津的塔楼，景色很好。晚饭时，本杰明爵士和布罗迪夫人来了[30]。

在对文化事业与科学事业都投入大量个人精力后，艾略特的小说，会体现出她自信而明智的声音，这是一种文化融合的行为，她在艺术中也维持着她在生活中试图维持着的努力。但在她自己的生活与文本中，这种自信的文化活动背后，却潜藏着一种恐惧，她对维持一种既有道德性又有科学性的文化的可能性，抱有绝望感。例如，有一位读者，会写信咨询，询问她可否填平那道令读者感到痛苦的，介于科学与道德之间的鸿沟。艾略特的回复，在资格认定方面，堪称杰作：

　　对分子物理学的思索，并非人类之爱与道德活动的直接依据，正如它也不像创作精美画作或欣赏伟大音乐的直接手段一般。人们可能会希望解剖自己的身体，并乐在其中，就像将分子物理学（在分子物理学中，你必须从你的视野中排除特定的人类干扰）作为你的主导方针一般，决定你动机的动力，仅仅存在于人类之中。每项研究都会影响到其他研究，这一点是正确的；但是痛苦和解脱，爱和悲伤，都有其独特的历史，这会使得一种经历和知识，超越并凌驾于原子的摆动[31]。

伯纳德·帕里斯（Bernard Paris）曾经将这段话作为确认艾略

特坚持人文主义独立于科学之观点的末尾[32]。然而，若将艾略特的评论，视为一种犹豫的征兆，而非简单的陈述，恐怕更为合适。这一点可明显见于她所选择的修饰语，如"并非……直接"（not direct）、"主导"（dominant）、"仅仅"（solely）、"独特"（peculiar）、"超越并凌驾于"（over and above），它们都指向于一种被遮掩起来的矛盾心理，以及艾略特本人所感受到的一种焦虑。即在一个微观世界和人类世界分裂的环境当中，她能否提供主导性指导意见。

艾略特作为叙述者，所呈现出来的"女智者"（Wise Woman）人格面具，带着勇毅的外观，似乎掩盖了这种焦虑。但这种焦虑，也会在旁处浮现出来，影响了艾略特对写作的态度和她过上充实生活的能力[33]。例如，在他的信件当中，人们会发现一连串对自己的弱点，和写作过程中所涉及的巨大困难的抱怨。艾略特的一大心理特征，就是将假定的叙事权威，与个人焦虑感之间区分开来，在某种意义上，这一点可以通过与福楼拜的类似情况进行比较，以得到澄清，因为后者也可被视为一个承受着痛苦的作家（在第 2 章中有更详细的讨论）。福楼拜的痛苦似乎比艾略特的痛苦更加极端，但也更能被得到控制，这也把他带到了深刻的艺术 - 医学复合意识审视之中，并成了一种文学分析的对象。严格的写作劳动，为福楼拜提供了一种支配痛苦的方式；但在另一方面，对于艾略特而言，写作本身似乎产生了一种抑郁，一种"麻痹性的沮丧——我的写作生活已经过去了"[34]。如果对于福楼拜而言，写作是最好的药物，允许他超越自己的痛苦，进入将笔下人物进行解剖学式关节分离的过程。但对于艾略特（也对于她笔下的女主人公，多萝西娅）而言，她能接受的唯一治疗方式，就是"抓住（她的）痛处，强行止痛，并且思考"笔下人物的痛苦。因此，两位小说家确定权威的方式，也有所区别，尽管他们都应用了比夏式医学原则。福楼拜为了保护医学视角，认为它无须评论；找寻到所有切合于解剖学所需的正确词汇（mot juste）即可。与之相反的是，艾略特在评论中找到了庇护，用它来抵御她的绝望感，这种绝望感，可归因于她的认识论和社会宇宙正在解体。

连贯性、病理学与革命：三种机体论与其各自陈述

然而，即使艾略特的评论使用了公共性的"我们"及其格言，也只是部分成功地统一了它声称理解的现实。现实一直被不同的科学观点所割裂，每一种观点，都有权以自己的方式窥探内心世界，获得一种生命的真理。我们在《米德尔马契》中，已经看到了艾略特勉强维持的科学相对主义的一大重要影响，就是利德盖特的尴尬处境，他那有天然局限性的医学观点，是环境中理性不占主导地位的必然结果。然而，我要指出，科学话语的分歧，不仅显现于人物这个层面之上，也更深厚体现于《米德尔马契》情节的异常多样性之上。把这种形式的多样性，与詹姆斯笔下松散无形的怪物的无定形性质相混淆，是错误的；另一方面，许多评论家认为，艾略特成功地控制住了文本中那个潜在的畸形怪物，并给她的小说强加了一种有机形式，这同样会产生误导性。鉴于我一直试图建立的令人生厌的科学背景，这里需要应用美学术语，对其加以裁断，即畸形怪物和机体论，但它们却成了有问题的分析工具。评论家的任务，既不是庆祝艾略特在有机形式方面的成就，也不是批评艾略特的社会视野和叙事形式所呈现出的机体论意识形态，甚至，更不是庆祝《米德尔马契》缺乏有机统一性，仅仅内含一个丑陋畸形的怪物和不成熟的结构性。评论家的工作，是为了解释《米德尔马契》的叙述组织如何反映，艾略特发现自己与自己所处的科学世界的分歧，对她的现实主义所产生的形式后果 [35]。作为一名现实主义者，艾略特深深致力于这种医学视角，以及这种视角所展示出的人物和情节；然而，与此同时，她也认识到其他科学观点的存在，导致她创作了其他类型的人物，其叙事可能性不同于纯粹医学现实主义。确实，更

准确地说，我们可以认为《米德尔马契》采用了多元化叙事的方式，其中可能至少隐藏着三种人物类型与情节可能性，也各自采用了一种独特的机体论式话语[36]。

第一种叙述形式，依赖于所谓的"地貌机体论"，这是一种指向于人物和环境的方式，我们可以看到，它构成了巴尔扎克的现实主义，在艾略特的早期作品中，也颇为显著。传统的机体论假定了一种现实的即时性与通透性，这尤其体现于人物的现实之中，并借助于叙述者之口，直接呈现在我们这些读者眼前。在《米德尔马契》中，这种形式的现实主义，引发出了弗莱德·文西（Fred Vincy）与高思（Garth）一家人的故事，现在，我们必须要更详细地探查一下。

弗莱德·文西、玛丽（Mary）、凯莱布（Caleb）以及高思一家的其他成员，都是巴尔扎克所谓的"类型"。所有的人物，都呈现出相对直接的人物形象，本质上是开放而简单的。正如艾略特在谈到玛丽时所言："伦勃朗看到她，一定乐于替她画像，使她那粗犷的相貌从画布上发出智慧和正直的光芒。因为正直，那种光明正大的美，正是玛丽最主要的优点，她既不想制造错觉，取悦于人，也从不想入非非，自我陶醉。"提到伦勃朗一事，暗示着玛丽，以及前述其他人物，都是以艾略特更年轻时（以及她同时代人），探讨17世纪荷兰绘画时的感触刻画出来的。艾略特告诉我们，对于荷兰现实主义绘画而言，肖像模特智慧而正直的品质，是与伦勃朗这位艺术家的个人气质并行不悖的，主导他画作的理想，就是艺术要真实地反映生活，忠实而开放式地提供现实的镜像，避免错觉产生。艾略特认可这种理想，不仅表现于她的早期艺术评论言论之中，也体现在她的早期小说之中，譬如在《亚当·比德》（Adam Bede）中，她堂而皇之地给出了对于艺术目的的著名（或言之，对于反现实主义评论家而言，是臭名昭著的）定义："我致全力于避免这种武断的画面，忠实地记录我心中人和事物的镜像。所凭借的镜子，毫无疑问有所瑕疵，映像也会带有模糊和混乱之处；但我觉得，我有必要尽我所能，告诉您这种映像是什么，就好比我坐在证人席中，以誓言为证叙述我的经历一样[37]。"镜子可能有缺陷，人物也是如此，但《亚当•比德》的叙述者仍信赖于自己的正直品性，就如同玛丽•高思信赖于自己的正直一样，这也能产生一种充分的经验叙述。

在艾略特开始创作《米德尔马契》时，她认识到，这些镜子，不仅仅是有缺陷而已，在一些部位，还已经被经验留下划痕了。无论是人物还是现实，都无法被目击充分记录，除非有人注意到玛丽和像她一样的人（譬如像《亚当•比德》的叙述者一样自信的人）心中想要逃离的错觉与复杂心思。例如，在我前面所引的文本之中，玛丽的质朴与开放，显然与罗莎蒙德那种神秘的吸引力形成了反差，尤其是后者那双蓝眼睛，"那些眸子真像蓝天一样深不可测，足以容纳一个想象丰富的旁观者赋予它们的各种美妙含意，又足以隐藏它们的女主人可能产生的各种不太美妙的含意"。这种解释，不需要被附加于玛丽、弗莱德、以及高思家中的任何一位成员身上；他们的角色形象都是有组织性的，其中内含的意义，几乎片刻即可分晓。

例如，凯莱布已经与他的妻子建立了一种关系，在这种关系中，不必有任何解释的需要（在利德盖特与罗莎蒙德，以及在多萝西娅与卡苏朋的婚姻中，这种需要非常大）。凯莱布被他的妻子完全理解，就像他被我们理解一样；她从最小的迹象中，就知道他要做什么，而且一旦他决定了，她既不会误解，也不可能改变他的想法。凯莱布不善言辞，意味着他超越了那些其他人物在相互理解时，为之所扰的需要调解和解释的问题。对他而言，以及对于整个高思一家人而言，"事物都是联系在一起的"。

事实上，凯莱布关于事物连贯性的信仰陈述，似乎不仅适用于他和他的家庭，也适用于他所居住的社会环境。在这个环境中，人和各种关系都联系在一起，形成了一个本质上稳定的整体，一个连贯的社会秩序，根植于个人工作的假定性稳定。即使是根据粗糙的经济事实，也大概能表明，商业与这里的实际事务无关，也不会威胁到这个整体：凯莱布•高思（和艾略特）重新定义了商业本身，以规避它与资本的联系。在此处，"商业"（business）似乎展现出一种纯粹的属性，等同于一个表示生产性工作的同义词："忙碌"（busyness）。在凯莱布这里，"通过'商业'，从来不意味着金钱交易，而代表着对劳动能力的熟练运用"。此处没有社会性或心理性的矛盾，会损害凯莱布所处的这种优哉游哉的工作环境[38]，那些感受到外界商业力量（譬如铁路之类）威胁的劳动者，以及因此可能会对凯莱布的"忙碌"产生威胁的人，会被（凯莱布·高思和艾略特）视为"可怜的傻瓜"，而不是合格的对手。

被这种人物和社会整体性概念所预测的情节之中，所涉及的纠葛、谜题与变迁，必然是间接性的，而非存在性的，所以时间在这种环境下，也会变得稳定，而不会破坏或改变自我。例如，在弗莱德·文西的案例中，艾略特安排了一种令人熟悉的早期现实主义情节，内有美好愿望化为泡影的内容。我们可以希望，像马克·舍勒那样，在这种叙述模式中，找到一种类比，与利德盖特、罗莎蒙德二人不同愿望的最终结局进行对照。然而，弗莱德的失落，与利德盖特夫妇的失落迥然不同，因为它只是一个本质上的救赎过程的必要阶段。这是一个有时间限制的具体情节，它构成了一种责罚，而不是一个悲剧。弗莱德性格和命运的本质，从未受到威胁，甚至也没有真正受到质疑，因为读者从一开始就感觉到他和玛丽之间的爱情，一种根植于青梅竹马时的爱情，是非常自然的，不会被时间所干扰。在小说的结尾，弗莱德和玛丽已经在他们所呈现的内在社会整体中找到了自己的位置，表现出了高思家族的家庭结构（玛丽是教师，弗莱德是农民），并通过"坚定不移"的工作，恢复了弗莱德所继承的遗产——斯通大院（Stone Court）。我们对弗莱德和玛丽的最后一瞥，强调了他们的浪漫和文西·高思的故事情节中，所隐含的一段乡土气息浓厚的时光。

弗莱德和玛丽仍然住在斯通大院，那些蔓生植物依然带着它们的花朵，爬满在美好的石墙上，然后伸向田野，田野上胡桃木树排列得整整齐齐。每逢阳光灿烂的日子，从打开的窗口，总能看到一对夫妇，带着白发老人的安详神色，坐在那里，他们最早是用阳伞上的铁圈订定终身的；当老彼得·费瑟斯通（Peter Featherstone）在世的时候，玛丽·高思总是奉命站在这窗口，等待利德盖特先生的到来。

在此处，时间被设定为"仍然"，在其中，我们看到弗莱德和玛丽与他们过去的样子无异，这一叙述视角当中，仅有的不和谐之处，就是不自然、不必要的中断。

我一直试图在文西与高思一家的情节中，辨别出一块对应于机体时间性的试金石，就是它让疾病进入叙述的方式。苏珊·桑塔格认为，疾病既可以作为惩罚，从自我之外侵入，也可以作为表现，从自我之内散发[39]。但是，在弗莱德·文西因失去希望而受到惊吓之后，他的发烧，既不是对其性格的报复，也不是对其性格的揭示，最多也只不过起到了一种纪律性仪式的作用。就像《远大前程》（*Great Expectations*）中的皮普（Pip）一样，弗莱德最后及时康复，并且过上了更健康、更快乐，而且有身体无灾无恙的生活。

另外，例如，罗莎蒙德［或艾玛·包法利，或格温德伦·哈莱斯（Gwendolen Harleth）］缓慢发展中的歇斯底里病情，则可被归入第二种叙述，在某种意义上，其中情节的世俗性，体现了身体状况的世俗性、机体性的生长与衰败、疾病的持续时间、走向死亡的厄运，以及这种世俗性复杂的界限：来源于叙述，或总而言之，来源于病理学机体论[40]。

要理解艾略特怎样基于病理学机体论的范式，或更准确地说，基于病理解剖学的范式，以构造人物与叙述可能性，我们需要在此回忆一下这种科学有关于自我机体的两大指导性假设（在本书前面的内容中，有一些相关详细讨论）：其一，关于自我的概念，承载着两种不同的生命，一个是内部自我，不可控但相对稳定（比夏所谓的"有机"生命），一个是外部自我，会受到环境中各种压力的影响（"动物"生命）；其二，将人的机体视为一个国家，被各个感官中心所投入的"生命力"统治，会给这个机体带来益处或弊端。像福楼拜与艾略特以前的作家一样，艾略特也将这种关于身体的假设，转入到了关于心灵的领域之中：她用记忆代替了身体的有机生命，用意识代替了身体的动物生命，这两者都被激情所统治[41]。在这种关于自我的相同视角之中，不难想象，艾略特会创造出一种与《包法利夫人》情节极其相似的叙述（在罗莎蒙德 - 利德盖特 - 布尔斯特罗德的故事之中）。此外，艾略特与福楼拜也都根据关于自我的比夏式模型而产生的诊断性 / 解释性问题，强调了类似的人物与场景。然而，在同一时期，两者在两部小说之间，还产生了一种惊人的不同，分别体现于艾玛与罗莎蒙德的不同命运之中，以及夏尔·包法利与利德盖特的不同命运之中。我会指出，这种不同，来源于艾略特对药物固有不确定性的更极端感受（如我们所见，这背后有历史性决定因素）。与福楼拜形成鲜明对比的是，艾略特发现，医学的"病态怀疑"使得人们开始质疑医学作为一种科学工具的价值。由此产生的情节，暴露了这种认识论的不足，并强调了从医学和医学现实主义之中所得的伦理必要性。

　　对于这些人物而言——利德盖特、罗莎蒙德和布尔斯特罗德，艾略特将其视为病理学有机体，这种有机体中的自我，被刘易斯称作一种"合力"[42]，是一种二元实体，而非一种单一联合体。上述的每一位人物，都有一种"理性"而有意识的自我，可以为人物的行为提出正式理由。然而，与此同时，每个人物也受到不同自我的支配。由于受到第二种内在的自我驱使，人物会变得慷慨激昂，不受意识的控制，可以在内心编织幻想，让思想纠缠于隐喻之中。这种自我，经常被现代评论家解读为一种弗洛伊德式的无意识。但是，把艾略特的构思，等同于比夏身体自主系统中的"有机生命"，则更为准确，也更符合她那个时代的特征。比夏的假设与艾略特的构思，都包含有强迫性重复、习惯、欲望、反射性与潜在的记忆。也都脱离了意识的完全控制。正如艾略特所言："正式的理由……是用一种非常不自然、不精确的方式来表示旧习惯带有刺痛感的回归，以及年轻血液的肆意妄为。"内在的生命不仅超越了意识，而且实际上也获得了相对于意识的优先权，艾略特坚持认为："没有一位既有激情又有思想的人，不会因为他的激情而思考。"

本质上，激情优先于思想，未必有风险性。然而，在比夏的范式当中，内部生命并不是孤立存在的，而是与个人的外在生活息息相关——与个人的环境积极接触。就像内在自我一样，富有想象力的生活，是一个过程，"绕着（某人的）内在自我织网"，处于情感的"兴奋人群"之外，所以外部生命也是一个网络，许多微小而有时被忽略的关系，会绕着它做精细的编织。个人的存在，需要去调和两个不同的网络，这两个网络，可能不按规则被编织，甚至有可能被别的力量往反方向拉扯——内在的网络，被欲望绷紧，而外在的网络，则被艾略特所谓的"环境的小小诱惑"绷紧。

利德盖特、罗莎蒙德和布尔斯特罗德的人生浮沉，源于他们尽力维持的一种统一的自我形象，其维持力量，或是抑制他们存在的两个要素之一，或是来源于一种寻找一个可维持"心理机体"（psychic economy）的环境。"心理机体"是一个由斯宾塞创造的生理学术语，就是一种可被维持的"共识"。实现共识，就是实现一种机体的完整性，这种状态，在生活中，在艺术中，都是一种理想状态。艾略特在她的《艺术形式笔记》（*Notes on Form in Art*）中称，她自己很欣赏那些能够在他们的艺术中实现生物"共识或其（身体）各部分之间效果持续交换"的人，就像一个有成就的运动员表现出来的那样[43]。因此，正如艾略特所勾勒的那样，共识不是一种静态的质量，而是一种在运动中保持的恒定性和平稳性，无论这种运动是个人的还是艺术的。艾略特认为，就像运动员投掷石头给运动带来形式一样，强大的艺术家在安排事件时也给情感带来形式[44]。但艾略特在《笔记》中所提到的关于运动的类比，虽然强调了共识的积极性和实用性，却没有充分考虑到，如《米德尔马契》所做的，共识所需要的斗争，或这种斗争的深层利害关系。虽然我们都不是运动员，但我们也都像利德盖特在事业刚刚开始时那样，要"转向了生活中有关的其他一切，让它们在头脑中逐渐弥漫，这种情形有点像经过激烈的游泳或漂流之后，舒坦地躺在沙滩上，让尚未用尽的力量休息一会儿"，并在其中面临一段困难的征程。即使是最强壮的人，也有隐约可见的弱点，最终，每个人都需要休息一会儿。让我们回忆一下比夏的格言，生命，即是对死亡的抵抗，是一种难免最终被克服的抵抗；没有一种共识，无论是多么可靠的共识，能被永久维持下去，这仅仅是因为一个人的热情有限。

我们意识的共同体，也就是我们心理系统的共识，仅仅是一种暂时的延迟模式，一种"不易觉察的停滞和转化"，以推迟个体内部不可避免的紧张和解体。艾略特笔下的病理学人物特征，借助表现，达成了短暂的共识，就好像两个自我被彼此隔离，只有一个被认可为真正的自我那样。例如，布尔斯特罗德在年轻时曾有过不端行为，这些行为"大多像微细的肌肉活动，不会在意识中引起丝毫反应，尽管它们能使我们达到我们所企求的、盼望的目标"；他发现自己"背负起了两个不同的生命"，但还是设法隐藏自己内心的脱节现象，把正当的理由织入"重重叠叠的蜘蛛网，堵住了道德意识的渠道"。利德盖特也是一样，"有两个自我"，一个是情感的自我，一个是科学的自我，两个自我都一直存在，而且似乎可以彼此孤立存在，两者与周边环境之间的关系也是如此。罗莎蒙德则最终完全忽视了外在自我，将全部精力投入于想象之中，进入了"一个冷漠而独立的亲密网络"，这至少可以为他提供一点时间，提供一点"真正的浪漫史"，但这也需要她要像低等生物一样，把一种"丑恶的黑点"植入到外部生命的每一个角落之中——包括她丈夫的感受——这可能会影响她的稳定状态。

正如比夏式医学的教导与艾略特的叙述所示，这些策略最终都会归于失败，因为"我们的激情不会单独生活在被锁着的房间里"，如罗莎蒙德所假设，我们无法像布尔斯特罗德想要尝试的那样，维持"意图独立于（我们的）意愿之外"的状态，也无法如利德盖特的设想一般，彼此生活于社会隔离之中。艾略特坚持认为，"生活不可分割，新和旧之间相互渗透的地带，把它联结成了一个整体"，在这种拉力之下，不可避免地会出现个人情绪的"无法定义的活动"

和（或）"环境的小小诱惑"的冲击，最终，不平衡的自我网络被撕裂了。

因此，病理学式机体论情节呈现出了一种下降弧线的形状，其中个体逐渐与关节分离，与《包法利夫人》中的表现一样。而且，越来越糟糕的是，衰败、去个人化的行为，不是在英雄式或浪漫式的行为中进行的，而是在一个连续的、微小的过程中进行，相关的个人几乎察觉不到。艾略特告诉我们，浪漫的灾难可能涉及一个会按时发生的决定性事件，如婚姻或"致命的离别"，但病理现实主义的灾难只会慢慢作用于人物的灵魂之中，像传播感染一般："世界上再没有比这种逐渐蜕变的过程更微妙的了！起先，这个过程对于他们而言，是无意识的，你和我可能把我们的某些精神传染给了他们，用我们那投其所好的错误观念，或者我们所得到的愚蠢结论，影响了他们，但也可能会随着一个女人的秋波引起的颤动而一起开始。"

利德盖特就是这种反思的案例，对他而言，罗莎蒙德的目光是最致命的传染源，也是他们接触的直接原因。在结束于他们订婚一事的那个场景当中，艾略特明智地利用暗喻，将自我比作网络或关系网，以强调利德盖特的灾难性感染始于微妙与未知之中。我们了解到，罗莎蒙德一直在编织"无足轻重的链条形花边"，以隐藏她对利德盖特冷淡态度的焦虑不安（利德盖特想向她表明，他对追求爱情不太感兴趣）。当利德盖特站起来要走时，在无法说出送行的话以后，罗莎蒙德无意间弄掉了链条形花边，利德盖特却把它给捡了起来。当他抬起眼睛时，他看到罗莎蒙德快要哭了，他被征服了。艾略特这般评论，"他忘了交还手中的花边"。但他还是被这花边给"联结"了，他虽然最终将这无足轻重的链条形花边放在一边，只写了一篇关于痛风的论文，而不是在借助发现花边这件小事产生一些更重要的联结。

正如我们先前所见，作为一名医生，利德盖特更应明白此事的寓意，因为，他认识到关注身体的琐碎环节的重要性，"要发现那些不易觉察的停滞和转化，因为它们决定着幸或不幸的意识的成长"。艾略特已经澄清了他的问题，就在于他不能持续地以临床医学视角观察女性，这涉及一种解释，即假设一切都依赖于"不明显的条件"，以解释女性的个性和魅力。不幸的是，艾略特告诉我们，"那种高尚的精神属于理性的情绪，并未渗入他的感性方面，影响他对家具、妇女等等的观念"。他不依靠解释，而是倾向于对罗莎蒙德进行分类，他没有寻求超越眼力所见之物，而是认为他对亲眼所见的证据感到满意。他认为罗莎蒙德有着下面的特征：

> 她的聪明伶俐正符合一个男子对女人的要求——那么优美、文雅、温顺，这种气质可以满足生活中一切美好的需要，何况包含着它的那个身体，把它表现得那么鲜明有力，几乎已用不到任何别的证明了。利德盖特确信，如果他要结婚，他的妻子必须具有那种女性的魅力，那种可以与花朵和音乐媲美的女性的气质，那种专为纯洁高尚的幸福生活创造的天性贞洁的美。

很明显，艾略特想要诋毁利德盖特表现出的这种分类思想[45]。利德盖特对待女性如同对待患者，一直在坚持一种临床医学的超然态度，当然不会对罗莎蒙德进行全面误诊，而且他会去探究她人格中更为隐秘的领域。但即使利德盖特不将罗莎蒙德的叹气、眼泪和渴望视为某种征兆，而是某种生命体征，从中找寻她的真相，也绝非易事。例如，许多过程，会将某一人物的一些特征隐藏起来，使得外来的解读者，甚至是此人本人都无法将其解读（就像有机生命的过程隐藏在体内一样，因此患者或医生都不能直接将其描绘）。事实上，即使是外来的解读者，也无法完全解读自己，艾略特将这个本体论的难题，以反问句形式提出："哪怕在自己的反省中，谁能如实表现自我呢？"

自我反思中固有的盲点，会产生出一些巨大的伦理问题（人怎样定义虚伪？怎样定义责任？）。但对于艾略特而言，她在前面所提出的问题，更严格来说，是一个医学问题，与诊断有关，与判断无关。自我的双重性，固有的欺骗性，阻碍了任何应对可能潜藏于意识表面之下，又不断恶化的疾病的工作。如果罗莎蒙德确有神经衰弱症，布尔斯特罗德也确有更为严重的道德疾病，如艾略特所言，他患有"罪恶的动机……依然作为孪生烦恼的根源潜伏在他的血液中"，这种动机，他是根本压不住的。根据这段身心对比描述，布尔斯特罗德不仅应被视为一个伪君子，也应被视为一个具有病理学机体特征的人物。因为身体可被分为一种有机生命和一种活动生命，所以自我也当被分为意愿与表征，当疾病作用于一个自我之中时，另一个自我可能还在正常工作："一个人立了誓言，但不一定能把违反誓言的路堵死。那么他是不是有意识要违反它呢？完全不是，只是导致违反它的愿望，仍在他身上暗暗发生作用，渗入他的想象，就在他一再叮嘱自己牢记他的誓言时，使他放松了警惕（艾略特可能在此处以双关语指代"道德"吗？）。"布尔斯特罗德的情况，反映出了诊断与解释病情方面的局限性，在这两个方面，他可能表现得比罗莎蒙德还更为明显。艾略特在自我中寻求玛丽·高思式的"正直"之所在，还通过布尔斯特罗德的行为——至少是在上述情节之中——澄清了一个事实，不存在一种理想的言语情境，即可以从一个人所说的关于自己的话语中，直接呈现出他真正的感受、渴望或意义的语境。即使在祈祷的情况下，与我们对话的是上帝，我们也无法克服这种本体论环境："可是哪怕在自己的反省中，谁能如实表现自我呢？"那么，医患之间，或者夫妻之间的谈话，就不那么坦率了啊！构建起关于自己或他人的真相，也一定十分困难！如果，像罗莎蒙德那样，一个人可以"没有意识到自己的行为可以被正确地称为虚假"，就不可能去询问此人所行所言是否如实了。

像罗莎蒙德与布尔斯特罗德这样的人物，他们对自身的了解，仅能来自于一种自身误读行为。艾略特又一次通过诊断学术语的描述，强调了这种疾病的特殊医学根源："世上的男女往往对自身的一些迹象作出极其错误的判断，把模糊不安的憧憬有时当作天才的表现，有时当作一种宗教情绪，更多的是把它当作强烈的爱情。"因此，罗莎蒙德的爱，虽然对她自身而言已经足够真诚，但事实上还是一种症状的表现，就像与她相对照的艾玛·包法利一样，她也得了一种她自己无法识别的"不诚实病"（mauvaise foi）。但是，怎样才能避免误解，把症状当作体征呢？利德盖特理解罗莎蒙德的过程，就是艾略特殚精竭虑之后，对这个问题所能给出的最好答案。只有采用了利德盖特所提到的"医学的哲学根据"—— 一种对个人外表意义的病理学怀疑——他才能最终谨慎地学会调查罗莎蒙德的情况，"仿佛在观察症状似的"，观察病态的动因，而非在观察女性的优雅表现。

然而，即使一个人能做到极度谨慎，在确定动机方面，此人所能达到的确定性程度仍然是有限的。利德盖特称之为"病理上的怀疑"，仍然是任何基于医学模式的解释的一部分，因为动机，就像医学上的疾病根源一样，无法再被拆开。此处，像往常一样，利德盖特的医学观点与艾略特的医学观点，都在历史上是准确的：疾病是从一个局部的"病变部位"发展而来的，最终病理解剖学家的观点，被布鲁塞（Broussais）的观点所取代（布鲁克告诉我们，利德盖特和他一起研究过这个观点），布鲁塞认为，疾病只能在生理学领域，被局限性地称作"炎症"。福柯出色地总结了布鲁塞用炎症替代病灶定位所达成的认识论转变：

> 炎症并不是一连串的征兆：它是一个在组织内发展的过程……为了发现这种初步而基本的功能紊乱，我们的目光必须要脱离病变部位，因为它不是一开始就有的，尽管疾病在其原始根源之中，总是可被定位的；事实上，它必须通过功能紊乱及其症状，在病变之前找到那个机体根源。正是在此处，症状学又一次起到了作用，但这是一个完全基于病理攻

击局部特征的作用：通过沿着有机交感和影响的路径返回，症状学探究，必须在无尽延伸的症状网络之下，"诱发"或"推断"（布鲁塞在同一意义上使用这两个词）出生理紊乱的初始点[46]。

对于致力于诱导或推断出道德和心理障碍为初始点的人而言，这个解释过程，肯定和布鲁塞的症状学暗示一样不精确。19世纪医学，通过发展统计学方法控制诊断的不确定性，在病灶产生作用，但这些方法仍然不能令人满意地替代旧方法，而且没有被完全纳入医疗实践。在《米德尔马契》中，所有的医生，除了高思一家试图改善病理组织未恶化的患者的情况以外，都发现他们在评估病情时，被迫服从机会性因素，尽管他们都厌恶这一因素。例如利德盖特，他曾经"对自己说，唯一向往的胜利，必须是有意识地通过能导致有益结果，既高尚又困难的过程而取得的"。像多萝西娅这样的人物，都认为自己是理性的工具，而不是赌徒。然而更准确地说，由于治疗作用为了达到有益效果而产生的压力，医生与改良家，即使在病情过于复杂难以估量之处，也要施行治疗。

在这种情况下，照料患者的能力与治愈患者的希望，就成了重中之重。我们必须如多萝西娅一样相信，如果性格"如我们的身体一样，有时也会生病……是可以挽救和医治的"，即使在我们不知道该如何应对的情况之下。在《米德尔马契》中，利德盖特行医之时，这种道德要求得以凸显：正是他的关怀能力，他对患者感受的敏感度，超越了他的技术知识，才使他成为如此优秀的医生。艾略特强烈赞同他所展现出的"双倍幸福"，并将其圣化为医生的一种关键品质："我们许多人在回顾一生的经历时，往往会说，我们认识的最仁慈的人是一位医师，或者一位外科医生，他凭丰富的经验和敏锐的观察，掌握了熟练的技巧，在我们危急的时刻，给我们带来了奇迹创造者所不能带来的崇高帮助。"尽管艾略特对利德盖特献上了颂词，但利德盖特个人的命运，仍然会矛盾地暗示着他个人能力的天花板，以及最后的自我牺牲，即使他没有走上自我毁灭的道路。正是他性格的这一方面，让他与罗莎蒙德走到了一起。在前面提到的订婚场景中，利德盖特对罗莎蒙德痛苦的口头反应，就是用医生的语言表达出来的："这是怎么回事？你很伤心。告诉我吧。"他的身体反应，也同样是医学式的。艾略特指出，利德盖特接下来搂住罗莎蒙德并保护她时，"他对一切遭受不幸的弱者，一向是很温柔的"。换言之，利德盖特对于女性的看法，是被一种分类式的、反科学的，但还保留着他特有的临床医学式视角所塑造的："这个人尽管外表粗鲁，对女人还是十分温柔体贴的，在他的思想里，他从不忘记她们的体格较男子单薄，不论在身体和心理方面，她们都显得有些弱不禁风。"这段情节的结局，只是逐渐暴露了利德盖特与罗莎蒙德关系中潜在的临床医学因素，即假定的夫妻关系转变为病患关系——更进一步说，这是一种治愈无望的关系。罗莎蒙德的歇斯底里，也迫使利德盖特在本质上担当起了监护者的角色："这个脆弱的女人是他自己选择的，他背上了这个包袱，要为她的一生负责。"

尽管担负起这种责任在道德上可被称赞，但利德盖特余生的凄凉表明，艾略特对成为一名医生，甚至是成为所谓"成功"医生的必备条件颇为不满。作为一名艺术家，她的艰难，迫使她接受痛苦的局限性，即她在利德盖特-罗莎蒙德-布尔斯特罗德的叙事中，所采用的医学模式中固有的人类局限性。但艾略特的社会本能是向善论的，她不能接受利德盖特的命运所暗示的主张，即任何社会进步都是不可能的。我们可以回顾一下，福楼拜确实接受了这种想法，这是他在《包法利夫人》中，为获得病态现实主义的超验视角而必须付出的代价之一。相比之下，艾略特增加了她的视角，因此也增加了她的情节，以便在所谓的同一社会现实中，提供了对有限性的替代。

我们已经看到，关于弗莱德、文西、玛丽这三位高思家族成员的情节，背后的人物刻画原则，颇不同于病理学现实主义。然而，这段情节，并没有为利德盖特 - 罗莎蒙德的情节提供一种强有力的替代品，两段情节之间，有很强的疏离感和绝缘感。两类人物，游走于不同的社会环境之中，只是断断续续地结合在一起。根据前面所讨论的罗莎蒙德与玛丽之间关系，当两类人物相见时，所产生的对抗，仅仅反映了他们的不相溶性。然而，另外一条情节线索，却可以与利德盖特 - 罗莎蒙德 - 布尔斯特罗德这条情节线索相溶，至少是部分相溶。即多萝西娅和威尔·拉迪斯拉夫（Will Ladislaw）的爱情故事。这第三种叙事形式和这些人物，可以说明，艾略特为了克服病理学话语中固有的自我、解释和叙事可能性的限制，已经尽了最大努力。

威尔与多萝西娅这一对人物，与他们在病理学方面的对照，利德盖特与罗莎蒙德这一对人物，有许多相似点。这两对人物，都有内部生命对外部生命所遭逢的不幸环境的斗争。利德盖特与威尔都为他们事业的成功下了赌注。而多萝西娅和利德盖特一样，她的热情都用在了"非英雄性的行为"上，而艾略特的概括——"因为没有一个人，内心如此强大，以致外界的力量不能对它发生巨大的决定作用"——这既适用于多萝西娅，也适用于利德盖特。我们可以无止境地探寻下去，描绘出一个"类比矩阵"，将《米德尔马契》中的这几条线索联系起来。但威尔与多萝西娅这一对，与利德盖特和罗莎蒙德这一对，有一处关键性的不同：前者并不被作者认为是"机体性的生长与衰败"的主体，而是"发育和突变"的主体。如果利德盖特与罗莎蒙德都因先天缺陷、组织中固有的平凡及机体局限性而必然走向失败，威尔和多萝西娅则至少有一点进步的机会，因为威尔曾对多萝西娅说，他们二人都可以"在心灵中将认识立即转化为感觉，感觉又可以像一种新的认识器官一样爆发出反光（我要强调一下）"。

通过对艾略特应用科学修辞的分析，我们可以看到，威尔和多萝西娅基本上只应用了胚胎学与演化论术语。当然，这种修辞集中性，也有可能仅仅是主题性的，反映了艾略特手头有一些现成的隐喻案例。然而，我要指出的是，与组织病理学的语言一样，"发育和突变"的语言为艾略特提供了一个关于构建叙事关系和构建叙事可能性的战略性视角。通过将威尔和多萝西娅视为有能力演化出新器官的人物，艾略特可以在他们的情节、转变与倾向中，塑造出关键性的转变与倾向，这也最终解释了他们的命运较利德盖特与罗莎蒙德相对成功的原因。

如果我们将艾略特设定给威尔和多萝西娅，以及利德盖特与罗莎蒙德的发展道路进行对比，以回应他们的类似处境——利德盖特和威尔的职业风险性，多萝西娅和罗莎蒙德的受惊经历，就会发现，艾略特的双重标准昭然若揭。我们回忆一下，艾略特将利德盖特的职业生涯描绘成一场逆水行舟的斗争，在这场斗争中，他成功的机会是"各种复杂可能性"，需要根据"环境将会带来的一切挫折和进展，内心的一切微妙反应"来计算——换言之，就是他外部生命和内部生命的相互决定条件。威尔的职业前景也同样被描述为一场冒险的赌博：他是一个"充满着模糊的希望的光辉形象"。但是，尽管利德盖特的不确定性涉及一个已经诞生了的职业（因此可以用医学的角度来审视），但威尔的不确定性，则源于他还没有形成一个职业性自我。他内心的平衡，仍在孕育之中，还没有得到最终的形态，因此他的机会必须得到一种不同的、更有希望的质疑的好处，而不是像给利德盖特的病理学式质疑一般——这也是一种基于胚胎学的乐观质疑："我们知道，一切发展都是在伪装下进行的，成功的形式可能隐藏在无所作为的胚胎中。总之，世界上到处是充满希望的类推，美丽而极不可靠的鸡蛋被认为隐藏着各种可能性。"

多萝西娅属于少数接受了威尔成功可能性的胚胎学视角的人物之一。对于她而言，哪里有希望，哪里就可能有一条道路，即使她不能确定这条路是什么。在卡苏朋抱怨威尔不希望自己达成有益的亚里士多德式目的时，她回应道："确实，人们可能都有自己的天赋，只是他们本人还不太清楚，会这样吗？有时他们显得懒散、软弱，那是因为他们还在成长中。"也许事实如此。但是，懒散与软弱，可能也是疾病与成长的标志，多萝西娅未能在卡苏朋的案例中成功区分出两者，威尔在其长时间的研究当中，将此比作"那种长时间抱蛋而孵不出小鸡的可悲例子"。艾略特也赞同这种说法，"毫无疑问，来自生活的富有生命力的事物，哪怕错了，也包含着具有活力的真理的胚胎"。但是卡苏朋的胚胎，最后却流产了，尽管多萝西娅曾对卡苏朋抱有希望。多萝西娅的错误表明：鉴于这一时期的胚胎学知识状况，不可能将看起来是错误的事物，确定为实质上是进步的还是病态的，是积极的突变还是流产的畸胎。只有到了 20 世纪，在遗传学与生物化学出现以后，人们才有可能在错误概念的支持下统一胚胎学和病理学的见解[47]。对多萝西娅而言，就像艾略特和她的同胞们一样，胚胎学上的主张——自我组织的改变实际上涉及"新器官"的进步性创生——必须从信仰方面去解释。

对于艾略特而言，最能体现这一信仰的桥段，莫过于《米德尔马契》的高潮情节，在其中，她让罗莎蒙德与多萝西娅在得知（或者在多萝西娅的例子之中，相信她已经得知）威尔不爱她们时受到了同样的打击。当然，罗莎蒙德有一个病态的体质，她对想象中自我的欲望投入的精力，已经削弱了她自己的身体。艾略特指出，在她所控制的行为体现出的自我意识之中，"人为的妩媚和珠光宝气，已取代了朴实自然的风度"，因此，多萝西娅把拉迪斯拉夫误认为罗莎蒙德的情人后，拉迪斯拉夫向罗莎蒙德发泄愤怒时，罗莎蒙德的情感储备，就像她的经济储备一样，已经耗尽，她的精神也几近崩溃。在此处，罗莎蒙德感到了一丝倦怠（ennui），她还发现，她与丈夫形象的浪漫让位于"取代了它们的日常生活琐事，她只能每时每刻在这些琐事中慢慢打发日子，没有选择的余地，也不能逃避不愉快的命运"，此时的罗莎蒙德，像极了艾玛·包法利。因此，毫不奇怪，她对威尔破坏她最后幻想避难所的反应，是一种歇斯底里综合征的表现，非常像艾玛在罗多夫结束他们的关系后所遭受的那种病况。我们应该记得，艾玛首先跑到了她的阁楼上，在那里，她靠在窗边，感觉自己处于自杀的边缘，"悬在空中，上不沾天，下不沾地"[48]，她几乎晕倒，但又回到了餐厅，在那里，她的病情，终于在惊恐的丈夫面前发作了。类似的是，罗莎蒙德也发现"几乎不再意识到自己的存在"，在她的这个空虚世界之中，"倾注着她全部希望的憧憬已成了可怕的幻影，这个打击使她彻底垮了，她的小天地只剩了一堆废墟，她觉得自己像一个无家可归的幽灵，在那里彷徨……他走以后，罗莎蒙德挣扎着从椅上站起来，但又无力地倒回了椅中……到了楼上，她没脱衣服，便倒在床上睡了，这时她显然什么知觉也没有"。

与夏尔·包法利不同，利德盖特是一个称职的、有洞察力的医生，在看到罗莎蒙德后，马上就注意到了她的焦躁，甚至在她发生晕厥以前就发现了。在利德盖特问过她出了什么事以后，她才真正崩溃了："她拉住他，发出了歇斯底里的哽咽声，哭个不住，他只得什么也不做，足足安慰和陪伴了她一个钟头。"利德盖特随即做出了诊断——"他想象多萝西娅已来看过她，这次访问给了她新的印象，使她感到激动，这才引起了她精神上的这一切反应"。这非常接近艾略特希望表达的关于罗莎蒙德的病理学真相，尽管利德盖特没有注意到，罗莎蒙德的想象力，在向神经系统传递外界刺激中所起到的中介作用。

罗莎蒙德对自身所受惊厥的回应，可以反映出她已无法进一步演化。她的精神组织，像卡苏朋一样，是"僵硬的"，无法适应变化。她必须为这一缺陷得到原谅，因此她不能承担责任；正如利德盖特发现的那样："这种原谅一切的心情，不可避免地会使他觉得，仿佛她只是另一种比他软弱的生物。"如果利德盖特仅仅在小说结束之处做了这种病情判断，艾略特就会让罗莎蒙德在整部《米德尔马契》中充当一种比他软弱的生物，正如我们所见，她在不同时期，被分别描述为"鱼雷"与"捕蝇草海葵"。罗莎蒙德与利德盖特之间的斗争，痛苦而又无法冰释，也是一条平行于看待自然视角的人类故事线索，一个由冲突和固定物种组成的自然界，没有被改善的可能性。

但在艾略特对罗莎蒙德的分析中，这种演化论术语的流行，意味着罗莎蒙德那种僵化的机体，还是存在着替代物的，即一种生物，"他能够同情每一个人，坚定不移地分担人们思想上的压力，而不是对人们施加压力"。这是多萝西娅对威尔的形容，但她本身也是这种生物，这一点可见于第80章高潮桥段中，艾略特在此处描写了多萝西娅发现威尔和罗莎蒙德聚在一起后的反应。像罗莎蒙德一样，多萝西娅也必须要处理这种"女性的自豪感化成了泡影"在威尔心中所带来的诸多后果。此时，威尔对于她与罗莎蒙德而言，都是"消失了的希望，破灭了的幻想"。像罗莎蒙德一样，多萝西娅也陷入了歇斯底里的抽泣，但她又不像罗莎蒙德，能"精力充沛"地继续生活，甚至能从她所受的惊愕之中得益。艾略特提醒我们，"在猝然发作的感情过去之后，仍把自己关闭在苦难的斗室中，闷闷不乐，胡思乱想，只看到自己的灾害，看不到别人的不幸，这是不符合多萝西娅的个性的"。她"要给她阴暗的日子带去一线光明和希望"，这也让她拓宽了自己的视野，而罗莎蒙德或艾玛·包法利在面对这种新敞开的空间时，却只能无可奈何。艾略特对多萝西娅从惊愕中恢复过来那段描述，确实很有名气，虽然它可能与福楼拜对艾玛被惊愕压垮那一段同样著名的描写完全相反。以下就是这两段描述的详情，其一出自《包法利夫人》，其二出自《米德尔马契》：

> 耀眼的阳光突然一下涌了进来。
>
> 对面，从屋顶上看过去，是一望无际的原野。底下，乡村的广场上，空空的没有一个人；人行道上的石子闪烁发亮，房顶上的风信旗一动不动；在街角上，从下面一层楼里发出了呼隆的响声，还夹杂着高低起伏的刺耳音响。那是比内在旋东西。她靠在天窗的框架上，又看了一遍信，气得只是冷笑。但是她越想集中注意力，她的思想就越混乱。她仿佛又看见了他，听见他在说话，她用胳膊把他抱住；她的心在胸脯跳动，就像撞

锤在攻城门一样，左一锤，右一锤，越撞越快。她向四周看了一眼，巴不得天崩地裂。为什么跳下去？有谁拦住她吗？她现在无拘无束。于是她向前走，眼睛望着石块铺成的路面，心里想着："算了！跳下去！"

阳光从地面反射上来，仿佛要把她沉重的身体拉下深渊。她觉得广场的地面都在动摇，沿着墙脚都在上升，而地板却在向一头倾斜，好像一条船在海浪中颠簸。她仿佛是在船边上，几乎悬在空中，上不沾天，下不沾地。蔚蓝的天空落到她头上，空气侵入了她空洞的脑袋，她只好听天由命，任其自然，而旋床的轰隆声也像是不断呼唤她的怒号[49]。

※　※　※

她思前想后，想了好久，才提出这个问题，这时曙光已射进了屋子。她拉开窗帘，眺望着大门外隐约可见的一段道路，路那边便是田野。在路上有一个背着包袱的男人，还有一个抱着孩子的女人。在田野上，她可以望见一些移动的身影，也许那是牧羊人和他的狗。远处弯弯的天边出现了鱼肚白，她感到世界是如此广阔，人们正在纷纷醒来，迎接劳动和苦难。她便是那不由自主的、汹涌向前的生活的一部分，她不能躲在奢华的小天地里，仅仅做一个旁观者，也不能让个人的痛苦遮住自己的眼睛，看不到其他一切。

在艾略特笔下，段落的间接自由形式（style indirect libre）与句法节奏（三个连续的平行描述性陈述——"在路上"、"在田野上"、"远处弯弯的天边"——紧随其后的，是连接这些语句与最后一个独立从句的连词）都有典型的福楼拜式风格——事实上，我们可以从上面所引的《包法利夫人》段落中发现有类似构造的句子。然而艾略特在一开头，就转向了福楼拜的病理学视角，成为"那不由自主的、汹涌向前的生活的一部分"，不是要去自杀，而是要获得重生，至少，对于那些强壮到可以沉浸于生活中的生物而言是这样。演化中的自我，将机体性病态的自我视为病理性契机，利用它来作为创造新常态、新自我组织的机会。

多萝西娅和威尔不断演化中的命运，只能减轻利德盖特的痛苦，但并没有解决利德盖特屈服于罗莎蒙德非自愿病态生活所带来的恐惧，也没有触及弗莱德、玛丽和高思一家人平静而幸福的生活。《米德尔马契》的结局，带有一种半乐观、半悲观的调子，还展现出了我们已经讨论过的，三条情节线索的三种不同结局，这也代表着，艾略特试图将这三种对生活和性格的不同观点统一为同一个现实。《米德尔马契》作为一部杰出现实主义小说的一大标志，就是这些话语在多大程度上得到了编排，它们被分散或被争论的倾向，则得到了抑制。通过比较《米德尔马契》与《丹尼尔·德隆达》（*Daniel Deronda*），我们可以更清晰地看出，艾略特如何让不同话语之间的和谐（rapprochement）得以完善。在后者之中，有一处明显的变化，艾略特完全抛弃了弗雷德 - 文西 - 高思一家人情节中所表现出的传统机体论思想，从而以一种更鲜明的方式，揭示了病理学演化视角和胚胎学演化视角之间的紧张关系，存在于格温德伦的歇斯底里世界和丹尼尔的变革性世界之间。因此，如艾略特在《米德尔马契》中所应用的传统机体论，可以说在两种认识论更复杂（因此竞争性也更明显）的现实主义观点之间，提供了一片缓冲区。但《米德尔马契》与《丹尼尔·德隆达》之间，还有第二个更微妙但也许更重要的区别：在《米德尔马契》中，利德盖特为变革性视角的乐观主义所提供的伦理平衡，在艾略特后来的小说中再也找不到了。在《米德尔马契》中，利德盖特的临床医学态度，他对那些不能演化的人的奉献，至少还有助于维持一个社会整体性的理想，在这个社会中，健康人和患者可以生活在同一片天空下。在《丹尼尔·德隆达》中，没有出现如利德盖特对待罗莎蒙德一般照顾格温德伦病痛的人物。虽然德隆达本人在小说的一部分内容中扮演了这一角色，但他这样做并不舒服，因为他没有自己明确的使命。事实上，德隆达不是利德盖特的翻版，而是威尔的翻版：正如威尔抛弃了罗莎蒙德，德隆达在发现自己必须成为什么之后，也抛弃了格温德伦。在这部小说中，医学观点不再存在，甚至不再被视为一种伦理理想，因此，生命和现实都开始发生裂变。艾略特如此焦急而尽力坚持的现实主义，开始让位于其他小说模式。

本章注释

[1] 关于 Kant 根据生物学理论对"理性的利益"的探讨，可参见 Cassirer 的《知识的问题》（*The Problem of Knowledge*），第 182～184 页。

[2] 解释这种转变的一种方法是，通过刻画 Lydgate，Eliot 宣扬了一种女性化医生的概念，因为她的同情心，恰恰是这一时期内试图在医学界为自己保留一席之地的女医生所强调的。职业化的意识形态在文学领域对女性不利，就像在医学领域一样。Eliot 对"乱写乱画的女人"的攻击，可以被看作是她自己与这种意识形态进行谈判的方式的一部分（连同发明了一个有同情心的男医生）。可参见 Regina Morantz-Sanchez 的《同情心与科学》（*Sympathy and Science*, New York: Oxford University Press, 1985)，这部著作对医学领域内的设定进行了讨论。我自己的分析，强调的是专业内的对立关系和认识论方面的对立关系，而不是因性别而生的对立关系，但显然，这三者都被我有所涉及。

[3] 关于 Eliot 对使命的概念，可参见 Alan Mintz 的《乔治·艾略特与职业小说》（*George Eliot and the Novel of Vocation*, Cambridge，Mass：Harvard University Press, 1978)。Mintz 认为，Eliot 的角色体现了一种世俗化的职业精神，其中"追求个人卓越的自私野心和追求全面改善的无私愿望，都是同一欲望矩阵的一部分"（第 20 页)。但他没有区分《米德尔马契》中科学和医学职业的区别，也没有试图详细解释 Eliot 的职业理论和 Eliot 通过不同有机模型而产生的认识论之间的相互关系。

[4] F.R.Leavis 和 Q.D.Leavis 的《小说家狄更斯》（*Dickens the Novelist*, London: Chatto and Windus, 1970)，第 180 页。

[5] Jonathan Arac 认为，这种改革的动力实际上是这些作家的现实主义的副主题和基础。可参见《受委托的精神》（*Commissioned Spirits*, New Brunswick, N.J.: Rutgers University Press, 1979)。

[6] Charles Dickens 的《小杜丽》（*Little Dorrit*, Toronto: Macmillan of Canada, 1969)，第 662 页。

[7] 关于将 Lydgate 视为一个知识渊博的全科医师的形象的话题，可参见 Patrick J.McCarthy 的《利德盖特，〈米德尔马契〉中"新来的年轻外科医生"》，见于《英语文学研究（1500—1900)》（*Studies in English Literature*, 1500—1900, 10, no.4, 1970)，第 805～816 页;《〈米德尔马契〉中医务工作者的合格证》（*Qualifications of the Medical Practitioners of Middlemarch*)，见于《19 世纪文学视角：纪念莱昂内尔·史蒂文森的文集》（*Nineteenth-Century Literary Perspectives: Essays in Honor of Lionel Stevenson*, Durham, N.C.: Duke University Press, 1974)，第 271～281 页。

[8] George Eliot 的《米德尔马契》(*Middlemarch*, Boston: Houghton Mifflin Co., 1956），Gordon Haight 编辑，第 109 页。自此以后，关于《米德尔马契》的文本内容，均引用自此版本。译者按：译者所选的中文译文为《米德尔马契》（项星耀译，2006，北京：人民文学出版社）。

[9] 可参见 N.N.Feltes 的《乔治·艾略特的"穿衣镜"：一个隐喻的变迁》(*George Eliot's 'Pier-Glass': The Development of a Metaphor*），见于《现代文献学》(*Modern Philology*, 67, 1969），第 1 期，第 69～71 页。

[10] J.Hillis Miller 的《〈米德尔马契〉中的视觉与符号学因素》(*Optic and Semiotic in Middlemarch*），见于《维多利亚时代小说中的世界》(*The Worlds of Victorian Fiction*, Cambridge, Mass.: Harvard University Press, 1975），William Buckley 编辑，第 139 页。

[11] 可参见 W.J.Harvey 的《小说的知识背景》(*The Intellectual Background of the Novel*）见于《对〈米德尔马契〉的批评方法》(*Critical Approaches to Middlemarch*, London: University of London, The Athelone Press, 1967），Barbara Hardy 编辑，第 25～38 页。

[12] G.H.Lewes 的《生命与心灵的问题》(*Problems of Life and Mind*, Boston: Houghton, Osgood and Company, 1880），第 3 版，第 10 页。

[13] 这套没被碰过的百科全书的保存状况，类似于 Charles Bovary 的那套《医学科学词典》"书的毛边还没有裁开"的情形，Lydgate 打开他的书，标志着 Eliot 特现实主义中，知识所处的地位，却与《包法利夫人》中有所不同，它已经开始被书中人物所接受了。但即便如此，它也无法起到一种"标准化原则"(principium stilisationis) 的作用，与 Flanbert 现实主义中的情况一般无异。

[14] Augustine 的《忏悔录》(*Confessions*, New York: Signet, 1978），R.S. Pine-Coffin 译，第 8 章，第 2 段。译者按：译者所选的中文译文为《忏悔录》（2015，上海：商务印书馆），第 168 页。

[15] 译者注：拉丁语中"valvae"为"折叠门"之意，也有"价值"之意。

[16] Eliot 的原文为："因此他所知道的头脑，只是位在太阳穴旁边的一些小袋子，他不懂得血液是怎么循环的，正如他不明白纸币怎么能代替黄金一样。"(for anything he knew his brains lay in small bags at his temples, and he had no more thought of representing to himself how his blood circulated than how paper served instead of gold.）这段描述能反映出这个通过转喻进行发现的过程：藏在"太阳穴旁边的一些小袋子"里的想法，可能会唤起上帝的意念（也存放于那些"小袋子"之中），并且建立起了知识与纸币之间的比喻关系。

[17] 如 Gaston Bachelard 这位对科学思想中的隐喻做过最深刻分析的评论家所言："无论你喜不喜欢，隐喻都勾起了我们的探索欲望。"《科学精神的形成》(*La Formation de l'Esprit Scientifique*, Paris: J.Vrin, 1938），第 78 页。关于在哲学与科学方面中"隐喻与概念的连续性"与 Bachelard 的观点，可参见 Jacques Derrida 的《白色神话：哲学文本中的隐喻》(*White Mythology: Metaphor in the Text of Philosophy*），见于《新文学史》(*New Literary History*, 6, no.1），1974 年 8 月，第 5～74 页。

[18] 可参见 Michael Mason 的《〈米德尔马契〉与科学：生活于与心灵的问题》(*Middlemarch and Science: Problems of Life and Mind*），见于《英语研究综述》(*Review of English Studies*) 22, no.86, 1971），第 151～169 页。关于自然科学

中的认识论问题对维多利亚时代小说家风格的影响这一话题，可参见 George
Levine 的《现实的想象》(*The Realistic Imagination*, Chicago: University of
Chicago Press, 1981)；Gillian Beer 的《达尔文的计划》(Darwin's Plots, Boston:
Routledge and Kegan Paul, 1983)。

[19] Lewes 的《问题》(*Problems*)，第 191 页，第 106 页。

[20] 同上注释 [19]。

[21] 译者注：自然哲学 (philosophy of nature, nature-philosophy) 指多少含有形而
上学观点的对自然的解释。在古希腊的自然哲学中与生物学关系最密切的是
Aristoteles 的各种概念。但是单称为自然哲学的生物学时代的自然哲学是指从
18 世纪后半叶到 19 世纪以德国古典哲学为基础而诞生的哲学观点（也称为
浪漫主义自然哲学），它是以弗里德里希·威廉姆·约瑟夫·谢林 (Friedrich
Wilhelm Joseph Schelling, 1775—1854) 的哲学为代表的。此处所谓的"自然哲
学家"(naturphilosophen)，即指代 Schelling，他主张，自然和精神在本质上应
该是一个更高本原的两个方面，由此他发展出了他的同一哲学。在 Fichte 的思
想中，哲学的最高本原是绝对自我，在谢林看来，这种论调忽视了客观自然的
重要性。而自然和精神两者同一的最高本原在于绝对，也就是要求自然哲学和
先验哲学的同一。绝对在 Schelling 的同一哲学中有着双重含义，一是认识论层
面上的（精神），二是本体论层面上的（自然）。

[22] Lorenz Oken 的《生殖》(*Die Zeugung*, Bamburg uber Wirzburg: J.A. Goebhardt,
1805)，见于 William Coleman 的《19 世纪生物学》(*Biology in the Nineteenth
Century*, Cambridge: Cambridge University Press, 1977)，第 25 页。George Rosen
认为，"浪漫主义医学，建立于 Schelling 的自然哲学基础之上……代表了德
国人对医学重构问题的处理方法……在革命时期"。可参见《浪漫主义医学》
(*Romantic Medicine*)，见于《医学史公报》(*Bulletin of the History of Medicine*,
25, no.2, 1951)，第 149～159 页。关于自然哲学对英国浪漫主义的影响，可
参见 M.H.Abrams 的《镜与灯》(*The Mirror and the Lamp*, Oxford: Oxford
University Press, 1953)。

[23] François Jacob 的《生命的逻辑》(*The Logic of Life*, New York: Vintage, 1976)，
第 118 页。

[24] 关于英国人接受 Virchow 的著作的问题，可参见 W.H.McMenemey 的《细
胞病理学，特别提及 Virchow 的教导对医学思想和实践的影响》(*Cellular
Pathology, with Special Reference to the Influence of Virchow's Teachings on Medical
Thought and Practice*)，见于《19 世纪 60 年代的医学与科学》(*Medicine and
Science in the 1860s*, London: Wellcome Institute of the History of Medicine, 1968)，
F.N.L.Poynter 编辑，第 13～43 页，第 49～50 页。

[25]《问题》(*Problems*, London, 1874—1879)，第 2 卷，第 122～123 页。

[26] 在精神医学领域中，很多认知性工具，都是从病理解剖学中借用而来，在
19 世纪末，关于身体的更基本科学，其知识主导性已相当深厚，故而 Freud
利用其为精神分析法辩护，他将精神分析法视为一种前卫的、超越了精
神病学的科学，因为基于细胞理论的医学，已经超越了基于临床解剖学的
医学，"精神分析法与精神病学的关系，大抵类似于组织学与解剖学的关
系：组织学研究组织与细胞的构造，解剖学研究器官的外在形态。不难想
象，这两种研究之间存在冲突，前者是后者的延伸。现在，如您所知，解

剖学已被视为医学科学的根基。但是，曾经有一段时间，解剖人类尸体以揭示身体的内部结构，是非常困难的，现在看来，进行心理分析，以了解大脑的内部机制，也遭到了同样的困境"。《精神分析导论》(*Introductory Lectures on Psychoanalysis*, New York: Norton, 1966)，James Strachey 译，第 255 页。

[27] 可参见 Harry Elmer Barnes 的《社会上有代表性的生物学理论》(*Representative Biological Theories of Society*)，见于《社会学评论》(*Sociological Review*, 7, 2, 3, 1925)，第 120～130 页，第 182～194 页，对 19 世纪社会思想中的机体论进行了简要介绍。

[28] Eliot 和 Lewes 与医学界的友谊，标志着他们致力于一种不同于由 Acton 与 Maudsley 所代表的厌女文化的医学文化。关于 Eliot 与这种医生的关系，可参见 M.Jeanne Peterson 的《阿克顿博士的敌人：维多利亚时代英国的医学、性与社会》(*Dr.Acton's Enemy*: *Medicine, Sex, and Society in Victorian England*)，见于《维多利亚时代研究》(*Victorian Studies*, 29, 1986)，第 4 页。

[29] Lewes 的《日常生活生理学》(*Physiology of Common Life*, Edinburgh: Blackwood, 1859—1860)，第 2 卷，第 453 页。

[30] 可参见《书信集》(*Letters*, New Haven, Conn.: Yale University Press, 1955)，G.S.Haight 编辑，第 6 卷，第 98～99 页。

[31] 1870 年 5 月 25 日书信，可参见《书信集》(*Letters*)，第 5 卷，第 100 页。

[32] 可参见 Bernard J.Paris 的《乔治·艾略特所探寻之价值中的科学与艺术》(*Science and Art in George Eliot's Quest for Values*)，见于《人道主义者》(*The Humanist*, 20, 1960)，第 52 页。

[33] 关于 Eliot 写作时的心理，可参见 Quentin Anderson 的《乔治·艾略特在〈米德尔马契〉之中》(*George Eliot in Middlemarch*)［见于《从狄更斯到哈代》(*From Dickens to Hardy*, Baltimore, Md.: Penguin Books, 1958)，Boris Ford 编辑，第 274～276 页］中的一段有启发性的讨论；Mintz 的《乔治·艾略特与职业小说》(*George Eliot and the Novel of Vocation*)，第 145～148 页。

[34] 见于 1869 年 5 月 8 日书信。

[35] 关于 Eliot 作品中的"机体论形态"，可参见 Terry Eagleton 的《批评与意识形态》(*Criticism and Ideology*, London: Verso, 1978)，第 5 章；关于这种被寻索的机体论无法归因于意识形态冲突的马克思主义观点，可参见 Cynthia Chase 的《大象的分解：对〈丹尼尔·德隆达〉的双重解读》(*The Decomposition of the Elephants*: *Double-Reading in Daniel Deronda*)，见于 PMLA 93，1978 年 3 月，第 215～227 页。

[36] Mark Schorerer 通过他所谓的"类比矩阵"将五个故事区分开来。可参见《小说的结构：方法、隐喻和思维》(*The Structure of the Novel*: *Method, Metaphor, and Mind*)，见于《〈米德尔马契〉：小说的批判方法》(*Middlemarch*: *Critical Approaches to the Novel*, New York: Oxford University Press, 1967)，Barbara Hardy 编辑，第 12～24 页。

[37] 可参见《亚当·比德》(*Adam Bede*, New York: Signet, 1961)，第 179 页。

[38] 译者注：原文作"whistle-as-you work world"，可直译为"一边工作一边吹口哨的工作环境"，译者认为用"优哉游哉的工作环境"表述更为贴切。

[39] 关于疾病在小说中两种功能的讨论，可参见 Sontag 的《疾病的隐喻》(*Illness*

as Metaphor），第 36 页。

[40] 关于 Eliot 对机体论态度的变化，可参见 Sally Shuttleworth 的《乔治·艾略特与 19 世纪科学》（*George Eliot and Nineteenth-Century Science*, Cambridge: Cambridge University Press, 1984）。

[41] 这种身心对比，也是 Lewes 哲学心理学的基础："心智建立于同化经验之上，其感知则被前感知所塑造，其概念也被前概念所塑造。像身体一样，心智也通过历史被塑造。"可参见《问题》（*Problems*, Boston: Houghton, Osgood and Company, 1879—1880），第 1 卷，第 202 页。值得注意的是，为了支持这一主张，Lewes 还为 Eliot 的《西班牙吉卜赛人》（*The Spanish Gypsy*）做了脚注。

[42] Lewes 的《问题》（*Problems*, 1880），第 203 页。

[43] George Eliot 的《艺术形态笔记》（*Notes on Form in Art*, 1868），见于《乔治·艾略特散文集》（*Essays*, New York: Columbia University Press, 1963），Thomas Pinney 编辑，第 433 页。

[44] 因此，此处 Eliot 对形式的概念表现出了一种世俗性，我会指出，这种世俗性导向，根基于艾略特坚持以医学角度审视身体形态的模式。这种医学模式，在另一方面，对于区分精神形态不太有用，例如雕塑所体现出的精神形态，以及 Flaubert 对收到意见后的答复所示："古老的格言，不应让位于科学的解释，因为它们像雕塑一样表达了更广泛的概念，也表达出了人们观察到的现象，无论 Harvey 与 Bichat 如何表述，前者的表述始终真实不虚。"（《艺术形态笔记》（*Notes on Form in Art*），第 436 页。

[45] Eliot 明显反对 Lydgate 的分类动机，将其视为前科学性行为，在我的意见的背景之中，这也意味着 Eilot 对科学背景的评价，她在此背景之上，敌视 Lydgate 对女性的态度，是明智的。但 Eliot 对 Lydgate 的谴责之中，也有一种更个人化的敌意在起作用，毕竟，最主要是因为他对 Rosamond 的事业起到了足够的科学性作用。作为 Lewes 的妻子，Eliot 一定嫉妒那个反对他带着强烈愿望采集标本的人。特别要指出的是，Lewes 着迷于海绵之美。蜗牛和其他海边生物，有时也会在一定程度上引起他的兴趣，相比之下，有时候，Eliot 自己，以及更聪明的美人，反而会被他所忽视了。Lewes 本人在《海边研究》（*Sea-side Studies*, Edinburgh: Blackwood, 1860）中一篇开玩笑的文章中，引用了这一类比，坦率地承认了美胜过智慧的优势，并提到了在 1856 年和 1857 年，Lewes 与 Eliot 夫妇同去英国海滨的一段旅程：美貌是一种微妙的魅力，它把我们从开明的 Miss Crosser 身边吸引到可爱的 Caroline 身边，尽管她的谈话并不新颖或精彩；而 Miss Crosser 却读了一整本《百科全书》，并在她的谈话中随意引用其中许多页的内容（第 139 页）。Eliot 不会对这种看法感到愤怒吗？但她通过揭示 Lewes 对一个美丽女人和一只海葵的含蓄比较而达到了复仇的目的。虽然海葵的形象，并没有直接应用于与罗莎蒙德做对比（虽然它将在《丹尼尔·德隆达》中，对 Rosamond 的继任者格温德伦·哈莱斯起到对比作用）。但 Lewes 的评论发生在他讨论海葵导致刺痛或导致昏迷的力量时，艾略特将这种力量转移给了 Rosamond，后者的"鱼雷冲击"会使 Lydgate 瘫痪。尔后，Eliot 就用 Lydgate 的命运作教具，给 Lewes 生动地上了一课。她借此说明了，如果 Lewes 在伙伴关系方面或在科学兴趣方面，不满足开明合作伙伴的需求的话，会面临何等后果。

[46] Foucault 的《临床医学的诞生》（*The Birth of the Clinic*），第 186～187 页，关于

Broussais 在《米德尔马契》中的存在感，见 Robert A.Greenberg 的《血管丛与神经节:〈米德尔马契〉中的科学典故》(*Plexuses and Ganglia*: *Scientific Allusion in Middlemarch*)，见于《19 世纪小说》(*Nineteenth-Century Fiction*, 30, 1976)，第 33～52 页。

[47] 可参见 Georges Canguilhem 的《病理学的新概念：错误》(*A New Concept in Pathology*: *Error*)，见于《关于典型化与病理学化》(*On the Normal and the Pathological*, Dordrecht, Holland: D.Reidel, 1978)，第 171～179 页。

[48] Gustave Flaubert 的《包法利夫人》(*Madame Bovary*, New York: Norton, 1965)，Paul de Man 译，第 148 页。

[49] 同上注释 [48]。

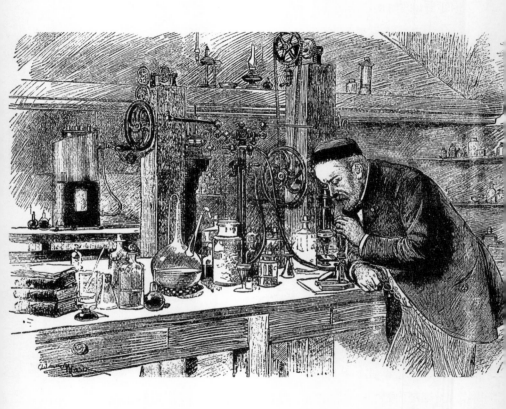

第 5 章
现实主义与自然主义之别：一些
考古学上的考量

　　此处，我要交代一个文学史专家普遍达成的共识，在 19 世纪的最后几十年中，现实主义文学遭受了一波大致可被称为"再现危机"的打击。于是，被评论家以不同形式解读为"超越了再现形式"的现代主义文学，就以文本形式，而非意图形式，或转向叙事内部的形式出现了——并最终取代了巴尔扎克、福楼拜、艾略特、狄更斯、屠格涅夫等的再现实践。像所有简单的故事一样，现代主义文学也有它的各种吸引力：它很容易理解，只提供两个主角，相较于过去，它达成了一种戏剧性突破，并放弃了明确的赢家 - 输家模式。此外，它还指出了某种普遍性的历史变化模式，而这种模式无可争辩地确实发生了，至少发生于现代主义和现实主义确实构成不同文学实践的意义上。但作为一种历史叙事，它还远远不够，因为它忽略了在这期间存在（或在某些情况下消失）的一系列文学实践：感觉小说、自然主义、侦探小说、科幻小说、帝国小说等。在相当于文学批评失忆症的情况下，柯林斯、左拉、柯南·道尔、凡尔纳、吉卜林、史蒂文森、于斯曼和王尔德等作家的作品，在这个短视的文学历史视角中就彻底消失了。

　　这个问题的一部分，来源于文学评论家用来定义现实主义与现代主义这两个术语时所应用的分析工具，我在前面几章中已对此有所述及。"再现"（representation）是一个过于简单粗糙的术语，无法准确地描述现实主义者所写出的作品；我们也基本无法依靠它来分辨出现实主义文学作品，与不甚现实主义亦非现代主义的文学作品之间的区别，更难以用它来解释所谓的"过渡性"体裁的文学革命。从另一种视角来看，如果有一种话语分析，有助于分辨出自然与现实主义的细微差别，它大概也会有助于以历史性术语说明并指认出现实主义与上述其他文学体裁的不同。

给我们的分析带来最严重困难的体裁，是那些初看上去最接近于现实主义的体裁：自然主义文学与侦探小说。对于这两个案例而言，人们至少可以认识到现实主义的基本原理——这是一种回避超自然的解释，一种对真理科学标准的呼吁，一种对经验细节的依赖。有一种方式，可以用话语术语，来检验反思文学史的价值，还可以用于更仔细地探寻这两种准现实主义体裁中再现实践的表现，看看现实主义的核心假设——知识、真理和权威的医学化概念——是否、如何以及为什么会在这些文学体裁中被重新安排、服从于其他思想、被抛弃或被批评。

自然主义文学，尤其是爱弥尔·左拉的作品，与巴尔扎克、司汤达、艾略特、狄更斯和福楼拜的现实主义文学贡献相比，亲缘性略多，而类别分歧性略弱，其构成分歧的方式，在评论家眼里，也素来不一。但即便是那些持最激烈态度认为两者有别的，研究现实主义文学史的文学评论家，也难以为两者明确划定界限。我在此处想到的，是卢卡奇·格奥尔格对自然主义发起的强大而持久的古典马克思主义式抨击，以及弗雷德里克·詹姆森最近以更现代的形式词汇重新进行这一抨击的尝试。对于卢卡奇而言，自然主义以"完全人性"与"形式"的视角，以及将人视为"无生命平均"、"灰色统计数据平均值"的视角，对现实主义进行了易位[1]。詹姆森的观点与之类似，他认为这一变换发生在"第一大现实主义作品"与"高级现实主义与自然主义"之间（来自于詹姆森的引文暗示着，对他而言，这种晚期的现实主义实际上构成了一种退化，而不是一种高潮），其中还包含有"对现实主义的逐渐物化"，尽管詹姆森认为，这种物化来源于"一种经过了完善的叙述手段"，而非如卢卡奇一般，认为它源于主体性被淹没[2]。非常明显，两位评论家的愿望，都是要强行区分出现实主义与自然主义的区别。然而，詹姆森用了"逐渐"（gradual）一词将"高级"现实主义与自然主义联系起来，足见他很难确定有机现实主义分解为物化自然主义的阈值临界点。对于卢卡奇而言，当物化不再仅仅是一种局部的条件，通过社会和文学的新陈代谢而进行转移的临界点，也是模糊的；现实主义变成了自然主义，一些作家（福楼拜招来了最大的恶名）陷入了灰色地带，这使得卢卡奇特别难以对其进行分类和评价 [3]。

鉴于这些令人不安的失误，即使是那些最坚持维护现实主义和自然主义之间区别的人，也对一件事感到不足为奇，即研究 19 世纪小说的新历史主义评论家很积极，甚至十分高兴地完全忽略了这一区别。例如，马克•塞尔策（Mark Seltzer）与 D.A. 米勒（D.A.Miller）就提供了对文学史的重要重述，其中，米勒所谓的"恰如其分的小说再现实践"，将两者之间的所有一般性差异都归入其中，但反过来又被通过以下方式运作的警察式权力归入其中 [4]。因此，如卢卡奇或詹姆森所言，存在于巴尔扎克或司各特，与左拉或吉辛（Gissing）之间，物化的面纱已经落下，米勒和塞尔策可以看到，巴尔扎克、左拉、福楼拜、特罗洛普（Trollope）、詹姆斯和其他一些小说家都参与了塞尔策所言之共同的"监视的幻想"，这是一种正常化的权力意识形态，它本身构成了一种"现实主义"或没有明确定义的小说再现的实质。

这种新福柯主义研究方法，也像与之相对的马克思主义研究方法一样，最终未能解决体裁限制和转变这些繁杂的问题，而且两者失败原因相似（尽管这两个集团的学人相互敌对）。在两种方法当中，前者应用的分析工具是物化的概念，而后者则应用了权力的概念，但这两种方法，都无法掌握科学或认识论观点影响或建构文本与体裁的特定方式。在这方面，塞尔策与米勒的不足之处，均出自于，他们只从福柯那里挪用了一个骨架的概念，即现代社会通过维持治安来制定权力的一般战略。然而，在福柯的作品中，这一策略，是通过对工具使用原则的严格分析而得以呈现的——即应用于医学、犯罪学、建筑学、监狱管理学这类知识（savoirs）之中，以不同方式呈现出来的工具。在福柯眼中，这些"科学"学科，都各有其公正性，各有其认识论与技术方面的复杂性。相反的是，对于米勒与塞尔策而言，无须做过多超越于文本以外的解读，因为这些繁杂的学科，无论它们在细节中应用了什么样的科学话语，无非都是一个监视覆盖过程的不同版本 [5]。其结果是对整个小说史，尤其是现实主义文学的历史形成了一种相对平淡（尽管其政治观点极其高亢）的观点。

从另一方面来看，卢卡奇与詹姆森，在分析物化时，都谈不上忽略了上述各门科学的作用。尤其是卢卡奇，在他那篇有突破性的论文，《物化与无产阶级意识》（*Reification and the Consciousness of the Proletariat*）当中，花了好几页来讨论科学认识论。在卢卡奇眼中，这确实是一门科学——而非（如有些人所期待的那样）商品拜物教、工业劳动力或资本的逻辑——最终成为资本主义意识或物化后"最纯粹的沉思"的表现。卢卡奇认为："专门性科学的形式主义概念化，对于哲学而言，成为了（原文如此）一种不可改变的基础，这标志着所有试图揭示这种形式主义根源的物化，都走到了终点，而且一无所获。"我们已经看到，在卢卡奇此后分析小说的作品当中，他讨厌将人视为统计学对象的反科学观点暴露无遗。但是，卢卡奇也像塞尔策和米勒一样，从未转向分析过任一特定的科学门类，仅仅提及过普遍性的"自然科学"。他因此也没有捕捉到不同科学之间在认识论方面的细微差别，包括我在第 1 章中讨论过的，形式化的科学与不太严格的科学之间的区别。本书一直在关注着临床医学那种不太严格的科学术语，这门科学，在卢卡奇看来，既非一门数据化科学，亦非一门物化科学（顺便提一下，卢卡奇希望用"新陈代谢"之类科学术语来分析物化的各种过程，也暗示了这一点）。医生总是要面对一个患者，而非一具肉体，所以，尽管医生在治疗过程中，会带着某种技术性或物化的观点看待疾病，医生的知识，绝对不是没有价值的，而是某种意义上的"人类"知识，即一种充满规范（即建构起健康和病态的概念）的知识。此外，在我们一直所关注的时代当中，实际上，临床医学话语，在一种单一认知诊断操作之中，使得观察和价值判断相融合，统计判断和定性判断相融合，使得医生面前的患者情况，仅仅是一个统计数字，或者是一种生命的元素或规律。医生的科学，仍然是一门人类科学。

另一方面，这种还原性过程，也是各门基础科学中，比如一些生命科学（实验性的生理学与细胞学）之中，不可或缺的一个步骤。尽管卢卡奇对此认识模糊，然而，他对科学的认识论批判，至少可以说明，我们可以去寻找自然主义的概念性根源。如若没有卢卡奇这种对于还原性科学的谴责，人们就可以提出之前与临床医学和现实主义有关的，同样类型的考古学问题：在这些还原性科学之中，什么可以鉴定一段陈述的真伪？在任一案例之中，产生知识的规则是什么？如果这些规则、预设与认知假设真地能塑造自然主义小说，那么它们是怎么做到这一点的？

我们不需要走得太远，就能确认自然主义和至少一种还原性科学之间存在着相当强的历史相关性：实验生理学，或其创始人克劳德·伯纳德所说的"实验医学"，它出现于 19 世纪 50 年代。当然，伯纳德的名字，对于文学评论家而言是很熟悉的，这是因为左拉那备受指责的自然主义宣言《实验小说论》。在这篇文章中，左拉以一定的篇幅阐述了伯纳德作品与他自己作品之间的类比，不仅认为伯纳德从事的研究和实验的方法，与自己的方法相同，而且这种方法也是巴尔扎克和福楼拜的方法，实际上是现实主义的全部。换言之，对于左拉而言，现实主义和自然主义远远没有形成不同的文学实践，而是一回事。在伯纳德"实验医学"的特定意义上，两者都可被视为医学式思想。左拉的观点，可能与我一直以来所赞成的，支撑现实主义独特性的医学基础相冲突，尽管他强调了医学的重要性。然而，在此处，我们需要以更多的细节来检视左拉的论点，以观察左拉怎样阐明了（有时以非常出乎意料的方式）他要否定的现实主义与自然主义之间的区别，我也希望在讨论的基础上重新认识这一点。

当左拉借用伯纳德实验医学的概念，并将其用于文学时，小说家们将这门学科嘲讽为一门仅仅从经验主义医学之中分离而出的伪科学。但事实上，左拉指向的，是伯纳德从前的导师临床病理学家马让迪（Magendie），从左拉在争论中的观点来看，此人体现了临床医学中假定的反理论偏见[6]。根据左拉的说法，伯纳德的伟大创新源于一个假设："自然现象的现有条件之中，存在着绝对的决定论，对于生命与非生命皆是如此。"无论我们怎样考虑这种决定论在科学或是文学再现之中存在的可能性，我们都当然可以接受左拉对伯纳德主张新颖性的评价。断言一段病程可被绝对的确定性所预测（即使仅是在理论层面上），就会打破临床医学的主导观点，如我们所见，这并非反理论，而是一种在诠释方面慎之又慎［譬如一部在预测方面最有影响力的著作的标题，《医学的确定性》（*Du degré de certitude de la médecine*），卡巴尼著］，可以明白地说明这一点）的行为[7]。尽管路易（Louis）在数据分析方面取得了进展，而且比夏和他的追随者发现，病程可以在死后被回顾确定，但当时的临床医生对医学可以建立具有预测能力的规律之断言，仍然持警惕性态度。知名病理学家佩吉特（Paget）在这一时期经常提醒他的学生，"在病理学方面，我们必须承认有许多规则或规律，但看似不符合这些规则或规律的例外情况，比遵循它们的案例还要多"[8]。

那么，为什么伯纳德如此乐观？左拉如此解释，因为伯纳德完善了一种实验方法，这种方法应该消除了影响大多数医疗实践的人为性与随意性观察的危害。实验方法"只承认事实，不承认权威，它脱离了个人权威"。这并不是说，伯纳德相信 19 世纪 30 年代临床医学中的经验主义教条，与马让迪的名字有关，他声称真理只能通过纯粹而简单的观察才能得到[9]。伯纳德不是一个相信先见而后理解的洛克主义者，而是一个相信"必须要看见、理解、创造"的人。伯纳德所定义的医学认知，绝对需要创造或假设。然而，这种实验方法，需要的不止是观察事实，或利用假设和想象，尽管这两点都至关重要。按照左拉的理解，伯纳德的天才之处，在于，他将这些因素汇总成一种方法，把它们严格地视为通往真理的辩证过程中的不同步骤。在这个话语框架之中，科学家的工作，始于想象、感觉、创造与假设。但一旦构想出了假设，他就一定要忽略此前的全部预设（的的确确是此前的全部构想），以观察实验中的现象。正如左拉赞赏并引用的一段伯纳德所说的话："观察是自然的准确再现"，科学家会"倾听大自然，并记录大自然口授的内容"。

我们不必站在德里达一边，去认可伯纳德最后一个构想中认识到的，对语言（和主观性）的天真态度，相信符号的摄影式潜力能使其符号呈现，或者相信写作能毫无问题地翻译口语。然而，我的兴趣不在于伯纳德的表征哲学（或左拉的表征哲学）可能存在的不足，而在于左拉挪用伯纳德的方法给文学带来的影响。对于左拉而言，伯纳德的决定论同样适用于激情和生理学的过程。左拉认为，"如果实验方法指向了对物质生活的认识，那么它也应该指向于对激情和智力生活的认识"，因此，最终"一种类似的决定论将支配道路上的石头和人类的大脑"。左拉在此处的类比，长期以来一直受到嘲笑（尽管这些嘲笑在种类上并无不同，只是在嘲讽强度和公开传播程度上有所不同，其根源在于福楼拜关于艺术和科学最终将融合成一种实践的断言，或艾略特关于小说可以描绘时间对人类实验的概念），但在批判类比的有效性时，许多评论家似乎忽略了它与左拉作为自然主义者的实践的特殊相关性。重要的类比，不是激情和物理过程之间的虚假类比，而是对伯纳德的方法和左拉的方法做类比。左拉断言，像实验员对待他的实验对象那样，小说家尝试通过一系列严格划分各种能力的认知步骤，来确定激情的规律，即它的"机制"：首先，小说家会想象，在激情运作的某些条件下会发生什么；然后再记录下，他在这些条件中会看到的事物。

第二步，则的的确确很恼人，因为作家在考虑激情时，不能设定一个实验环境，再将激情安置于其中。作家会在某种程度上同时想象激情及其所处环境，因此无法超越于假设。但摹仿伯纳德的科学过程，事实上是不可行的，不过这并没有阻碍，左拉坚持主张，在假设与观察之间实行伯纳德式分离的做法。因此，他从容不迫地通过假设遗传和环境对某一种激情造成的可能影响，开始了他的创作工作，然后又用叙述作为一个实验，来证明他所想象的机制。在遗传与环境的必然性和倾向性中，以及它们对自我近乎痴迷的碾压中，左拉的叙述当然在各个方面都没有达到伯纳德关于实验者客观性的要求。左拉沉闷的决定论，源于他对自己假设的投入；这些假设，更接近于神话而非实验。但是，如果说左拉对实验医学的有意识改编是有缺陷的，他确实保留了假设和观察之间的基本区别，即将分离的时机（moment）设定于——不是在整个创作过程之中，娜奥米•绍尔（Naomi Schor）将其出色地阐明为一个神话的制造过程——而是在他散文风格的更局域化的习作之中[10]。左拉写作最突出的特点是，在近乎疯狂的神话化叙述中，穿插了一些段落、句子，有时仅仅是短语，在这些段落、句子或短语中，读者可以看到一种档案式的细节记录——这些细节，最初记录在左拉在做田野调查（为了研究如何写作）时的一本又一本笔记本上。左拉小说再现手法的这两个特点——神话制造和纯粹观察——都需要作为一种单一话语现象中的元素，对其加以解释。我们可以通过左拉在叙述和描述之间的转换，用伯纳德实验方法中的概念性分离，来认识到小说中的假设和观察。

自卢卡奇的《叙述或描述》（*Erzählen oder Beschrieben*）问世以来，叙述与描述之间的关系，就被理所当然地视为一个分别现实主义与自然主义之间的要点了吗？然而，对于卢卡奇而言，这部完成于 1936 年的著作，如其标题所示，其话题描述的是，在叙述与描述之间进行取舍，而非分析这两种文学元素可否融合。对于卢卡奇而言，描述本身，就是物化的一种表现。在卢卡奇眼中，自然主义者（其中最突出的就是左拉）的描述，代替了"对事物与类似事物之对象之种种关系的——在细节上据称有科学性且很精彩的——单纯性的描绘"，而现实主义者则侧重于叙述。如我在前面所述，以这种方式看待左拉，是不准确的，因为在理论与实践方面，左拉为叙述与描述都同时提供了空间。为了坚持现实主义与自然主义有根本性区别的观点，我们不应将这种区别建立在某种文学元素的存在或缺失的基础之上，而应建立于构成了现实主义有别于自然主义的各种文学元素背后起控制性作用的概念性假设之上。在前面数章之中，我一直在展示现实主义中的医学化的描述与叙述（以及小说中的其他元素）：在福楼拜或艾略特的作品之中，一个细节，不仅仅需要纯粹的观察，还需要将其视为叙事过程中的一个早期症状，我们的目的不是为了确认一种假设，而是为了阐述一种诊断。左拉的叙事程序——至少有两个基本的形式特征——不是来自于医学，而是来自于生物化学，在所述为实的情况下，这种生物化学范式，有助于建构起一种叙述和描述彼此独立的文学形式。

另一方面，真相的来源，维持着小说的本体，从左拉不同认识论的根源中得出的结论是错误的（以伯纳德的方式而非比夏的方式）。这种认识论也使得左拉的作品无法如现实主义作品一般，捕捉到一种对象的真实性，即病理学对象。事实上，从《娜娜》的结尾即可看出，左拉笔下的人物，经常通过一种病态使得自己得到深刻的充实。左拉当然认为，作为社会机体病理学的分析者，自己是巴尔扎克的继承者。但是，在他笔下，被体现的现实本身，而不仅仅包括描述或叙述体现自我的形式，明显不同于现实主义小说中发现的生物组织躯体的现实，正如伯纳德对生命过程的感受不同于比夏一样。巴尔扎克、福楼拜和艾略特都不能像左拉那样描绘人的身体，例如，在这段来自《萌芽》（*Germinal*）的例子中：

> 一天过去了，两天过去了，他们已经在底下待了六天。水一直停在他们膝盖处，不涨也不落，他们的腿在冰凉的水里已

经泡得麻木了。他们本来可以蜷起腿来待上一个钟头，但保持那种姿势太难受，窝得两腿抽筋，不得不再把脚放到水里。他们坐在滑溜的矿岩上，隔一会儿就得用力直直腰。煤层上的尖碴刺着他们的脊背；为了避免碰破脑袋，总得弯着脖子，把脖子窝得酸疼。

艾略特在描述多萝西娅遭遇危难时，精致地刻画出了她整夜坐着，直至近乎麻木时所感受到的各种感觉，与之相比，这段描述似乎显得污秽不堪。十分明显，左拉的描述，在艾略特的眼里，会认为难以落笔——这不仅仅是因为她从未描述过工人阶级的具体工作状况，也因为她描述人体的概念化方式——无论是对于工人阶级还是资产阶级——都暗示着对其工作的有意义分析必须回应其内部自我的复杂性——即微妙敏感性的一种共识——以及内部自我因此而对轻微刺激所做出的反应。但对于左拉而言，这种刺激也是不能被忽视的：他笔下的人物身体，被压着、冻着、弯曲、碰破、扭曲。此外，身体对刺激的反应模式，也被简化了，从敏感到类似于反射性的感觉（饥饿、痉挛、头痛），与从欲望到激情的更愉快环境下的情况一样。正如《娜娜》的结局痛苦地表明的那样，对身体元素和身体所经历过程的简化，支配着左拉对国家状况的再现。

将这种更为粗粝夺目的话语整合到一起的话语条件，可能部分源于伯纳德，他的活体解剖实验（例如，从一只活狗的胃里抽出胃液来分析独立于整个身体以外的消化功能）鼓励了这样一种观念：有组织的身体应该被逐个分解为一个个过程——与其观察比夏式组织及其所含炎症，不如研究（甚至通过实验重建）包含血液和其他体液的内部环境，以及其中的独立功能（即糖类的代谢）。当然，这并不是说，左拉笔下的身体真实感没有受到其他一些关于身体的后临床医学话语的影响，包括退化、社会达尔文主义和卫生主义的话语，以及一系列医疗法律话语[11]。要想全面地定位左拉，我们应该描绘出那个年代科学理性在文化界中的图谱，以便掌握左拉小说及他的评论所涉及的知识政治。这将是一项有价值的工作，尽管超出了本书的范围。我在此处的目的更为谦虚：通过看待一种科学思想（临床医学）被另一种科学思想（实验医学）取代的过程，来阐明一种流派（现实主义）被另一种流派（自然主义）取代的性质。

然而，临床医学为现实主义文学所提供的，不仅是一种认识论和一系列关于身体的假设，还有一种道德观念，一种专业性权威与责任感的意识。左拉转而发展了一种全面成熟的文学，以及"作家作为科学家"的知识性人格面具。此外，关于文学作品的成书条件，以及职业化策略的细节，虽然超出了本书探讨范围，但也值得研究。这两个因素，可能也导致左拉创造了他的人格面具。此处，我要简单提出一种考古学式解释，以阐明自然主义的道德观念，如何并为何有别于现实主义的道德观念。伯纳德的实验医学，提供了一种不同的认识论，以及一种不同的对去何处了解身体知识的认知，两者都建构起了左拉的写作。不过，有可能，实验主义者的道德观念，而非其复杂的认知，让伯纳德对左拉产生了最强烈的吸引力。这大概也能解释，为何实验医学的话语，而非其他后临床医学关于身体的话语，成为了左拉的文学范式。因为，伯纳德的实验医学，不像其他科学关注于环境与遗传，直接而近乎残忍地侵入到了身体之中，因此需要为其操作进行非同寻常的伦理辩护，这种辩护与我们在精神病学话语和巴尔扎克或狄更斯作品中发现的，对卡里斯玛式机智的呼吁不同，与我们在临床医学话语和福楼拜作品中发现的，对公众看法的冷漠不同，也与艾略特作品中，医生或作家最终接受了一个以关怀和感知为主的角色不同。对于伯纳德和左拉而言，科学家既不能忽视公众舆论，也不能声称他是一个有同情心的人。如果实验医学从业者不被视为道德怪兽，他就必须承认自己工作的残酷性，尽管他会否认自己在这方面所投入的欲望：实验生理学家"是一个科学人，被他所追求的科学理念吸引：他不再听见动物的叫声，不再看到流动的血液，他只看到自己的想法，只看到隐藏着他想要解决的问题的有机体"[12]。我相信，这种坚强的侵略性给了左拉一个模型，这正是他最想要拓展的一种态度，以便在文学领域为自己开辟一个生态位，继承福楼拜式现实主义者的科学主义，以及反对感性认识的姿态，他既不会陷入专家式的冷漠，也不会陷入唯美主义者的装腔作势[13]。

左拉和伯纳德以自己的方式，试图为自己镶上的光环，如今已大部褪去，他们所要追求的思想的科学权威，也已经褪去。如今，人们在阅读伯纳德的作品时，会品味到他迷人的科学实践的神话，就像人们在阅读左拉的神话时一样。但是，一旦人们不再将自然主义理解为一个神话，甚至不再将其理解为一种（物化的）意识形态，而是理解为一种认知实践，它就会同时规定了一个知识的对象（作为肉体的身体的基本功能）、一套阐述知识的规则（假设与观察、叙述与描述之间的严格划分）和一个认识主体（实验者），我们就可以更好地把握，贯穿于这些神话之中的真理意志的强度，以及自然主义思想的历史特性。

本章注释

[1] Georg Lukács 的《欧洲现实主义研究》（*Studies in European Realism*, New York: Grosset and Dunlap, 1964），第 6 页，第 8 页。

[2] Jameson 的《政治无意识》（*The Political Unconscious*），第 104 页。

[3] 关于物化的扩散，可参见 Georg Lukács 的《历史与阶级意识》（*History and Class Consciousness*, Cambridge, Mass.: MIT Press, 1971），Rodney Livingstone 译，第 132 页。

[4] D.A.Miller 的《小说与警察》（*The Novel and the Police*, Berkeley and Los Angeles: University of California Press, 1988）；Mark Seltzer 的《亨利·詹姆斯与权力的艺术》（*Henry James and the Art of Power*, Ithaca, N.Y.: Cornell University Press, 1984）。

[5] 有关 Miller 关于权力的单一关系的解释的更多详细分析，可参见 Lawrence Rothfield 的《警务的寓言》（*Allegories of Policing*），见于《批判性文本》（*Critical Texts*, 5, no.3），1988 年秋，第 30~36 页。

[6] 事实上，Bernard 与临床医学的关系，以及与 Magendie 的关系，远比 Zola 提及的更复杂，如 Georges Canguilhem 所指出："Magendie 既是一位实验室工作人员，也是一位医院里的医生。"可参见 Canguilhem 的《生命科学史中的意识形态与理性》（*Ideology and Rationality in the History of the Life Sciences*, Cambridge, Mass.: MIT Press, 1988），Arthur Goldhammer 译，第 58 页。关于 Bernard 对临

床医学的贡献，更详细的讨论，可参见 John Lesch 的《现代法国的科学与医学：实验生理学的出现：1790—1855》（*Science and Medicine in Modern France: The Emergence of Experimental Physiology*, 1790—1855, Cambridge, Mass.: Harvard University Press, 1984）。

[7] Cabanis 认为，医生只能得出"实际的某些关系"和"或多或少的精确估计"，而不会得出绝对因果关系的演绎。可参见 Cabanis 的《哲学作品集》（*Oeuvres philosophiques de Cabanis*, Paris: Presses universitaires de France, 1956），Claude Lehec 和 Jean Cazeneuve 编辑，第 2 卷，第 91 页。

[8] Sir James Paget 的《神经病理学讲义》（*Lectures on Surgical Pathology*, Philadelphia: Lindsay and Blakiston, 1870），第 3 次编辑，第 359 页。

[9] 关于 Magendie 对观察的强调，可参见 Owsei Temkin 的《马让迪病理学的哲学基础》（*The Philosophical Basis of Magendie's Physiology*），见于《雅努斯的双重面孔》（*The Double Face of Janus*, Baltimore, Md.: Johns Hopkins University Press, 1977），第 317～319 页。

[10] Naomi Schor 的《左拉笔下的人物群体》（*Zola's Crowds*, Baltimore, Md.: Johns Hopkins University Press, 1978）。

[11] 关于 Zola 与退化理论的关系，可参见《退化》（*Degeneration*, New York: Columbia University Press, 1985），Sander Gilman 编辑。据我所知，Zola 与 19 世纪末叶法国卫生运动之间的协同作用，还难以定论。关于这场运动，有一部社会史论述尤为值得关注，即 Bruno Latour 的《巴氏灭菌法在法国》（*The Pasteurization of France*, Cambridge, Mass.: Harvard University Press, 1988），Alan Sheridan 和 John Law 译。

[12] 《实验医学研究简介》（*An Introduction to the Study of Experimental Medicine*, New York: Dover, 1957），H.C.Greene 译，第 103 页。

[13] 在一篇引人入胜而精彩绝伦的论文之中，Denis Hollier 提出，Zola 的固执，有点像是一种防御机制，不是针对于以痛苦为乐的指控，而是针对于以性为乐的指责。虽然 Hollier 在 Zola 身上得到了一些有力证据，但我认为他有点过早地将 Zola 笔下的人物身体简化为性欲躯体，因为这些躯体中有着与性欲一样多的消化和破坏。可参见 Denis Hollier 的《如何以不谈论性为乐》（*How Not to Take Pleasure in Talking about Sex*），见于《附属字》（*Enclitic 8, no.1–2*），1984 年春季 - 秋季，Jean Andrews 译，第 84～93 页。

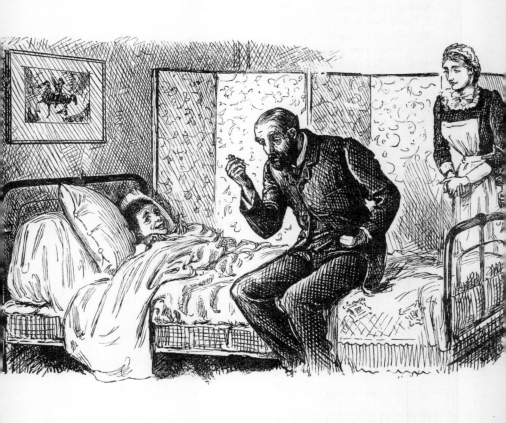

第 6 章
福尔摩斯与对现实主义的扭曲：
从诊断到演绎

如果自然主义急切地执着于（有些人会说，所有的文学体裁都过分执着于此）要人们以当时科学知识所提供的语境去解读它，并以此建立起它与现实主义在体裁方面的密切关系和区别。那么，乍看上去，经典侦探小说，就超越了这一语境的限制，总而言之，从历史角度与体裁角度来看，皆是如此。因为侦探小说已经经历了一个理论化过程，所以其故事会显示出一种"毫无意识形态内容的形式"（借用詹姆森的话），其中没有临床医学式、胚胎学式或达尔文主义式科学话语，而是存在一种可被分析的话语，近似于纯粹理性或逻辑（logic）[1]。可以说，这种逻辑的本质，一直都是很有争议的。例如，雅克·拉康就将艾伦·坡的《失窃的信》（*The Purloined Letter*）视为一种能指性的逻辑寓言，一种无意识的逻辑，可以容许（也确实需要）非同一性与矛盾的存在[2]。另一方面，对于叙述理论家彼得·布鲁克斯而言，柯南·道尔的《马斯格雷夫仪式》（*The Musgrave Ritual*）提供了一种"情节的寓言"，可以说明一种在所有叙述中都存在的，同样奇特的"双重逻辑"[3]。我们可能会猜测，哲学家会在侦探小说中找到更形式化更准确的逻辑模型，尽管分歧会一直存在，每一个哲学流派，也会自成一统地将这个图景视为其自身逻辑观点在侦探小说中的镜像。因此，伯特兰·罗素在他的经典论文《描述》（*Description*）中，就提出了侦探小说反映了一种知识的实证主义形式[4]。更晚近一些，翁贝托·艾柯、托马斯·西比奥克（Thomas Sebeok）与其他符号学家认为，侦探文学故事反映了一种很不一样的皮尔斯三段推论（Peirceian abduction）哲学逻辑，游戏理论家，如辛提卡（Hintikka），也相应地将这类故事作为例证，以说明游戏理论的逻辑[5]。但无论侦探小说逻辑形态分歧如何，对于侦探故事的类型代表了逻辑化的典范的说法，人们都没有分歧。

对于有兴趣将文学体裁作为历史现象而研究的文学史专家而言，侦探小说的理论中，非历史性甚至反文本性的倾向，看起来既极端又令人沮丧。极端是因为侦探小说简化了许多故事中隐藏的厚重氛围，令人沮丧是因为逻辑虽然是一种知识形式，但在历史上并不像话语那样精确。但在侦探小说中，如果将逻辑与全部文本性与环境性含义剥离，将其视为体裁的先验性本质，叙述分析学家、精神分析学家与符号学家都会声称，这种本质应仅仅遵循内化于小说中的一种指令（或至少在华彩篇章与核心篇章中遵循这种指令）；这指令，可以让人认识到，被歇洛克·福尔摩斯所说的"纯粹理性之光"[6]照亮的，叙述者意念中混沌不清的复杂性。正如福尔摩斯对华生医生所言："逻辑是难得的东西。因此你详细记述的应该是逻辑而不是罪行。可是你已经把本来应该是讲授的课程降低为讲一连串的故事[7]。"福尔摩斯理想化地暗示了，人应该能从故事或传说中提炼并重构起那些课程、那种逻辑。这的的确确就是理论家的终极目的（telos）。

但是，福尔摩斯的最后一句话承认，这种终极目的，对于侦探故事而言不是完全一样的。这个传说并没有被其中可能包含的逻辑学讲座所淹没。因此，尽管福尔摩斯做出了最大的努力，但一种不同的、退化的讲座可能而且确实一直存在，这种阅读体验建立在福尔摩斯所描述的各种案件的"轰动"方面。从某种程度上说，这个背景指的是轰动一时的犯罪文学，即布拉登（Braddon）、拉·芬努（LeFanu）、科林斯（Collins）这些作家的作品，以及19世纪80—90年代的煽动性新闻，华生在其他地方告诉我们，福尔摩斯对这些文学拥有"丰富的"知识。然而，如D. A. 米勒的研究所示，我们应把这种"轰动"首先理解为一些更直接的文本——会让我们产生震惊、困惑、惊讶、确认、欢欣和渴望更多的可触知的身体效果，如大多数侦探小说忠实读者阅读侦探小说时的感受（而不是如巴特所言，阅读现实主义小说时享有的"沉思"效果）[8]。因此，它不仅可以被认为是一种逻辑，也可以被认为是一种情欲。

可以确定，一种情欲，是被叙述理论家与福尔摩斯共同否定的。但对体裁的完整分析，必定不止包含推理中固有的逻辑，也要包含推理过程中，以及在阅读推理过程之中的，令人如痴如醉的趣味（或至少是感觉）。此外，逻辑与感觉，在同一叙述空间之内共存与互动，也必须以这种方式为人所理解。但是，侦探故事纯粹、朴素的逻辑与它所否定的文本中"堕落"的快乐有什么关系？要回答这个问题，就需要对推理逻辑进行再历史化与再文本化，观察这种逻辑是怎样被嵌入或再现于一个特定叙事活动之中的，在叙述活动中，逻辑不是解决真相（Truth）的关键，而是一种用于产生侦探小说这一特定体裁之特有趣味的技巧。就逻辑本身而言，与其说它是一套独立于经验世界的原则，不如说是一种认知实践，就像现实主义中的临床医学思维一样，它既构成了知识的对象，又构成了讲述这些对象的真理的某种方式。临床思维受两种假设的支配：第一，认识论的假设，让临床医生或临床现实主义者所面对的对象，可被定义为一个有形的人，一个有机的、可能有病态的，组织和感觉的混合体；第二，解释方面的假设，以诊断准则的形式，帮助临床医生或小说家认识并产生一些临床的陈述，同时排除掉其他不科学的陈述。同样，对于侦探小说，人们需要提出同样的一般性问题。首先，什么假设使侦探能够把人转化为可被识别的知识对象？哪些关于理解线索的预设因适合侦探推理而被接受，而其他预设（最常见的是华生使用的预设）则因不合逻辑而被排除在外？

换言之，我们需要挖掘出推理逻辑的考古遗址。这项工作，可以使得确定这种逻辑如何替换主导现实主义小说的临床医学思维（但我要指出，这种思维在侦探故事当中，仍然占据着次要但又至关重要的地位，并发挥作用）的工作，变得更加简单。通过研究不同思想工具的交互作用，我们也能实现巴特的承诺，"幸福的身体也是我的历史主题"[9]——用历史的术语解释推理过程在被调查者、侦探和读者中产生的特殊（特殊的历史性，因为它涉及感觉以及感觉中的特殊之处）的感觉效果，这些效果，在侦探小说作为一种文学体裁出现的时刻，就被赋予了科学乃至医学地位，这个时刻就是福尔摩斯的时刻[10]。

个性的痕迹

福尔摩斯的推理方法，无论可被视为归纳法、演绎法或诱导法，有一点是清清楚楚的。这种方法总有一个目的：辨别或制定。福尔摩斯的逻辑，无论内部结构如何，总是在制定明确的描述——即伯特兰·罗素的一个关于命题的术语，"如此这般者"（the so-and-so，通常用于描述犯罪或丑闻的嫌疑人），例如，在《博斯科姆比溪谷秘案》（*The Boscombe Valley Mystery*）[11]之中，福尔摩斯就为我们提供了一个明确的描述目录，都是基于同一主题，因为叙述的结构明白无疑：

> "那么凶手呢？"
> "那是一个高个子男子，他是左撇子，右腿瘸，穿一双后跟很高的狩猎靴子和一件灰色大衣，他抽印度雪茄，使用雪茄烟嘴，在他的口袋里带有一把削鹅毛笔的很钝的小刀。

罗素与其对手的工作，都是想要展开或驳斥一种基于这类描述的命题逻辑，此处我们无须讨论。从考古学角度看，这些描述的重要性，不在于它们本身是否包含信息，而在于它们如何发挥战略作用，以帮助推理过程，如福尔摩斯所说，"重建这个人"（《巴斯克维尔的猎犬》）。或者引用罗素更严谨的表述："在侦探故事中，侦探将关于'作案者'的命题积累起来，并希望它们最终足以证明是 A 作案[12]。"

在罗素与福尔摩斯都称之为"这个人"的目标之中，推理逻辑，即使不被视为是一种人类科学，也可被视为是人文学科的一个分支。我们也许可以从这里继续下去，试图将侦探故事中人的概念置于 19 世纪自由人文主义的一般概念环境之中，即密尔（Mill）所提倡的古典个人主义，其自主人格的理想对许多人而言仍然是真实的。但正如艾伦·坡的大猩猩所表明的，人（man）或个人（person）没有完全理解，借助侦探故事里明确描述并最终帮助其指认出的事物，到底是什么。我们可以说，推理逻辑的对象根本不是一个人——毕竟，人不是被重建的。我们可能会说，推理逻辑的对象，根本就不是一个真正的人，毕竟，人群，没有被推理逻辑所重建。事实上，侦探推理目标的个人身份，大概与侦探本人全无关系，侦探本人，经常要辨认一些根本就不是人的事物，例如在《身份问题》（*A Case of Identity*）之中，在新郎消失之处，最终发现了伪装成新郎父亲之人，或在《贵族单身汉案》（*Adventure of the Noble Bachelor*）[13] 中，福尔摩斯必须得出这样的结论："现在没有，过去向来也没有过这样一个人。"

霍斯默·安吉尔（Hosmer Angel）及圣西蒙夫人（Lady St.Simon）这样的人物不存在，看起来似乎是侦探小说家所用的一种反常策略，这种廉价的伎俩更类似于感觉小说中对替身的紧张使用，或者是哥特式的（Gothic style）、杰基尔和海德式（Jekyll-and-Hyde style）的幻想，而不是以严谨的科学性和现实主义（一般意义上）为荣的小说。但在某些福尔摩斯的故事中，使用不存在的人只是侦探逻辑的一个极端例子：需要把个人而不是人作为叙述知识的对象。因此，就像感性小说和维多利亚后期的哥特式小说一样，柯南·道尔创作的侦探小说，与现实主义小说不同，因为现实主义对物质自我确定性的医学化强调，保留了对伊莱恩·斯卡利（Elaine Scarry）所说的"被表现的人"[14] 的分析作为其基本目标。在侦探小说中，尽管关于自我的真相仍然处于危险之中，但知识的对象不再是现实主义中被表现出病态的人，而是被我们称之为个体化的人的人物。

被表现的人与个体化的人的区别，内含于侦探故事的层级结构之中，存在于福尔摩斯的方法与华生的方法之间。华生的观点，仅仅来源于在当时显得单薄无力的现实主义。事实上，他描述解释事物的方式，可能会被奥尔巴赫和卢卡奇称之为巴尔扎克式。在分析某个人时，他会收集到一堆信息，有时会以感官细节描述此人的身体，但他观察的特点是，采用质量性而非确定性的描述，通常趋向于奥尔巴赫所谓的，巴尔扎克用"气氛性"呼召而出的实质性、质量性的整体或"类型"（用卢卡奇的话）：即以某种方式的描述，传达出一个人的形而上学本质或特性。以华生对杰贝兹·威尔逊先生（Mr.Jabez Wilson）的检查为例，在检查中，华生实际上"力图摹仿我伙伴的办法，从他的服装或外表上看出点名堂来"[15]。华生注意到的是：

> 这个客人从外表的特征看，是一个普普通通的英国商人，肥肥胖胖，样子浮夸，动作迟钝。他穿着一条松垂的灰格裤子，一件不太干净的燕尾服，前面的扣子没有扣上，里面穿着一件土褐色背心，背心上面系有一条艾尔伯特（Albert）式的粗铜链，还有一小块中间有一个四方窟窿的金属片儿作为装饰品，来回晃动着。在他旁边的椅子上放着一顶磨损了的礼帽和一件褪了色的棕色大衣，大衣的线绒领子已经有点皱褶。我看这个人，总的而言，除了长着一头火红色的头发、面露非常恼怒和不满的表情外，没有什么特别的地方［《红发会》（Red-Headed League）］。

这可以证明，华生注意到的一处外貌特征——火红的头发（它其实无关紧要！）——正是与红发会有关联的一个特点。然而，从考古学角度来看，对于华生而言，所有的迹象或标记，都要被"完全"阅读。例如，他在《波希米亚丑闻》（*Scandal in Bohemia*）中为我们提供的关于波希米亚国王的信息，其中的细节就传达出了杰贝兹·威尔逊"性格"的一种单一整体"印象"，正如国王所言，"他的整个外貌……暗示了这种印象"。

然而，对于福尔摩斯而言，他要寻求建立起个体化的人的身份，而非此人的性格，他无须总结出个体化的人表现出的外表整体细节。侦探所研究的身体，不是一种以生物性特征编织而成的有机性整体，不是赫伯特·斯宾塞意义上的（也是病理学现实主义意义上的）"生动的聚合体"，而是一个由孤立的、离散的元素组成的集合体，一个由特殊事物（包括由身体的部分或延伸部分——脚、肘、手指）在物质世界上留下的特有的"个性的……痕迹"[16]的集合体。在一些故事中，身体被零碎地提供给福尔摩斯——这是一对被割掉的耳朵，那是一个工程师的拇指。但这些也只是福尔摩斯检视身体一般状况中的极端案例：这种检视，就像立体派画家的检视一样，分析性地解析物质性的身体，以重建私人侦探的调查对象——个性化的人。

如果身体证据的可靠性，像活人的整个躯体一样，得不到福尔摩斯的尊重，那么，被孤立的各个身体部分，本身也不会得到太多尊重。首先，福尔摩斯愿意，不，他会渴望着凝视华生会在谨慎之中所忽视的身体各部分及身体分泌物。例如，福尔摩斯在给《冒险史》（*Adventures*）的第一条评论，就是说华生胖了七磅半，他接着指出，医生身上有一股碘仿的味道，而且他（帽子里）有一个鼓包。但是，福尔摩斯的与众不同不仅在于外表，也在于他看身体的方式。与其说活生生的身体的品质，需要用人的整体感觉来衡量其重要性，不如说，侦探把每一个令人尴尬的、特殊的细节都看作是必须用明确的术语来定义的特殊性。重要的不是华生变胖了，而是体重的增加可以被量化；不是华生身上有味道，而是他身上有碘仿的味道，而不是香水的味道。对于这名侦探而言，具有象征意义的，是鞋子，而不是穿鞋子的人，如果一个人的腿是木制的，那么，对于这位试图识别其个性的分析者而言，效果反而更好。

当然，将人的品质还原为数量，就能完美描绘出卢卡奇所谓的物化，尽管对于卢卡奇而言，某种事物，变成一种可被计量之物，就不能再构成一个人的身体，更不用说此人的内在性或主观性、意图和情感了。我一直在阐明，福尔摩斯好像忽视了自我这个维度，但是，他把意图和情感置于同一种他利用物理痕迹还原和重建的程序之中。华生在《冒险史》的开头就告诉我们，我们可能会添加的，"温情脉脉的话"，或是更冷冰冰一点的语言，对于福尔摩斯而言，都是不可忽略不可否认的事物。但是福尔摩斯会将其作为自我的品质加以处理，而不仅仅是"揭示人们的动机和行为"的工具（《波希米亚丑闻》）。因此，例如，一位继父不希望女儿结婚（《身份问题》），与父女之间潜在的詹姆斯式瓜葛无关，仅仅是因为，父亲有一个动机，要用特定的方式占有这位继女的身体。如果巴克莱上校（Colonel Barclay）[出自《驼背人》（*The Crooked Man*）]，在多年后意外地与追求过他妻子的情敌面对面，而他以为自己早已摆脱了这个情敌，如果这个意外的对峙发生在上校与他妻子大吵大闹之后，他的潜在哈代式品质，即惊愕、恐怖、内疚或焦虑，不会得到体现；重要的是这种情绪对身体的影响（上校最后死于中风）。如果一个脸上带着诡异笑容的壮汉提出要付给一个女人一笔高昂的费用，只要她穿上某件衣服坐在他面前 [《铜山毛榉案》（*The Copper Beeches*）]，这个女人可能会想知道他这样做的原因，但这些原因永远无法深入到强迫症或变态这样的心理深度，仅仅出于那些"时尚"的原因。尽管福尔摩斯可能会嘀咕说，"他决不会让自己的姐妹接受这样的职位"，但他最终发现，这个粗壮的男人纯粹是受金钱驱动，而不是因为有偷窥癖。如果一个人在觉得自己负责的条约被盗之后患了脑热病 [《海军条约》（*The Naval Treaty*）]，他内心的煎熬，以及在这种情况下的复杂感受，都是无关紧要的；同样，重要的是，他的不安对他身体所产生的影响，作者将这种影响安置于他的病床之上，这个病床所在的房间，也正是藏有条约的房间。

这一长串目录，可能会让我们远离侦探小说。就像埃德蒙·威尔逊那最臭名昭著的描述，因为与现实主义小说相比，侦探小说对人物的描述很粗糙，它过分单纯而简单化地依赖于"扁平式"人物而非"圆润式"人物，依赖于动机而非动力。当然，把侦探小说中发生的事情称为"物化"，会招致这种酸溜溜的态度。然而，一个马克思主义者可能会建议，在将侦探的本质归类为"物化"时，人们是在将对其方法的厌恶，建立在对历史条件的批判之上。如果侦探小说远没有提供切斯特顿（Chesterton）所说的"当代生活的浪漫"，实际上只是提供了一个物化理性的虚假整体，至少柯南·道尔不能对他作品的这一可悲特征负责。因为物化是高度资本主义时代的普遍现象，在任何情况下，柯南·道尔都无力抵挡，被称为物化的小说家的人物，如福楼拜、左拉、德莱塞（Dreiser）、克兰（Crane），对此同样无能为力。

一种更为精练的马克思主义分析，可能会对此进一步规范化，尽管侦探故事可能会将自身再现为一种作为逻辑活动的知识形式，更为合宜的是，将侦探故事视为一种对错误意识的促进——换言之，即一种意识形态活动。像在资本主义框架下的其他意识形态机制一样，争议可能会继续下去，推理的意识形态也被自然化了，它的意识形态地位否定了：福尔摩斯式的"推导"，侦探小说将自身呈现为意识形态的终点，作为一种对教条主义知识形式去神秘化后的和去神秘化过程中的替代品，过时的信仰体系需要为理性的利益而遭到无情批评。弗雷德里克·詹姆森认为，这种被取代的教条，在文学上的对应物，是资本主义条件下继承下来的叙事范式，如民间故事、传说、神话和仪式。不足为奇的是，这些旧式体裁和它们所代表的象征性思维模式，在福尔摩斯的故事中反复出现：《魔鬼之足》（*The Devil's Foot*）中被魔鬼所控制的教区、马斯格雷夫（Musgrave）仪式、苏塞克斯的吸血鬼，当然还有传说中的巴斯克维尔猎犬，这只是其中几个例子。唯一比援引这些古老形式更确定的是，福尔摩斯将无情地把我们与它们所暗示的叙事解释分隔开来。

然而，这类古老的叙事形式，不止为我们提供了一种合宜而不合理性的背景，与之对抗的现代叙事理性，也从其中产生并最终得胜。正如詹姆森明智地指出的那样［利用了恩斯特·布洛赫（Ernst Bloch）的乌托邦政治哲学］，这些非理性的政治元素标志着——超越并忽视了理性对它们的否定—— 一种乌托邦式的冲动，尽管这种冲动在现代已经被物化驱赶到地下去了。但是，如果现代性的文本，因此包含了一种政治潜意识，这种潜意识的表现，在不同体裁、不同时代之中，就会有所不同。这种乌托邦式冲动，必然以某种特定方式在某一特定方位被人所觉察。有人可能会问，在侦探故事中，这种乌托邦式的冲动会变成什么样子，在侦探故事中，每一种象征性的解释，都必须被驳斥，使其从知识被贬为纯粹迷信，侦探小说中的这一点表现，比现实主义、感觉小说或自然主义都要严格得多。

在歇洛克·福尔摩斯的故事之中，这种乌托邦式、象征式的冲动，所受到的保护不多，其中一种，就表现于叙述的边缘之上，在古怪的描述之中被过度阐述，但很少或根本没有将情节推向理性的结果。例如，《巴斯克维尔的猎犬》中，这段对大格林盆沼泽的描写，福尔摩斯的目标就藏在这个名字奇特的沼泽之中："繁茂的芦苇和青葱多汁而又粘滑的水草散发着腐朽的臭味，浓重的浊气迎面袭来，我们不只一次地失足，陷入没膝的、黑色的、颤动着的泥坑里，走了数码之远，泥还是粘粘地沾在脚上甩不下去。在我们走着的时候，那些泥一直死死地拖住我们的脚跟。当我们陷入泥里的时候，就像是有一只恶毒的手把我们拖向污泥的深处，而且抓得那样紧那样坚决。"由于缺少更好的词语，这种描述似乎很奇特，尤其是在一个侦探故事之中。这段描述所传达的知识（或至少能让我们感觉到），是异常而支离破碎的，既没有像公开的神话那样融入到叙事形式中，也没有像逻辑那样被神秘化为不确定的描述［例如，在皮普（Pip）的类似描述中，有墓地土壤中伸出的手把他拉下来的内容，被神秘化为童年的幻想]，但仍然具有潜在的暗示意义。在这些段落中，似乎侦探故事抑制非理性的倾向，反而促成了一种与现实主义小说或侦探小说完全不同的文本现象的出现。然而，这需要弗洛伊德给予这类段落以话语地位，认为其内含有一种独特的知识（性焦虑和性欲的象征性知识），只有在弗洛伊德案例研究的独特叙事形式中，才能理解这种知识[17]。

另一方面，侦探故事，从未如上述内容所言，为段落中的性焦虑与性欲填充细节。相反，在一个典型的升华叙述过程中，华生重新配置了这些焦虑和欲望，使它们可以被充裕地表现为与福尔摩斯要解决的谜团有关的解释性张力。"在我们那些不大的谜里，就这样地弄清了一个。正好像当我们在泥沼之中挣扎的时候，在什么地方碰到了底似的。"华生的易位，使他先前的描述中所含有的潜在欲望力量，作为补偿，为他提供了"碰到了底"的感觉所带来的，更为审慎的满足。

将推理过程当作物化来分析（无论是对于人还是对于乌托邦式冲动的物化），因此会在某种意义上，有助于注意到侦探以什么样的方式为我们带来某种阅读快感，并将认知活动历史化为一种名为推理的过程。但是迄今为止，物化的分析者，只能从上述两个过程中择取其一，因为物化过程太常见了，太本体论了，也是一种用来解释侦探小说和其他大致同时期的叙事形式之间差异的历史现象。自然主义、感觉小说、现代主义，甚至福楼拜式现实主义，都被描述为"物化"，但它们却激起了完全不同的情感反应，并对读者提出了十分不同的知识要求。

在对侦探推理犯错的意识形态分析，过早地从福尔摩斯的推理方法跳跃到了一种社会历史背景之中（令人遗憾的是，这一背景本身就是不充分而又具有普遍性的）。首先，我要重复一下前面提到的观点，推理过程最直接的背景，就是侦探故事本身。为了使其在詹姆森的激烈批判言辞"一切都是历史化"面前保持真实性，我们需要尝试性地去了解推理过程是如何运作的，而不是将这些工作简化为一般生产模式的实例。到目前为止，我们已经定义了推理的知识性技术：预设可以确保侦探锁定目标（被视为"个体化的人"的"被表现的人"），以及确证与目标相关的陈述（明确的描述，以及名称或标识）。现在，我们有必要来定义一下这种脑力工作的系谱，通过与其他话语的摩擦或协同而产生的力量的关系和效应。我曾经指出，福尔摩斯故事之中，推理过程一直指向于关于具体人格的话语，这种话语也被华生反复援引。侦探小说中有一种获得这种力量的方法，当像福尔摩斯这样的侦探成功地识别出对象人物的个性时，会询问被调查的人发生了什么，巴特说："这种给定的事物，使我的身躯从众人之中脱颖而出，并享有它的痛苦或快乐[18]。"

侵入性程序

从被调查的人的眼光来看，识别并不是区分一个人与其他人有何不同，而是要将一个人的自我与自我所有物区分开来。它包含一种通过私人视角侵入被调查人隐私的过程，这种侵入，使被调查的人在蒙受羞辱后产生了名副其实的恐惧（frisson）。例如，福尔摩斯的顾客，在第一次与这位侦探相遇时，几乎总是要经历一种羞辱仪式，在这种仪式之中，他们也会发现，自己以做梦都想不到的方式暴露了自己。波希米亚国王在王权遭到福尔摩斯冒犯后的反应，就是吃了一惊，而且这种反应很典型（《波希米亚丑闻》）："这人从椅子里猛地站了起来，激动得无以自制地在屋子里踱来踱去。接着，他以一种绝望的姿态把脸上的面具扯掉扔到地下。"其他的受害者得到的反应则是，"体会到他这问话的全部含义，感到十分震惊，抬起头来仰视着"（《身份问题》），或者会"嘴唇都白了"。在与福尔摩斯初见时，最滑稽的反应，当是内维尔·圣克莱尔（Neville St.Clair）表现出来的，这位绅士摹仿成一名乞丐，直到福尔摩斯在他睡觉时，用一块湿海绵擦他的脸，"现出一副更体面的相貌"，他才露出了马脚。我们随后得知，这个可怜的人"揉搓双眼，凝神打量着周围，睡眼惺忪，不知所以。忽然明白事已败露，不觉尖叫一声扑在床上，把脸埋在枕头里"[《歪唇男人》（*The Man With the Twisted Lip*）]。

推理过程不仅对个人漠不关心，而且还要主动地敌视个人的存在，使涉案人员暴露并感到紧张，破坏他们的王权、自主性、尊严和受尊重感，使他们认识到他们不止遭到了身体方面的侵害。因为这个过程造成的暴力反应如此极端，以至于柯南·道尔觉得，有必要让福尔摩斯像克劳德·伯纳德或左拉那样辩称，任何暴力行为都是偶然的，是侦查科学的不幸副产品，以此来捍卫侦探的特权。有时福尔摩斯甚至会为自己造成的痛苦道歉，例如，他忽略了华生的情感，从他死去弟弟的怀表中推断出此人的不幸生活史，在此处，福尔摩斯承认[《四签名》（*Sign of Four*）]："我按着理论来推断一个问题，却忘了这可能对你是一件带着隐私和痛苦的事情。"但在他进行的几乎每一次调查行动中，都有"带着隐私和痛苦"的成分。这种痛苦，好像谈不上是次要的或无缘无故的，而是侦探小说中的一个基本要求。然而，反复施加这种痛苦，会为什么样的论点或事物——什么样的文化逻辑——而服务？

要理解福尔摩斯对个人的冲击，对个人隐私的越轨与侵入，有一种最有安慰性的方法，就是将其视为一种对有压迫感的文化或社会需求的回应：恢复对资产阶级、受人尊敬的对英国阶级秩序之信心的必要性，这种秩序所受到威胁的来源，不是福尔摩斯的暴力，而是假装成绅士的暴发户（parvenus）。因此，福尔摩斯的故事似乎提供了斯蒂芬·奈特（Stephen Knight）所说的"一个阶级对其自身怀疑的焦虑表现"[19]。在维多利亚时代晚期文化中，出现了中产阶级不断膨胀的情形，这位侦探通过揭露闯入者，消除了小资产阶级对中产阶级身份根本就无足轻重的疑虑。

根据这种解释，侦探所发挥的，纯粹是一种负面作用：他识别是为了排除，通过排除，巩固了个人身份的概念和既有的社会秩序。但这种功能主义的解释也存在一定问题，其中最严重的问题是，福尔摩斯侵犯了受人尊敬的客户和罪犯的隐私。要理解这一点，我们就需要根据福柯的建议，重新思考权力的本质。根据福柯的见解，权力并非总是排斥或压制，在某些形式之下，它实际上产生或揭示了它运作的对象。人们很可能认为推理不是一种压制的手段，而是一种纪律的工具。

至少，福尔摩斯的权力与福柯所研究的纪律性权力之间的相似程度，令人吃惊。推理运作，是在法律名义下的，但实际上独立于法律（福尔摩斯不是一名警方探员，而是一名私家侦探），他指出，"相当大的一部分案件，不是法律意义上的犯罪行为"（《铜山毛榉案》）。就像纪律把家庭作为其权利的渗透位点一样，福尔摩斯的发现一次又一次地暴露了家庭内部的问题。最后（也是最恰当的），就像纪律一样，福尔摩斯的推理直接针对人的身体，从而将这些人视为"危险的人"，将其从人群中取消了司法主体的资格[20]。

然而，将推理与纪律联系起来的，不仅是一个类比。柯南·道尔明确地将福尔摩斯的推理方法，附属于一系列纪律的寄生物之下，即福柯所言的个性化话语，这种话语出现于 19 世纪 80—90 年代。然而，为了完整地将侦探小说历史化，我们必须要用细节来描述它的知识背景，以便展示出各门科学内部的发展以及学科间的互动，如何产生了推理逻辑，并使得侦探小说获得了可信度。此处我要强调一下，临床医学的命运，是至关重要的。如我在分析《米德尔马契》的那一章中所言，在 19 世纪后半叶，一种新的认识论分层结构形成了，所以临床医学，这门曾经的人类科学之女王，开始变成了一些更精准的科学的附属品，如细菌学、化学、显微解剖学。这种变迁的一个标志，就是与接触其他科学的专家相比，全科医生的地位降低了。在临床医学之中，就临床诊断而言，症状（根据患者口头信息）与迹象（来自于"客观"观察的结果）之间的区别变得越来越大，这种分离促使符号学作为一门有别于症状学的学科出现[21]，并允许像柯南·道尔笔下的塞尔比医生（Dr.Selby）这样的专家"忘记患者的具体症状"[22]，就像福尔摩斯会在他的推论中忘记个人一样。

在看待这一双重变换时，我们就能明白，现实主义为何在侦探故事之中被华生这名并不是特别成功的全科医生，而不是被其他人表现出来，华生的诊断观点，服从于福尔摩斯的推理观点（"化学知识——精深；解剖学知识——准确，但无系统"[23]），正如临床医学的知识在文化上服从于19世纪最后25年中更精确、更基础或更专业的科学知识一样。当然，其与医学上的联系不仅在社会学上是准确的，而且在传记上也是被过度确定的，就像对福楼拜和艾略特一样。人们很容易会想象出一项名为《家庭的白痴》的研究，它将详细关注柯南·道尔的个人医疗状况怎样引发了他作为小说家的打算。我在此只想指出，柯南·道尔是一个从属性的、边缘性的、受人尊敬而又陷于贫穷之中的临床医生，如此典型，以至于M.珍妮·彼得森（M.Jeanne Peterson）都用他的半自传体小说《斯塔克·芒罗书信集》（*Stark Munro Letters*）来记录维多利亚时代英国普通医生的阴沉状态。与夏尔·包法利等不同，柯南·道尔作为一位从属性的专业人员，对自己的生活感到相当不满，尽管这种不满没有出现在对上级的主动攻击中（这种不满从未被表现出来过），而是出现在他编入《红灯四周》（*Round the Red Lamp*）的噩梦式医学故事当中。但在侦探小说中，这种怨恨被升华为崇拜。众所周知，柯南·道尔以约瑟夫·贝尔（Joseph Bell）为原型塑造了福尔摩斯，约瑟夫·贝尔是他医学院中一位令人生畏的解剖学教授，柯南·道尔在谈到他时写道："如果他是一名侦探，他肯定会把这项迷人而无组织的工作精练到接近于精确科学的程度[24]。"值得注意的是，贝尔与被福楼拜和艾略特视为典范的临床解剖学家不同，因为他把临床医学视为一门从属于细菌学的科学。贝尔认为："近年来，在预防和诊断医学方面取得的最大进步，就在于通过细菌学研究，识别并区分出那些传播霍乱和热病、结核病和炭疽病的微小生命体。无限小的重要性是不可估量的。"这是一门显微镜下的解剖学，而不是面向于组织的解剖学。

上述贝尔的评论，见于柯南·道尔著作的一个回顾之中。柯南·道尔作品与贝尔评论的共同目的，是将福尔摩斯的推理方法，与贝尔的后临床诊断医学，理解为一门特定的科学，等同于"世纪末"（fin de siècle）假说中那堆乌七八糟的东西，如贝尔所言："种族特性、遗传的举止、口音、在职与否的状态、教育、各种环境因素，这些因素的影响虽微不足道，但也能逐渐塑造或打磨人，并留下专家才能识别的印记或凿痕[25]。"但除了这些所谓的关于身体的科学以外，贝尔的解剖学享有作为一门科学的权威，所以，上述这些内容，仅仅是"临床医学教授在对学生们作讲解"，福尔摩斯也以这种方式，教授"侦探术是——或者应当是一种精确的科学"的思想（《四签名》）。

当然，侦探推理与指纹识别技术、隆布罗索犯罪人类学（Lombrosian criminal anthropology），或贝蒂荣人身测定法（Bertillonage）一样，都不是一门精确的人体科学。侦探推理也像上述学科一样，有别于形式化科学，原因在于，它的思维方式之中，没有一个构成知识有机体的目标，也没有一个统一的概念领域[26]。如果这种科学总体性的一个标志物，是一部医学词典或科学词典（如《包法利夫人》中的例子），或是百科全书中一则关于"解剖学"的条目（如《米德尔马契》中的例子），福尔摩斯式知识的标志物，就是他的索引，或者是他那部《大陆地名词典》（Continental Gazeteer），这部内容丰赡的词典中，条目之间的关系仅仅是字母先后顺序，就像艾琳·艾德勒（Irene Adler）的传记，"夹在一个犹太教拉比和写过一起关于深海鱼类专题论文的参谋官这两份历史材料中间"（《波希米亚丑闻》）。那份索引，也像另一件福尔摩斯式智慧之贮藏，一部关于烟灰的专论那样，代表了一种松散的知识秩序，以至于外人都很想说其中没有任何知识的形式，也根本就没有知识的系统，仅仅是一堆事实的大杂烩，类似于博尔赫斯（Borges）的中国百科全书。确实，我们可以很容易地想象出（包含博尔赫斯在内的福尔摩斯故事发烧友也会如此），上述提及的各个条目，可能引发了博尔赫斯式虚构的出现，即一种反知识或反话语的模式，重新整合这些毫无关联的材料：在其中，可能犹太教拉比的历史材料，会像乔纳斯（Jonas）一般，涉及参谋官所研究的深海鱼。但是，如果侦探推理的方法论如此不成体统，它也就不能给人带来幻想了，反而会更简捷、更完全地渗入到我们的日常生活之中。在同时代出现的相关识别技术中，这种技术得到了显而易见的全面应用。例如，贝蒂荣（Bertillon）就承认，他所发明的"分类的无限扩展"系统，起初只是为了识别罪犯[27]。类似的是，弗朗西斯·高尔顿（Francis Galton）在印度发明指纹分析技术以帮助警方追捕罪犯时，他也很早就认识到："民事和刑事案件当中，需要这种系统"[28]。二人的想法，如果延伸到临床医学话语中，并被得以应用，案例也处于病理学式的情境之中（如同在现实主义小说中一般），也是无恶意的，甚至是有益于社会的。我们可能会欢迎这种对日常生活的医学化处理，就如同我们会欢迎具有高度健康意识的社会一般。但侦探推理并不是治疗技术，如果将福尔摩斯手中的《大陆地名词典》的全景画式视角视为一个潜在的案例，则更会让人感到不悦，这就会在相关上下文之中，开启了 D. A. 米勒所谓的"遭到绝对监控的可怕前景，在这种情况下，一切都将被知晓、被指控、被监管[29]。"

反常的专业精神与识别技术的情欲特征

但是这种前景有那么可怕吗？当然，对于那些被侦探所调查、暴露、做指纹鉴定乃至被捕的人而言，这种事情会让人一想就难受。但是对于侦探而言，或者可以延伸一下，对于侦探小说的读者而言，识别身份，尽管会让受害者感到羞辱，却能带来一种快乐的红利，福柯提醒我们，这种快乐"来自于行使一种质疑、监视、观察、谍报、搜查、触摸、挑衅的力量"[30]。

当然，读者会不承认这种快乐的存在，这种快乐也建立于他人的痛苦之上。因此，福尔摩斯的故事中，也有一些信号反复出现，毕竟，侦探是一类寻求知识而非寻求快乐的专业人士，用斯蒂芬·奈特的语言形容，这种人物是"不可被扰动，但又可以明白事情原委的"，他们有好奇心但不会陷入狂热，公正而又不会陷入兴奋，是"一架用于推理和观察的最完美无瑕的机器"（《波希米亚丑闻》）。福尔摩斯所坚持的侦探工作，是一种"不是属于个人的东西，一种不属于我自己的身外物"[31]；如果福尔摩斯真地从中得到了一些快乐的话，那无非是如他所言，"工作本身使我的特殊精力得到发挥的这种快乐"[32]。但这些专业性的借口并不能解释福尔摩斯好奇心的毒性，甚至贝尔博士也认为这些好奇心是"贪得无厌的，几乎是不人道的"[33]，柯南·道尔对这一点也如此评说，"每当福尔摩斯这样热切地探究细索的时候，他变得和原来判若两人"，以至于"他张大鼻孔，完完全全像渴望捕猎物的野兽一样"。在另一处，华生则这般形容福尔摩斯好奇心被激发时的状态，"他的眼睛里闪烁着光彩，他菜色的面颊上甚至泛出了红晕"[34]。几乎毫无疑问，在上述描述的视角之中，从这样的描述来看，对福尔摩斯而言，识别是他最接近情欲的体验，或者说，对福尔摩斯而言，侦查就是一种情欲体验。

然而，识别的情欲——我在使用一个在谈论推理时似乎不可避免的词——是特殊的，或者是病态的［在同样的意义上，汉斯 - 布卢门伯格（Hans Blumenberg）将现代科学的好奇心总体上描述为"理性本身的认知欲望带来的内生性病态"］。如果不是虐待性的快乐，什么样的快乐，会建立在以理智压倒他人的基础之上呢？在侦探故事的一些场景中，福尔摩斯虐待狂的一面被很明确地描述了出来，例如，在《身份问题》的结尾，福尔摩斯首先告诉詹姆斯·温迪班克（James Windibank），他会受到惩罚，然后又说（《冒险史》）："这不是我对我的委托人所要负担的责任，但是手边正好有条猎鞭，我想我还是好好地抽……"更多的时候，这种虐待狂仅仅存在于观察行为中，而不会表现为直接的身体胁迫。福尔摩斯谈到了艾琳·艾德勒："我要让她把照片亮给我看。"如果应答者像华生那样抗议："艾她是不会干的。"福尔摩斯就可以作为一名男士向另一位男士所做的那样，向这位医生保证："她不能不干。"罗兰·巴特将叙事的逻辑与脱衣舞相提并论；但对于福尔摩斯的推理逻辑和叙事而言，也许更合适的类比，是强奸。

对于那些仍然想要衡量被表现的人之自主权的读者而言，他们就会像我与临床医生华生一样，觉得这不是对待女士的合适方式，艾琳本人，也是少数几个有幸对福尔摩斯施行报复的人之一，这一方面是出于华生的同情，但更重要的是，她已经"利用了"自己违背自己意愿的行为（《冒险史》）。关于她的冒险故事的标题是"波希米亚丑闻"，这标题与她的经历的部分共鸣在于，她为自己报仇，而在福尔摩斯的"波希米亚灵魂"中引出了荒谬的逻辑错误[35]。但此处需要强调的是，以这种方式来看，福尔摩斯的侦探推理，已经是一种丑行了——也就是说，比起《米德尔马契》中利德盖特的"平凡"、《乡村医生》中贝纳西鲜为人知的过去经历、《包法利夫人》中拉里维耶对于传统医学思维的鄙视，这一点更堪称为一种丑行，尽管前三者的案例，也与人物及现实主义小说利用临床医学推理有关。我所言的福尔摩斯的丑闻，是他的残酷性暴露出来的，尽管故事叙述者，试图将他塑造成一名纯粹的专业人士，如杰基尔博士（Dr. Jekyll）一般，以否认这种丑行，但最终还是无济于事[36]。然而这种残酷而冷酷的攻击式主体性，也在一次又一次地改头换面。柯南·道尔在小说中，一直把这种丑行以多种方式遮掩起来，以暗示这位侦探是独一无二的，或用福尔摩斯故事热心读者的委婉语形容，是"古怪的"。事实上，柯南·道尔引用了一系列在19世纪80年代新发明的离经叛道的个性类别，以便让他的读者识别福尔摩斯：这位侦探有一个"波希米亚人的灵魂"；他名声最不堪的一点是嗜好可卡因；他是一名唯美主义者，随身携带"彼特拉克诗集袖珍本"（《博斯科姆比溪谷秘案》），能引用波斯作家哈菲兹（Hafiz）及福楼拜（用法语！）的话，并患有"忧郁症"（《红发会》）；他是一个颓废派，住处会得到奥斯卡·王尔德（Oscar Wilde）的羡慕，他也像王尔德一样，喜欢鲜花和格言[37]。

但福尔摩斯既非唯美主义者，亦非颓废派，既非同性恋，亦非施虐狂——让我们先把焦点转回，我认为最准确的定义是，福尔摩斯应被归入一种变态的类别，这一类别和其他对自我的分类一样，在19世纪最后四分之一的时间里才被投入研究，第一次进入讨论 [见克拉夫特-艾宾（Krafft-Ebing）的《性倒错》（*Psychopathia sexualis*），1888年出版，至1892年，已翻译到第5版][38]。福尔摩斯应被如何归类，人们应把他当作什么样的人，这一点仍然没有解决，这是一个永久的谜，也让他的那些故事超出了逻辑推理的范畴。另一方面，在这些冒险故事中，尽管华生是读者的代理人，他却几乎没有认真和直接地提出过这两个问题，尽管他抛出了所有相关的暗示，尽管他对这位侦探很着迷。为什么会这样呢？是什么阻止了华生将福尔摩斯认定为一位危险人物？

有一种答案倾向于认为，同性恋情结将二人捆绑在一起，这是一种不能说出名字的爱，却在《冒险史》的一开头就引领着华生，用准性欲描述的方式来谈论他们之间的关系。柯南·道尔这样描写华生（《波希米亚丑闻》）："我的完满的幸福和第一次感到自己成为家庭的主人而产生的家庭乐趣，吸引了我的全部注意力。"规范化的异性恋、中产阶级精神（吸收了利德盖特和夏尔·包法利的特点，是临床现实主义的特征）在此处被证明是极其脆弱的。华生的注意力很容易就被转移了："那所房子的大门，我还记忆犹新。在我的心中，我总是把它同我所追求的东西……联系在一起……我突然产生了与福尔摩斯叙谈叙谈的强烈愿望（《波希米亚丑闻》）。"

我们不必把这种看法视为无稽之谈，雷克斯·斯托特（Rex Stout）在一篇哗众取宠的文章，《华生是个女人》（*Watson Was a*

Woman）中就认为：福尔摩斯与华生的关系，不止于友谊，但又很难将二人归入同性恋关系之中，于是他就需要更多的篇幅来言明二人关系。正如福楼拜的冷漠、巴尔扎克的职业刚性、艾略特的犹豫和左拉的坚韧可以与他们所依赖的特定科学思想的价值联系起来那样，华生（以及柯南·道尔）的特定主观性也可以与侦探思维的价值联系起来。华生在福尔摩斯玩的权力游戏中的地位是什么？答案显而易见：如果福尔摩斯是一个智力施虐狂，那么华生就是一个智力受虐狂。华生自己都承认，"在与歇洛克·福尔摩斯打交道时，我总是感到自己被自己的愚蠢所压抑"（《红发会》）。人们把他看作是最易受福尔摩斯智慧压制的受害人，他一次又一次地感到尴尬。此外，尽管华生强调，"他（福尔摩斯）那种巧妙地掌握情况和敏锐而又透彻地推理的工作方式，以及那种解决最难解决的奥秘的迅速而精细的方法，很值得我去研究和学习，并且从中得到很大乐趣"（《波希米亚丑闻》）。当华生试图摹仿福尔摩斯时，却感到了痛苦，他只能如实招来（《博斯科姆比溪谷秘案》）："我绞尽了脑汁。"

　　为什么读者们都愿意像华生那样，在福尔摩斯手中遭受那种责难或尴尬？如果仅仅是因为欣赏侦探的推理方式，将侦探的推理以其简洁的形式作为一种知识 - 逻辑的形式——以及作为侦探叙事所传达的唯一的知识形式，那将是一种多么令人愉快的事啊！然而，像华生一样，侦探小说的读者们允许——甚至要求——侦探将他们置于一种从属的地位。人们从侦探小说中探寻一种快乐，而这种快乐只有在自己推理失败后遭受焦虑和羞辱时才会出现。

　　然而，这种快乐本身是由历史决定的。只有一种新的职业从属关系模式出现时，它才有可能成为一种常规的、通用的经验：这也是一种基于对人类科学的重新配置的从属关系。只有当临床医生被降级时，一种识别的科学，一种检测的逻辑，才会变得有权威，足以成为小说的模型。我谈论这些，绝不是为了草率地提出临床医学和现实主义之间的同源性，以及个人化科学和侦探小说之间的同源性。相反，我是在强调一种连续性因素。侦探小说依赖于临床医学和现实主义来提供被表现的人，如果没有这些人物，它就没有人物资源以供识别，因此也就无法煽动虐恋快感。换言之，侦探小说既不应该被理解为一种净化了现实主义中固有的、但被搅乱了的叙事逻辑的体裁，也不应该被理解为一种与现实主义决裂的体裁，而应该被理解一种为将现实主义转化为反常目的的体裁。

本章注释

[1] Jameson 的《关于雷蒙德·钱德勒》（*On Raymond Chandler*），见于《谋杀的诗学》（*The Poetics of Murder*, San Diego, Cal.: Harcourt Brace Jovanovich, 1983），Glenn Most 和 William Stowe 编辑，第 124 页。

[2] 可参见《被偷窃的艾伦·坡》（*The Purloined Poe*, Baltimore, Md.: Johns Hopkins University Press, 1988），J.Muller 和 W.Richardson 编辑，其中 Lacan 的一篇论文。关于 Lacan 的寓言化情绪，可参见 Barbara Johnson 的《引用的框架》（*The Frame of Reference*），出处同上注释 [1]。

[3] Peter Brooks 的《为情节而阅读》（*Reading for the Plot*, New York: Vintage, 1984），第 26 页，第 28 页。

[4] Bertrand Russell 的《描述》（*Descriptions*），见于《语言哲学》（*The Philosophy of Language*, New York: Oxford University Press, 1985），A.P.Martinich 编辑，第 218 页。

[5] 关于 Eco、Sebeok 和 Hintikka 的贡献，可参见《三个签名》（*The Sign of Three*, Bloomington: Indiana University Press, 1983），Umberto Eco 和 Omassebeok 编辑。

[6] 《歇洛克·福尔摩斯探案全集》（*The Complete Sherlock Holmes*, Garden City, N.Y.: Doubleday, 1930），第 785 页。本书中所有关于 Conan Doyle 的 Holmes 探案故事，均引用自此版本，除非特殊注明。译者按：译者所选的中文译文为《福尔摩斯探案全集》（丁钟华译，1981，北京：群众出版社），后同。

[7] 《歇洛克·福尔摩斯探案全集》（*The Complete Sherlock Holmes*），第 261 页。译者按：这段话出自《冒险史·铜山毛榉案》（*The Adventure of Sherlock Holmes, The Copper Beeches*）。

[8] 读者与文本一样，都有同样的历史决定性，读者与文本的吻合，就是一种历史性的决定现象，对于读者而言，需要一定的知识接受程度与顺从度。因为每一篇文本，都含有不止一种话语，因为不同的读者会对同一话语在不同方面做出回应，每个文本都有一个以上的隐含读者（例如侦探小说，其读者中就既有逻辑学家，也有普通读者）。读者若是以我所想的方式去阅读侦探小说，可能会觉得枯燥乏味；但下一步需要探索的，是产生侦探故事可读性的不同话语之间的关系。关于 Miller 对感觉的探讨，可参见《小说与警察》（*The Novel and the Police*, Berkeley and Los Angeles: University of California Press, 1988），第 146～191 页。

[9] Roland Barthes 的《文本的趣味》(*The Pleasure of the Text*, New York：Hill and Wang, 1975)，Richard Miller 译，第 62 页。

[10] 根据多种侦探小说史的材料，侦探小说这种体裁，可以追溯至 Collins 与 Poe，或可以更远地追溯至 Voltaire 的《萨迪格》(*Zadig*)，或是《旧约圣经》(*Old Testament*) 及《一千零一夜》(*A Thousand and One Nights*) 中的故事。但是 Conan Doyle 的作品，标志着侦探小说这种体裁已经得到了巩固，在某种意义上，已经成为了一种文化现象，与从前的案例相比，能以更大的数量被产出并得到消费，并且还得到了更深入的规范化。

[11] 译者注：此故事出自于《冒险史》(*The Adventure of Sherlock Holmes*)。

[12] Russell 的《描述》(*Description*)，第 228 页。

[13] 译者注：此故事出自于《冒险史》(*The Adventure of Sherlock Holmes*)。

[14] 可参见 Scarry 的《哈代和其余 19 世纪小说家笔下的劳动和身体》(*Work and the Body in Hardy and Other Nineteenth-Century Novelists*)，见于《再现》(*Representations*, 3)，1983 年夏，第 90～123 页。

[15] 译者注：这段话来自《冒险史》中的《红发会》(*The Red-Headed League*)。

[16] 《注释版歇洛克·福尔摩斯探案全集》(*The Annotated Sherlock Holmes*, New York: Potter, 1967)，Waring-Gould 编辑，第 1 卷，第 639 页。

[17] 关于 Freud 式案例研究与侦探故事之间的关系，可参见 Steven Marcus 的《弗洛伊德与朵拉：故事、历史、案例史》(*Freud and Dora: Story, History, Case History*)，见于《在朵拉的案例中》(*In Dora's Case*, New York: Columbia University Press, 1985)，Charles Bernheimer 和 Claire Kahane 编辑，第 56～91 页；Geraldine Pederson-Krag 的《侦探故事与原始场景》(*Detective Stories and the Primal Scene*)，见于《谋杀诗学》(*Poetics of Murder*)，第 13～20 页。

[18] Barthes 的《趣味》(*Pleasure*)，第 62 页。

[19] Stephen Knight 的《犯罪小说的形式与意识形态》(*Form and Ideology in Crime Fiction*, Bloomington: Indiana University Press, 1980)。对于福尔摩斯侦探工作社会功能的类似评估，可参见 Julian Symons 的《致命的后果》(*Mortal Consequences*, New York: Schocken, 1973)，第 10～12 页；Christopher Clausen 的《歇洛克·福尔摩斯，秩序与维多利亚晚期的人类心灵》(*Sherlock Holmes, Order, and the Late-Victorian Mind*)，见于《佐治亚评论》(*Georgia Review*, 38)，1984 年春，第 104～123 页。

[20] 可参见 Miche lFoucault 的《关于 19 世纪精神病学中"危险个体"的概念》(*About the Concept of the "Dangerous Individual" in 19th-Century Legal Psychiatry*)，见于《国际缺陷与精神病学杂志》(*International Journal of Law and Psychiatry*, 1, no.1, 1978)，第 1～18 页。

[21] 关于症状 / 迹象之区别，可参见 Foucault 的《临床医学的诞生》(*Birth of the Clinic*)，第 159～172 页。Roland Barthes 的《符号学与医学》(*Semiology and Medicine*)，见于《符号学的挑战》(*The Semiotic Challenge*, New York: Hill and Wang, 1988)，Richard Howard 译，第 203～213 页，符号学的历史尚未得到充分记录,关于其历史的指导方向的大纲,有一部作品可供采纳,即 Jerzy Pelc 的《符号学史研究展望》(*On the Prospects of Research in the History of Semiotics*)，见于《符号学视野》(*Semiotic Scene*, 1, no.3, 1977)，第 1～12 页。

[22] 《红灯四周》(*Round the Red Lamp*, New York: D.Appleton, 1899)，第 50 页。

[23]《福尔摩斯探案全集》(*The Complete Sherlock Holmes*, Garden City, N.Y.: Doubleday, 1930)。译者按：这段话出自于《血字的研究》(*A study in Scarlet*) 第 2 章《演绎法》(*The Science of Deduction*)，是介绍 Holmes 学识的内容。

[24]《回忆与冒险》(*Memories and Adventures*, Boston: Little,Brown, 1924)，第 69 页。

[25] Joseph Bell，这段言论见于 Conan Doyle 作品《书商》(*The Bookman*, 1892 年 12 月，第 80 页) 回顾之中。关于此书内容的后续引用，均出自此版本。

[26] 如 Carlo Ginzburg 所言，"在警务工作中，需要将目标锁定至某一时刻的某一起因之中，对于其起因，然而科学工作的意图，在于找到能得到广泛应用的基本规律，或（更经常地）通过重新排列'中间定律'，将一个异常事实纳入基本规律的适用范围"[《三签名》(*Sign of Three*)，第 126 页]。

[27] 可参见 Alphonse Bertillon 的《人体测量报告》(*Signalements anthropométrique*, Paris: Masson, 1886)，第 22 页。

[28] Galton 的《指纹》(*Finger Prints*, London, 1897)，第 14 页。关于 Galton 对殖民地事务和刑事案件管理之中"可靠身份识别手段的效用"的讨论，可参见《指尖识别》(*Identification by Finger-Tips*)，见于《19 世纪》(*The Nineteenth Century*)，1891 年 8 月，第 303～306 页。

[29] Miller 的《小说与警察》(*The Novel and the Police*)，第 35 页。

[30] Foucault 的《性史》(*The History of Sexuality*)，第 1 卷，第 45 页。

[31]《注释版歇洛克·福尔摩斯探案全集》(*The Annotated Sherlock Holmes*)，第 2 卷，第 115 页。

[32] 译者注：这段话见于《四签名》第 1 章，《演绎法的研究》(*The Science of Deduction*)。

[33] Bell 的《书商》(*Bookman*)，第 80 页。

[34]《注释版歇洛克·福尔摩斯探案全集》(*The Annotated Sherlock Holmes*)，第 2 卷，第 226 页。

[35] Irene 让 Holmes 的识别逻辑陷入了投机取巧的困境，给他留下了关于她的"模糊而成问题的记忆"。这种困境的一个迹象，就是 Holmes 反复提到她是"那个女人"——这是一个没有谓语动词的明确描述。一些 Holmes 故事的热心读者发现这种说法令人无法忍受，并建议作者不应该让 Watson 记录这些内容，他应该记录，Irene Adler 是就是被偷的照片中的女人。

[36] 这否认了与 Zola 和 Bernard 所解释的自然主义者之间的差异。正如 Denis Hollier 所声称，Zola 积极地"声称停止指那些不允许的，……那些正常情况下会发生的事情"。我们可以发现，Holmes 则与之相反，他利用他的检测来贬低那些通常持中立态度的人或不关心侦探事务的泛泛之辈，故而他不受当地专业人士的欢迎。可参见 Denis Hollier 的《如何不以谈论性为乐》(*How to Not Take Pleasure in Talking about Sex*)，第 87 页。

[37] 世上很难找到另一对如 Conan Doyle 与 Oscar Wilde 一般性彼此对立的人了，然而，Conan Doyle 仰慕作为作家的 Wilde，还是少数几位在其死后还为其辩护的人之一。但我对这两位颓废派人物，关注他们的文本性关系胜于他们的传记性关系。值得注意的是，二人的圈子实际上有一些交集，在同一场午餐会上，Conan Doyle 受委托去创作《四签名》(*Signs of Four*)，而 Oscar Wilde 则受委托去创作《道林·格雷的画像》(*The Picture of Dorian Gray*)。

[38] 在 19 世纪末关于同性恋概念的历史，可参见 Jeffrey Weeks 的《肯定的运

动：性别意义与对同性恋的识别》(*Movements of Affirmation*: *Sexual Meanings and Homosexual Identities*)，见于《激进历史回顾》(Radical History Review 5, No.5，20，1980)，第 164～179 页；Georges Lanteri-Laura 的《性倒错讲座》(*Lecture des Perversions*, Paris: Masson, 1979)；Ed.Cohen 的《立法规范：从鸡奸到严重猥亵》(*Legislating the Norm*: *From Sodomy to Gross Indecency*)，见于《南大西洋季刊》(*South Atlantic Quarterly*)，1989 年冬，第 88 期，第 181～217 页。

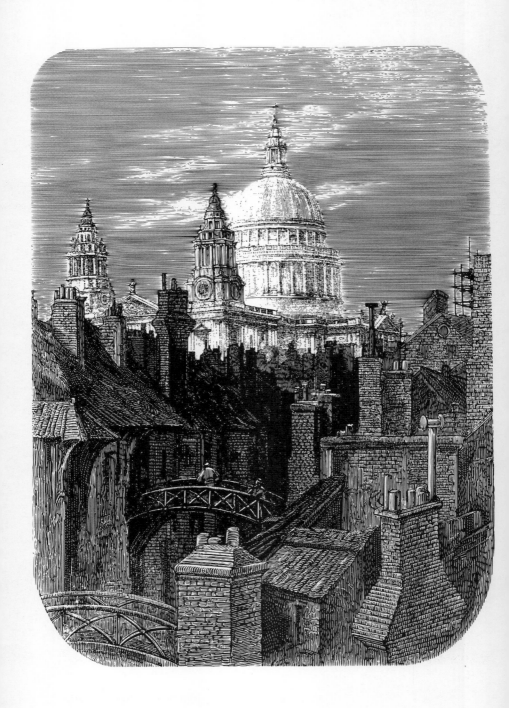

第 7 章
病理学观点：临床现实主义的消亡
与现代反话语的出现

　　自然主义与侦探小说这类准现实主义文学体裁的出现，可以表明，《米德尔马契》中显而易见的病理学现实主义，其内部的紧张关系没有随着 19 世纪行将落幕而减弱，反而得到了增强，最终危及了整个现实主义的文学事业。早先，埃德蒙·杜兰蒂（Edmond Duranty）就在《现实主义》（*Réalisme*）杂志上为现实主义文学事业的目的下了定义："对书中个人进行坦率而完整的表达……准确、完整、真诚地再造出人物所处的社会环境与时代面貌[1]。"杜兰蒂的措辞已经成为了理解现实主义的标准，也是理解现实主义所面临的再造或再现危机的标准。如果我们更深入了解一下这段措辞的文本根基，现实主义与其所面临的危机，就呈现出了不同的面貌。对于巴尔扎克、福楼拜与艾略特而言，理解力（comprehension）、具体（concrete）、个人（individual）、真诚（sincere），这些术语的内涵，可以毫不夸张地被描述为是医学式的。在现实主义小说中，理解社会整体性，就意味着，不止将这一整体性定义为一个环境（这个词所暗示的生物含义），也要将其定义为一个病理学环境。而"具体"则在现实主义层面上意味着坚持记录真相，其中的细节，"既有特殊性又有典型性"[2]，就像医学诊断设定病征和症状，并将其转化为具体疾病的案例一般。另外，在现实主义小说中，每个个人，被以病理学的方式定义为具体化的人，其局限与潜能，都来源于被机体有限性所施加的另一组局限与潜能，即死亡与生长。最后，现实主义的诚意，类似于医学界所宣扬的无私仁爱。

如果医学想要作为一种主要准则或话语模板，有效地为现实主义小说家所用，以发挥作用，它就必须要拥有可作为一门科学的真实性和伦理吸引力。然而，从艾略特的作品中可以看出，坚持这些条件中的第一条，医学的真相性价值，就已经变得越来越成问题了，因为一些新科学所提供的真相，似乎与疾病和死亡有关的真相毫不相容。细胞理论带着一种更为混乱的观点，可用艾略特所描述的"不由自主地悸动的生命"对其加以描述，来取代医学中以组织性的生物组织构成生命基本根基的看法；胚胎学和演化论则挑战了临床医学对个体发育的看法，后者认为个体发育与有机体的有限性和死亡相联系，而前者则将认为，发育在本质上是开放的、不可预测的、自发性的。正如左拉和柯南·道尔的作品所显示的那样，医学本身变得更实验化、职业化，行为中的决定论和行为逻辑的绝对化，与临床医学相比，是格格不入的，甚至还带着居高临下的态度。

　　临床医学作为现实主义基础话语的霸权条件之二，就是将医学作为一种职业的伦理权威，但这种权威，也在 19 世纪之末变得岌岌可危。从巴尔扎克的时代到艾略特的时代，我们还可以把医生看作是一个带有进步性利益的专业阶层的缩影。医生作为一个个体，其劳动力，大抵是既不可被物化也不会遭到剥削的，此外，医生也能将自己的工作立足于规范化市场之中，所以在这个时代之中，医生也能走上一条通往职业化乌托邦的道路，在这个乌托邦之中，知识可以与权力结合，共同参与有益的社会活动。实际上，在 19 世纪前三分之二的时间当中，一般意义上的职业化人士，以及特定行业中的医生，可以一同带着旺盛的精力，投入到改良性或革命性的社会活动之中，旗帜鲜明地对抗资产阶级和自由放任式资本主义[3]。然而，到了 19 世纪的末尾，伴随着 M.S. 拉尔森（M.S.Larson）所说的"专业主义的巩固"，有一点事实也在日渐明晰，就是专业阶层与资产阶级虽然确有差异，但却并非针锋相对[4]。资本主义不用花太大的力气，就可以拉拢专业主义。虽然在此前的肆无忌惮的企业式自由资本主义时期，医生代表了市场个人主义的另一种选择，但经过了这场奇怪的转折以后，到了此时，这个新兴的公司化国际资本主义时代，他们却要承担几乎相反的角色，成为了自由个人主义的缩影。专业人士，尤其是医生这个群体，曾经是对抗资产阶级的焦点，但在这个时候，已经在个人方面与公众想象方面，都发生了巨大的变化，融入到了理想的资产阶级之中，成为了一类有文化而又白手起家的杰出人物。

医学地位经历了一种双重转折：一方面，医学从一门权威的科学转变为一门附属性的科学；另一方面，医学从一种进步性的学科转变为一种从属性的社会实践。这也使得医学产生了一些重要的文化分支，其中就包含一波针对于医学与医疗从业人员的敌意。关于这种敌意，萧伯纳所著的《医生的困境》（*The Doctor's Dilemma*）与史蒂文森的《化身博士》是最值得关注的文学作品。然而我在此处所关心的话题，与萧伯纳或史蒂文森并无直接关系：它有关于医学权威的消亡，怎样影响了现实主义小说的命运。当然，我并不是主张医学与现实主义文学之间存在直接因果关系。文化价值中的变化，或科学层级中的变化，引发了文学形式的变迁，但任一种变迁，都必然与多种中介因素有关。然而，考虑到现实主义文学与一种特定医学观点之间存在强烈相关性，似乎有理由从一般意义上理解，在艾略特之后，小说风格的变化，是怎样与医学权威的衰落一事联系在一起的。首先，有一点比较清晰，对于在艾略特之后投入创作，并且有自我意识的小说家而言，现实主义变成了一种更加难以维护的文学模式，在当时，医学权威的消亡，已经转化为了文学权威在形式与意识形态两个层面上的消亡。在形式方面，现实主义小说家认为，文学权威应该基于逼真程度，即文学作品所描摹人物之生活真相。然而，到了这个时候，仍然持这种看法的人，却发现自己受到了抨击〔譬如阿诺德·贝内特（Arnold Bennett）被弗吉尼亚·伍尔芙（Virginia Woolf）所抨击〕，因为他们所应用的惯例，已经无法逼真地再现现实了，这种惯例创造出的角色，仅仅是"案例"而

已 [5]。后期现实主义者在形式意识形态上也面临着类似的问题：如果作家还想以医生的方式去识别其文学权威，他就必然无法再宣称这种职业权威是具有社会进步意义的，或至少是有批判性的，虽然，这种观点促使更早一点的批判现实主义小说家，如巴尔扎克、福楼拜与艾略特，一开始就认同了医生的角色。专业的现实主义小说家（我再说一次，贝内特是其中突出代表）在此时已被资产阶级所同化，职业性的医生也被如此同化了，因此，他的散文的政治刚度被遮蔽了，他对社会弊病的诊断批评被模糊了，他预测一种更健康选择的能力也被削弱了。

要描述现实主义体裁和意识形态上的这种发展困境，并不是说，1880 年以后写的现实主义小说是次要的，甚至不是说，它们在意识形态上一定是无用的。但这会意味着，在后期现实主义者当中，即使最出类拔萃的人物，也会发现自己陷入了选择受限的困境之中。阻止这种退化的方法不多，其中之一，就是调整现实主义的视野，从特定的社会整体视野转移到孤立的病态世界视野，然后就可以用权威的医学角度进行检查和分析。这就是托马斯·曼在《魔山》（*The Magic Mountain*）中所采取的策略，这部小说与巴尔扎克的《乡村医生》相比，可以被视为是一对截然不同的表兄弟。这两部小说都是现实主义的杰作，它们的背景都是与主流社会相隔绝的，但它们却在一定程度上再现了主流社会。尽管巴尔扎克设定的隔离性环境，是一个医治性乌托邦的先决条件，在这个地方可能会有一个健康的社会整体，但托马斯·曼设立的隔离条件，只能诊断出社会整体患有新词语病。如果说，巴尔扎克把他笔下的社区，变成了隔离式精神病院，托马斯·曼就把他笔下的疗养院，变成了整个世界。

托马斯·曼作为一个卓越的现实主义者，部分原因出于他接受了节缩文笔的必要性，以及他分析他笔下微观世界的深度。托马斯·曼也像前辈一样，为自己的小说填满了近于百科全书式的具体细节。这些细节可能更多地涉及思想，而不是物质对象或欲望对象，但它们提出了与我们阅读福楼拜或艾略特时一样的，关于其意义的终极问题。在这一点上，也许托马斯·曼比前两位小说家都要来得更严格，他还探讨了现实主义小说中涉及的核心问题：作为一个凡人，一个身体被表现出疾病的人，到底意味着什么。但他与艾略特不同，艾略特只是带着疑虑，并在不同的叙述中，孤立地考虑相互竞争的看待生命的科学观念，而他则坚定地将这些客观性的看待生命的观点置于医学视角之下。要回答汉斯·卡斯托普（Hans Castorp）的问题："生命是什么？"这个问题需要我们了解细胞生物学、胚胎学、比较解剖学和演化论，而托马斯·曼则带领我们了解这些科学所提供的解释。但汉斯在结束他的研究时，对一卷病理解剖学书籍进行了思考，其中含有比夏的箴言，"疾病是生命中一种不正常的、放纵的形式"，暗示了他的形而上学问题在临床医学方面的答案。"那生命本身呢？它也许原本只是物质感染了病毒的结果吧——就像所谓的物质原生现象，也许就是一种疾病，一种由非物质的刺激引起的肿瘤吧[6]？"这种对生命的临床医学观点是最真实的，也最适合于汉斯的主观意愿，即他对克拉芙迪娅·舒舍（Clavdia Chauchat）的病态迷恋。事实上，这一章的收尾于汉斯在最后的推理活动中打瞌睡，他还梦见了克拉芙迪娅。托马斯·曼似乎在暗示，只要我们认识到医学观点的首要地位，就能把汉斯视为一个现实人物。

在其他后期现实主义者当中，绝大多数人，都没有像托马斯·曼一样，能够适应现实主义中文体与意识形态力量的缺失，这一危机也与临床医学的式微同步。这些小说家实际上都被历史的变迁所抛弃了，我们对他们进行回顾时，会发现他们只是在墨守那些比他们更杰出的前辈的文学体裁，在时代境遇发生改变的情况下，他们的作品，无论在美学还是在意识形态方面，都越来越无法让人满意。A.J.克罗宁的《城堡》（*The Citadel*，1937），就通过描述一位见多识广、思想新颖的乡村医生安德鲁·曼森（Andrew Manson）的故事，来探讨专业化职业的问题，这位医生的经历与利德盖特非常相似。然而，克罗宁笔下的情节，却回避了艾略特最重视的困难：医学／现实主义知识的局限性，以及职业和社会结构之间的矛盾。克罗宁也没有用自己的风格来反映这些困难。他像艾略特与大多数现实主义者一样，有时会展示一些他所了解的医学词汇，也会清晰地展现医生的价值观。但他不像艾略特刻画利德盖特那样，从不质疑或怀疑曼森知识的可靠性，或其知识得到成功的可能性。事实上，曼森将自己的未来寄托于最新的科学突破上，以对抗医学权威派的观点，尽管如此，他最终还是被他的同事证明无罪，与利德盖特形成了鲜明对比；尽管克罗宁确实像艾略特一样探讨了婚姻和职业之间的矛盾，但他最终还是杀死了曼森的妻子，以保证医生职业的纯洁性，而不是像艾略特谴责利德盖特为了与罗莎蒙德作伴而接受困境。临床医生取得了胜利，但这是一个空洞的胜利，将其再现的现实主义，也是空洞的。

无论是在风格上还是在意识形态上，阿诺德·贝内特都是一个比克罗宁更有自我意识的小说家。的确，人们可以证明［正如弗兰克·克莫德（Frank Kermode）所做的］，把贝内特列为他那个时代的一流文学艺术家[7]。然而，贝内特也像克罗宁一样，最终都未能明确地应对医学话语作为现实主义基础日渐式微而引发的问题。他的困惑在《赖斯曼阶梯》（*Riceyman Steps*）之中，以特别有趣的方式呈现出来，这部书出版于 1923 年。在此很久以前，他已经靠《老妇人的故事》（*The Old Wives' Tale*）与《克雷亨格》（*Clayhanger*）这两部畅销书，为自己奠定了声名。作为后期现实主义者中成就最丰厚的一位，贝内特在 20 世纪 20 年代，饱受伍尔芙和其他作家、评论家［其中包含劳伦斯（Lawrence）、庞德（Pound）、温德姆·路易斯（Wyndham Lewis）与亨利·詹姆斯］的攻击，他们都指出了他的现实主义作品中的不足之处。贝内特明确要让《赖斯曼阶梯》成为一部能在精英读者中获得认可的小说，以保证他不仅仅是一位畅销书作者，而且是一位伟大的小说家。为此，他引进了许多那些批评他的作家所用的个人技巧，以至于他可以夸耀康拉德的行为方式是"毕竟是我自己的"[8]。但这些技巧，其中最明显的是象征主义，用于描述铁路和婚礼蛋糕等事物，并没有对贝内特的作品起到主导性作用；换言之，它们没有起到支配叙事模式和再现人物的原则性作用，譬如乔伊斯作品中意识流的作用[9]。更准确地说，科尔莫德（Kermode）所称的贝内特的"形而上学次级结构"仍然是现实主义的，与关于性格、真理和叙事权威的旧概念相联系，我一直试图将这些形式定义为医学式现实主义。

再深入探究一下《赖斯曼阶梯》，就可以看出，实际上，贝内特还是利用现实主义中的两个范式以展示其写作技巧。分别是巴尔扎克与狄更斯所应用的，早期医学式现实主义，与艾略特和福楼拜所应用的，成熟的病理学式现实主义。尽管贝内特在整合这些模式方面谈不上十分成功，但他确实设法以一种奇妙的简洁方式安排了这两种技巧，将每种技巧分配给不同的一对人物，从而创造了一种双重情节。核心情节涉及亨利·厄尔弗沃德（Henry Earlforward）和维奥莱特·阿尔布（Violet Arb）二人，这两个人都被设定为病态的现实主义人物，有人认为，他们拥有被病态欲望感染而隐藏的、复杂的内心世界。对金钱的"秘密激情"折磨着亨利，这种激情在他体内与他对维奥莱特的爱作斗争，而维奥莱特则因她对亨利的"受挫的欲望"，以及她自己必须要死守亨利的"危险秘密"而变得虚弱。对于这样的人物，贝内特就像病理学现实主义者一般所为一样，以"一个有经验的、谨慎的人类观察者"的讽刺角度来进行创作（并要求读者以这种方式阅读）。他并不是通过将不同符号直接相连，而是通过指出人物本身没有说过，甚至不了解的事物的含义，将他们的性格标志视为症状，来了解亨利和维奥莱特的性格秘密。而且，根据病理学现实主义的惯例，贝内特的情节本身就为这种暗示的解释提供了依据，通过逐渐揭示这些症状的来龙去脉，即不健康的性格，也是一种慢慢扰乱并最终导致亨利和维奥莱特死亡的"内部故障"，保证了这些症状的意义。

相比之下，乔（Joe）和艾尔西（Elsie）存活了下来，他们之所以能保全性命，在很大程度上，是因为他们被认定为不同的类别，即巴尔扎克式 / 狄更斯式类型的人物。这样的人物，像《米德尔马契》中的高思一家人，内在不是一个需要解释的问题——不是因为他们没有内心生活，没有秘密要隐藏（贝内特提醒我们，艾尔西的秘密，就是她所庇护的乔），而是因为他们的内在已被明显暴露于外了，至少对于叙述者而言是这样。就像巴尔扎克和狄更斯笔下的人物一样，性格的迹象在艾尔西脸上清晰可见，脸红了，闪耀着"本能的善良"，她内心中的"诚实的爱"。此外，艾尔西和乔参与的情节，像典型的早期现实主义情节一样，都是围绕着一个被专门构思的疾病和治疗问题而展开的。

在这种范式中，疾病并不仅仅存在于人物的肉体之中（就像亨利和维奥莱特的癌症一样），也从外部冲击着他们。乔罹患两种疾病，疟疾与弹震症，它们都被作者视为是环境因素诱发的疾病，尽管弗洛伊德此前已经指出了战争创伤的复杂内在动态。贝内特对乔的心理疾病中固有的叙事可能性不感兴趣，因为他认为乔和艾尔西一样，本质上都是健康的。要治疗这种疾病，唯一必要的治疗方法，是巴尔扎克和狄更斯推荐的老式治疗方法——温柔的关爱，由一位有魅力、有爱心的医生监督患者，并以家庭的重组复制品对其进行管理。

在贝内特小说中的两种现实主义之间，乔或艾尔西与厄尔弗沃德一家之间的交流一样少，艾尔西是他们的女仆。每一组人物都以自己的方式解读世界，这一点明显体现于：艾尔西与她的雇主共享了同一段的经历，但却被叙述者反映为两段不可比拟的经历。例如，艾尔西完全不了解货币的运作，而这是亨利·厄尔弗沃德最热衷的话题，所以当他读到比利时法郎的汇率"在同情中下跌"时，她想知道"它的表现如何能被同情这样的感觉所驱动"。实际上，这主要是在叙述者强调艾尔西和亨利的观察方式彼此对立的情况下，小说最接近于完全超越现实主义解释可能性的标志性做法。在这些案例当中，一个物品——婚礼蛋糕、婚鞋，甚至是亨利的疾病——都如谜一般，地位难以确定，它的意义不能被对它的解释所穷尽。这些物品所出现的场景，是文本中最接近现代主义的时刻，但贝内特并没有将这些场景持续下去。这两种情节的逻辑不可避免地走向了厄尔弗沃德一家走向灭亡的结果（亨利的死亡场面尤其让人联想到左拉），以及艾尔西和乔得到救赎，构成一个幸福家庭的结果，形成一种双重性的陈腐结局。

对于这种皆大欢喜结局的需求，来源于贝内特的读者群体，他们会忽视关于厄尔弗沃德一家的情节，完全关注于艾尔西的感伤故事。事实上，读者对于艾尔西的热衷，最终迫使贝内特写续集详细描述她的进一步冒险，但他最终发现，这样一个角色和这样一个结局的品位，都相当低俗，于是写道："好像艾尔西的同情心水准，决定了本书的水准！"贝内特的愤怒源于他对观众的渴望，这种渴望将会超越畅销书读者和精英之间正在出现的对立，因为后者对内容质量感兴趣，但对现实主义怀有敌意。《赖斯曼阶梯》为后期现实主义者提供了一种读者接受问题的寓言，在小说的开头描述中，亨利·厄尔弗沃德书店的结构中，就代表了不同的读者群体：

> 书店在国王十字路有一个窗口，但入口处则有另一个窗口，位于赖斯曼阶梯之上。靠着国王十字路的橱窗里，只摆放着廉价版的、纸质封面的现代流行小说，如埃塞尔·M.戴尔、查尔斯·加维斯、赞恩·格雷、弗洛伦斯·巴克利、纳特·古尔德和吉恩·斯特拉顿·波特的作品。侧窗摆放着著名严肃作家的旧书、初版书籍、插图版书籍和完整的小牛皮封面版或摩洛哥羊皮封面版书籍。这些书籍，都是有自尊的藏书绅士（有别于书商）收藏中不可或缺的版本，经过几十年的批评，已经进入了坚不可摧的、获得了永恒敬意的乐园之中。侧窗必然会引起收藏家或藏书狂人的注意。它似乎很奇怪，甚至是致命的，与那个喧嚣肮脏的街区的气氛格格不入，在那里，生存是一种危

险与艰难的冒险，几乎意味着疯狂地寻求食物、饮料和住所，在那里，绝大多数人只阅读对体育比赛的预测和比赛的结果，以及在星期日早上，阅读报刊中对血腥犯罪和露骨性行为的描述。

这种语调的转变，贯穿于全文之中，也反映出贝内特为了满足两个可能读者群体的需求而出现的摇摆情绪。对于"廉价版"、"现代流行小说"的读者而言，阅读品位引导着他们趋向于新闻式的煽情文字，贝内特对这类文字的抵触显而易见。然而，他大概也要给这种未经训练的审美赋予以某种真实性，因而也将其赋予了某种价值，这种审美建立在"一个存在着危险与艰难的冒险的街区"的生活基础之上。另一个阅读群体，即只对"严肃作家"初版著作感兴趣的"有自尊的读书人"，起初似乎也是贝内特希望取悦的那个聪明、有眼光和天赋的读者阶层。然而，这个群体又受到了批评：他们与其说是绅士，不如说是"收藏家或藏书狂人"。贝内特讽刺性地斥责他们在审美上的胆怯，他们不愿意阅读任何没有"经过几十年的批评，已经进入了坚不可摧的、获得了永恒敬意的天堂之中"的书。

可以确信，这段文字所表达的，对现实主义文学读者的顾虑，早在贝内特以前很久，就已经被现实主义者提出了。我们会想到，巴尔扎克希望公爵夫人和洗碗女仆都能读他的小说；福楼拜有意写一部小说，可以被愚蠢地理解为描写通奸的小说，也可以被聪明地理解为一种对资产阶级阅读方式的对抗式、治疗式分析[10]；艾略特试图教育她的读者，以锻造出一批具有单一性的"我们"，即一批有文化的读者。但是，对于这些早期现实主义小说家而言，尽管他们对待读者的态度不同，但是，读者的问题，都可以用同一种方式解决，即通过第三等级读者的调解，这类读者对现实的看法，在某种程度上，被认为是与现实主义者的愿景相称的。巴尔扎克笔下的贝纳西，福楼拜笔下的拉里维耶，艾略特笔下的利德盖特，都是小说家为预定的理想读者在小说中所隐含的人物，他们相对于其他人物的地位，表明了小说家相对于他们的读者的地位。贝内特和前辈们一样，把医生拉斯特博士（Dr.Raste）作为中介人物，代表小说家所希望的读者群体。如果把小说看作一个整体，就会发现拉斯特博士位于两种情节之间，这两种情节分别与亨利和乔有关，事实上，对于叙述的逻辑而言，他是一位不可或缺的人物，因为正是他雇佣了艾尔西，使她有可能嫁给乔，为小说的情节提供了收尾。但拉斯特的中介作用，在小说一开始就被暴露了。小说中，在上述那段对书店的描述以后，拉斯特博士就进入了厄尔弗沃德的书店，这就是他在全书中的第一次登场。如果说，上面那段描述，根基于将读者区分为纯粹的藏书者，与热心但未受过教育的大众读者两个群体，那么，贝内特对拉斯特的描写，就澄清了一点，即医生超越于这种读者群体的分野之上。很明显，他不是一个应归入下层阶级的人物，但他也不能被归入到资产阶级读者之中：他有一种气质，"既非书商，亦非上层中产阶级的一员"。更确切地说，他是一位专业人士，可以为他的女儿买一册莎士比亚作品。

对于贝内特而言，拉斯特的女儿——更广泛地说，已经巩固了社会地位、开始繁衍后代并要求共享其文化的专业阶层——代表了他最好的希望。但是，他只能通过忽视专业主义本身日益明显的矛盾，来维持这种希望，忽视专业服务中固有而必要的物化过程，以及同样必要的，对专业面具背后的人道主义冲动的假设。在拉斯特身上，这种分裂体现为公共性自我和私人性自我之间的对立，体现为他作为"专门的医生"的态度和他作为慈父的态度。作为一名医生，他必须像亨利·厄尔弗沃德一样，成为一个神秘的、"不可穿透的"个人主义者——"夜晚的秘密被锁在那个穿着整齐的胸膛里"。贝内特告诉我们，他使用的比喻也适用于亨利和维奥莱特。另一方面，当拉斯特和他的女儿在一起时，就变成了一个不同的人——具有爱、给予、关心。正是这种不同使贝内特可以按照他的方式结束小说，在一个专业医生看来，这一定是"一个非常奇怪的片段，它打乱了所有架构起人性的合理性和逻辑，影响行为根源的乐观理论"。

贝内特大概是要我们认识到，小说的结尾不是奇特的，而具有一种有机性。然而，小说的结尾，却是奇特的，其狄更斯式的解决方案（拉斯特博士带着艾尔西和乔回家以取悦他的女儿）与前一章中导致亨利去世的病理学变化不一致。贝内特总结道："没有人知道他在哪里。"但在最后的分析中，读者自己会觉得贝内特自己作为小说家，也不太清楚他笔下的人物去了哪里，也不知去何处寻觅这些人物所栖居的文本世界，即亨利和维奥莱特的病理学世界，或乔和埃尔西的传统有机性世界。

我并不是想要暗示，贝内特不连贯的结尾，来源于粗心大意，或叙事技巧的失败。相反的是，人们只需读一读《赖斯曼阶梯》的开头一段，其中对即将证明亨利吝啬的重要细节的介绍（我们仅仅了解到，他在秋天不戴帽子，他近视，却没有眼镜），就能认识到弗兰克·克莫德所说的贝内特的"效率"。我想说的是，贝内特对效率的贡献，并不能打动人心，因为这种效率是为一种已经过时的观念服务的——这种观念认为，现实主义和支持它的临床医学，是文化和社会实践中，最真实最进步的形式。

反临床医学的各种现代主义

如果后期现实主义者坚持效率、真相和伦理的概念，因为这些概念是通过与医学的类比来定义的（将效率视为对具有有机性的、具体化的人的诊断，将真相视为病理学，将伦理视为职业天职），如果左拉和柯南·道尔以不同的方式贬低而又不完全放弃这些根据临床医学组织起来的概念，那么，现代主义小说家则把对这些概念的明确否定，或至少是批判，作为他们创作的出发点。诚然，文学现代主义是一个非常复杂的现象，其中这种否定的形式，这种批判的重点，以及被其提供的替代方案，必须通过仔细阅读每个实例，才能将其具体说明。显然，我不能指望在此处做到这一点。相反，我将试图勾勒出现代主义小说家取代现实主义的几种主要方式，或是通过颠倒医学观点，或是通过转向医学以外的其他话语，来寻求关于效率、真相或伦理的想法。

有一种现代主义，可以以乔伊斯和伍尔芙的作品为例，根据其叙述技术的创新，挑战了现实主义小说家对其再现现实中的效率的观点。在现实主义小说中，多种多样的人物描写和描述技巧，当然能非常有效地传达信息，但这种效率（如在医学案例研究中）总是在与被表现的人有关的情况下，才能被定义。换言之，小说家一开始就假定，自我是一个基于空间和时间的感性组织，被其主人的经验性和有限性所束缚；技术必须被调动、被安排，以赋予这些本体论条件以意义。另一方面，在现代主义的乔伊斯式或伍尔芙式模式中，具体化的人，不再是小说家一开始就着手描写的基本组织实体[11]。这并不意味着小说家已经摆脱了人物描写的约束，进入了一个散漫的技术世界。相反，这意味着，在这个时代，自我可以被认为是一种虚构（不一定是最高的虚构），由超越有组织的身体的秩序系统（因而也代表着意义）来构造。这种系统可能是神话式的、精神分析式的、语言式的，甚至是文本式的，但它们都允许更密集的、更抽象的、更有效的叙事，其中的意义，在很大程度上，是独立于人物的[12]。

在小说中，放弃将具体化的人作为一种构成元素的手段，也产生了其他影响。首先，为自我提供海德格尔所说的，"存在于世界（being-in-the-world）"的概念——即经验性和时间性的类别——必须被重新定义。在现实主义小说中，正如我们所见，经验性是一个有关细节、对象与物理性的问题，它的存在是为了通过感觉，进入人物的感性，也是为了瓦解它要进入的这种感性和人物。例如，在福楼拜的作品中，一把雨伞、一件衣服或一颗杏子可能没有内在意义，但也可以通过被看作是有意义的事物，然后再把它撤出，用于阐明人物。如果说，在福楼拜的小说中，如卢卡奇所言，"现实的独立碎片被安置于我们面前，呈现出了它全部的坚硬、破碎和孤立的属性"[13]。这种因有机整体性被理解为病态，从而对其进行的否定，仍然允许我们重新构建一个有组织的人物。相比之下，在像乔伊斯这样的现代主义作家的作品中，经验性的事物，不再被组织和解体的辩证法所塑造，因此，这类事物，也从来没有被作为不同的碎片呈现于读者面前，人们可以把它当作一个将具体化的人解体后所呈现出的元素；更准确地说，经验性本身，已经被溶解为语言、技术或纯粹的感知元素（正如伍尔芙用她著名的比喻所表明的那样：原子随机落在头脑中）[14]。

时间性的概念，也同样被改变了。如我们所见，在现实主义中，小说的时间性，伴随着人物生活的时间性。如果医学上假定病理学时间的基本特征，是以死亡为界限，那么我所涉及的现实主义小说家，就把这种有限性作为组织其故事的一个结束点。当然，至少从山鲁佐德（Scheherazade）用故事来抵御死刑开始，死亡就对叙事产生了这种价值。然而，巴尔扎克、福楼拜和艾略特对死亡的概念是特别临床医学化的，死亡不是简单地对生命的外部限制，而是生命的一个构成部分。他们和比夏一样，都假设生命是抵御死亡的一套功能，因此，生命可以被理解为一种在时间上所受的折磨，最终归于死亡[15]。疾病，这种表示折磨的医学术语，有它自己的节奏，即产生危机、让人得以恢复、得以康复、又进一步让事态加速恶化或导致病情复发的节奏，关注病态体现的个人现实叙事，必然会摹仿这种节奏。此外，疾病的时间性必须以双重维度来加以衡量，因为，根据临床医学，个人同时生活在两个生命中，因此可能会有一系列的部分死亡。正如我们所见，双面人（homo duplex）的时间复杂性不仅在比夏的研究中得到了体现，而且在福楼拜和艾略特的作品中，也得到了体现。在放弃将临床症状再现出的自我作为叙事的基本原则时，现代主义并不一定要放弃尼采所言"人是病态的动物"的主张，但抛弃这种针对于病态的临床医学观点，确实要求现代主义者将其小说的时间性与病理学的时间性脱钩。小说的时间性原则不能再是一个被再现的人自我抵抗死亡折磨的过程。相反，现代主义——或至少是乔伊斯及其追随者所代表的那种现代主义——将其叙事建立在一个不同的时间性先验之上：重复的时间性（及其必然结果与机会）。一个生命的结构不是建立在有机的变化上，而是建立在永恒的回归，不可思议或变幻莫测的机会上。人们发现布鲁姆（Bloom）重复着尤利西斯的所为，另一位人物则重复着俄狄浦斯的所为，或者说，人们发现，小说中的人物陷入了普鲁弗洛克（Prufrock）式的不定向偶然性的时间性中，其中有"你的时间和我的时间你和我的时间/还有一百次犹豫不决的时间/还有一百次观察和回想的时间/在吃吐司和喝茶之前"。

用医学术语来定义现实主义，将其定义为一种在病理状态所表现出的人身上发现意义的话语，我们可以就通过强调现代主义对语义效率的强调，以及放弃这种技术强调所导致的临床医学性所表现的个人，将某种现代主义与现实主义区分开来。然而，这不是区分现代主义与现实主义的唯一方法。还有第二种现代主义可供识别，这是一种不太直接关注于将小说技术边界，超越被再现的人的文学风格；事实上，在这第二种现代主义之中，如我们前面所讨论过的现实主义小说一样，不仅身体具有重要性，而且小说的意义也与疾病密不可分。那么，是什么将陀思妥耶夫斯基、普鲁斯特、弗朗茨·荣格和纪德的创作与巴尔扎克、福楼拜或艾略特的现实主义创作区分开来？医学角度对现实主义的分析，对这个问题也是有帮助的：这种现代主义与现实主义的不同之处在于，它对病态和正常之间区别的真实价值提出了强烈质疑。在巴尔扎克、福楼拜和艾略特的现实主义小说中，这种正常/病态的区分是为启发式目的而服务的。它允许叙述者将自己与他所描绘的人物区分开来，就像将医生与患者区分开来一样，并从一个相对确定的位置来理解他们的重要性。现实主义叙述者以距离事物有一段距离和全知全能而闻名，这距离，正是将那些生病的人和认识到什么是疾病的人区分开来的距离。另一方面，在我心目中的第二种现代主义中，病理学的视角成为了主导——从陀思妥耶夫斯基笔下的地下人（Underground Man，此人登场的第一句话就是"我是个患者"）到纪德笔下的不道德者，再到普鲁斯特笔下的马塞尔，叙述者本身就是患者。到此时，不仅写作主体是病态的主体，而且病理学的视角甚至可以为了这一叙述主体而被培养，这一点在下面一组对比中可以看到：即通过比较普鲁斯特对不同气味的描述，和对这些气味引起的记忆中非自愿中断所表示的态度，与福楼拜在《包法利夫人》中对同样情况所表现出的态度。普鲁斯特沉浸在整个过程之中，而福楼拜则通过艾玛的发作来诊断病情（尽管他本人首先经历了这种病情）[16]。

卡夫卡将所有那些自称以医生身份写作的现实主义者所遗留的医学观点和病理学观点之间的区别推到了极致。长期以来，卡夫卡一直被认为是传达不正常，并在事实上最终被异化的视角的大师，比如他在《变形记》中塑造的格里高尔·萨姆沙的视角。然而，对于习惯于将病理学定义为与医学视角相对立的现实主义小说的读者而言，一个更加激进的异化案例——对医学视角本身的异化——出现在卡夫卡生前发表的极少数小说之一，《乡村医生》中。卡夫卡笔下的乡村医生，与巴尔扎克、福楼拜或艾略特笔下的乡村医生，没有什么不同。他直接对我们说话，但却在像做噩梦一般讲述一个故事，其中看似现实的细节和事件与其他细节和事件混合在一起，其意义显然是象征性的，记录着医生自己的焦虑和欲望。举例而言，在医生检查患者的这个时刻：

> 他的右侧臀部裂开了一个掌心大的伤口。玫瑰红色，但各处深浅不一，中间颜色深，越往边上颜色越浅，呈小颗粒状，还有东一块西一块的瘀血，像露天矿一样裸露着。这是远观。近看就更严重了。谁看见了，能不倒抽一口冷气？一堆虫子，和我的小指一般长一般粗，玫瑰红的身体还沾满了血，它们待在伤口中心，白色的小脑袋，密密麻麻的小腿，正往亮处蠕动

着。可怜的孩子，你没救了。我找到了你的大伤口，你就要毁在这侧身体的这朵奇葩上[17]。

开头几句话，就在描述力度与美学关注点方面，体现了与病理学视角在品质上的细微区别，彰显出这确实是 19 世纪临床医学视角下的最佳作品之一。这几句话给我们留下的印象是，这种对细节的谨慎对待，与许多现实主义小说对疾病的描写是一样的，例如福楼拜在《情感教育》中对哮吼的描写。但这种敏锐的感知，几乎立刻被另一种感觉所取代，同样强烈的感觉，没有指向于真实的、客观的伤口，而是指向于医生自己复杂的性感受（后来，医生甚至发现自己被迫脱掉了衣服，和患者一起躺在床上！）。因此，在卡夫卡的作品中，没有任何真理的规范与标准，可以反对、疏远、控制病态的事物。在戈特弗里德•本恩（Gottfried Benn）的中篇小说《大脑》（Gehirne）中，也特地将主人公形容为"一个不能忍受现实世界，不能掌握现实的医生"。卡夫卡笔下的医生自己生病了，叙事的形式，也暴露出了彼得•霍亨达尔（Peter Hohendahl）所言的"现实的丧失"，其中没有任何改善的希望[18]。

如果乔伊斯式现代主义，以对表现具体化的人的叙述效率为重点，挑战现实主义，如果卡夫卡式现代主义以真相和病理学为话题切入点，挑战现实主义（使病理学视角成为一种没有半点虚假的观点），第三种现代主义也必须要被分辨出来。在以康拉德为榜样的现代主义中，动摇现实主义的关键，既不在于具体化的自我，也不在于病理学观点的权威，而在于我前面提到过的，支撑现实主义与医学的专业性精神与职业性冲动。如果某人成为一名医生，就像他成为一名现实主义者一样，因为他相信，实施治疗或写作，最终都同样是一种纯粹的操作，带有着仁爱并脱离了权力的压迫。巴尔扎克、福楼拜和艾略特都支持职业的理想化，并将其与医学联系起来——巴尔扎克通过表现职业的理想医学人物，艾略特通过描述利德盖特职业生涯的开端，福楼拜通过借用医学术语构想写作技巧，并从中产生了不甚稳定的贡献。

与之截然不同的是，康拉德一开始就假设，职业性冲动，无论是不是医学性的，都应与更基本更有力量的物质利益联结起来。这一原则的经典性体现，就在于《黑暗之心》（*Heart of Darkness*）中，书中库尔兹（Kurtz）的文明使命，就与帝国主义行使权力的意志密切相关。我们可以很明显地看出，库尔兹根本就不是一个患者，他特有的行为方式，可被称为是过激的，也是对各种理想与行为的一种扭曲，虽然仍然有价值。我们可能会说，这位专业人士，可能曾经走错过路，但是专业主义精神，只要它能进入一个治疗价值体系，得到一种改进的理想，那么，这种精神就可以得到恢复。如马洛（Marlow）所言："（帝国主义征服）的可取之处，仅仅是这样一种想法……它不是一种带有感伤的借口，而是一种想法；以及对这个想法的无私信念。"或言之，如果改进的想法最终破灭，我们就可以回到职业化假设之中，即认为，技术本身至少是有价值的，而不考虑使用技术的背景。在这种情况下，马洛对此又作出了预测，可以拯救一个人的是，"效率——对效率的投入"[19]。

这些争端，可能是对现实主义者发起的。巴尔扎克明确提出，他的作品，具有救赎性的特征，具有医治社会的能力，而福楼拜则在投入效率这一方面寻求救赎。然而，对于康拉德而言，任何关于使命的争论都仅仅是合理化进程。职业不能再依赖于让主人公或小说家的权力合法化。因此，毫不奇怪，在现实主义者的工作中，医生的角色通常是一种职业的象征，但在《黑暗之心》中，医生则退化为一个次要角色，在马洛前往非洲之前，医生对他进行检查，其可笑的科学假设无疑寄生于帝国主义事业之上，公司医生告诉马洛："我有一点点理论，你们这些走出去的先生们，必须帮助我证明这一点。这是我在我的国家所拥有的这样一大片领地中所获得的利益中的份额。这也是我留给他人的纯粹财富。"此处，医学似乎是一种在心智领域已经失败的知识探索，甚至没有激励巴尔扎克或艾略特笔下医生（以及这两位小说家本身）的理想主义外衣，此外，康拉德不仅否认了医学的理想，还否认了它的技术力量，否认它有穿透灵魂了解患者内在真相的能力（据说福楼拜笔下的拉里维耶医生就能做到这一点）。康拉德笔下医生的理论，本身就是昔日颅相学的一点残余：他利用卡钳测量那些将要去非洲的人的颅骨，也不去做前后对比（因为他从来没有见过从非洲回来的人）。他这么做，就是为了从一开始，就把这些疯狂的人分类。他足够聪明，认识到"变化发生在内心"，但他的医术不像康拉德的写作技巧，在人物内心的黑暗之处，和真实（现代主义）意义的开端之处，就止步不前了。

无实体现实主义：亨利·詹姆斯的《鸽翼》

从这一对现代主义小说极度精练的调查中，我希望我的知识可以开启一项证明，说明定义现实主义文学病理学基础的方式，也能够使得我们可以将现代主义视为现实主义的医学前提的精确对立面，以供分析（而不是对现代主义展开攻击，比如说，攻击其一般意义上的再现行为）。但是，两者之间有一种一般性的区别，尽管有助于这种分析（我还要指出，这种区别，在实践中不可或缺），却会带给读者一点不安的感觉，因为许多被认为是"现实主义"或"现代主义"的重要小说，无法依照我的理论，被归入两个类别之中。

在本书开头的介绍中，我已经对与这种观点相左的意见做出了答复。在其中，我认为，任何关于体裁的讨论，都不可避免地必须从有限的数据中被归纳出来，无论所讨论的体裁是科学的还是文学的。然后，就又出现了一个问题，哪些案例能够充分地代表一种体裁，这些案例的数目又有多少？在此处，对体裁感兴趣的文学评论家和他们的科学界同行之间，产生了一个重要的区别。生物学家研究菌株，或在某些情况下研究个别案例，其假设是它们在统计上代表了它们所属的类型或物种。如果一个文学评论家遵循统计学的要求，我们就会期望，他能通过研究那些风格在统计学意义上最常见的小说家，来定义现实主义。然而，尽管一些评论家（最突出的是米歇尔·里法泰尔）致力于通过关注最平庸的例子，对体裁进行理论化处理，但对现实主义重要流派的研究，都没有以这种方式进行。相反，那些将现实主义视为一种体裁的，最令人尊敬的文学评论作品——如伊恩·瓦特、唐纳德·方格（Donald Fanger）、哈利·莱文、乔治·列文和弗雷德里克·詹姆逊等批评家的作品——都集中讨论了少数经典人物，正如我在此处阐述的那样。我也赞同这些批评家所利用的假设，就是像福楼拜、巴尔扎克、乔治·艾略特、狄更斯、特罗洛普、陀思妥耶夫斯基或吉辛这样的作家，在体裁问题上具有代表性和原创性，也具有典范性和变革性。他们开启、完善并凸显了现实主义的新用途（无论是新的写作技巧、新的人物类型、新的主题重点或新的观点），然后这些用途，又成为了后来现实主义或现代主义固定创作手法的一部分。当然，这样说是为了留下一个问题：是否可能存在其他现实主义，甚至与我所确定的病理学现实主义同时存在。人们完全可以构建一个替代性的传统，比如，通过加斯凯尔（Gaskell）或特雷塞尔（Tressell）或吉辛的作品，依赖于不同的前提，以维持一种不同于病理学现实主义的权威。

我试图说明，现实主义传统中的三个核心属性，可以怎样从它们对医学思想和理想的依赖性来理解，这种依赖性在每个实例中都有不同的形式，但它可以从根本上，将这些作家与一个单一的体裁联系起来，同时将他们的作品，与这些作品在自然主义文学和侦探小说中的继子与现代主义继承者分开。但是，人们可能会再次发问，对于那些介于两者之间，不能被轻易归类为现实主义或现代主义的作家，我们应怎么办？为了表明我所采用的方法足以处理这种棘手状况，我认为应该在本章最后简要考虑一下一位小说家的作品，他通常被认为是现实主义和现代主义之间最重要的过渡人物之一：亨利·詹姆斯。我讨论詹姆斯并不是要加入一场长期辩论，以讨论他到底是哪一个阵营的成员；在这种讨论中，现实主义的定义，在任何情况下都与我的定义不一致，区分詹姆斯主义者中现实主义派与现代主义派之间的差异，会显得既危险又乏味[20]。相反，我想说明，詹姆斯在他的一部最佳作品之中，是怎样重复现实主义前辈的姿态的——他们的技巧、认识论和伦理程序——同时又巧妙地将现实主义的医学化概念转入一个不同的领域，即具体化的人、病理学真相和被异化但又有同情心的权威。

从我一直在考虑的小说和问题来看，《鸽翼》（*Wings of Dove*）似乎是一种总结（summa），是对我所讨论的三位现实主义者作品中发现的主题、比喻、技巧和风格导向的宏大概括。在詹姆斯小说中，这一点可能在建立医患关系的方式中最为明显。詹姆斯沿袭了巴尔扎克（以及狄更斯）的旧例，把医生的形象，设定为一个无所不知又有仁爱之心的人物。卢克·斯特雷特爵士，就像此前的贝纳西和狄更斯笔下的医生一样，拥有一种超越于"仅仅是专业"的——真实知识，一种与感觉无法分离的知识[21]。在文中我们得知了斯特雷特爵士医术的效力如何，"不在某一个系统之中或任何私人性知识的基础之上；爵士只是一个世俗的人，通过了解生活，通过感受真实，才对莫顿做了好事"。简而言之，他的定义性特征，与狄更斯和巴尔扎克笔下的医生的定义性特征相同：他是一个具有机智和同情心的"天才"。

然而，同时，卢克爵士又有一点福楼拜笔下医生的特征。他所栖居的医学（现实主义）宇宙，有别于狄更斯与巴尔扎克笔下医生所处的环境：斯特雷特，像拉里维耶一样，是难以捉摸的。在所有与米莉（Milly）有关的主要人物中，他是唯一一个从未被观察过内心的人，他从来不会向我们讲述他的故事，也从来不会承认自己的身份（例如，巴尔扎克笔下的贝纳西）。此外，在医学知识方面，斯特雷特也像《包法利夫人》中的拉里维耶医生一样，他对米莉的了解，一直都没有实体化，从未对小说中的其他人物呈现过。而且，就像福楼拜一样，这种解释上的等级制度将医生的认识方式，与其他人物的认识方式对立起来，寓意了小说家与他的人物之间的解释关系。假设米莉可以被了解，尽管是以人物无法理解的医学形式被了解，就会使得詹姆斯像他的前辈福楼拜一样，将资产阶级的想象分析为病理学，分析为病理学的意识。

最后，艾略特也为詹姆斯式现实主义贡献了认识论重点，在对詹姆斯作品的分析中，弗吉尼亚·福勒（Virginia Fowler）称其为"自我疾病"[22]，她强调了这种病态的自我关系性，即人类身份，是一种在一个被想象出的社会网络中被组织起来的感觉。有了这种假设，对詹姆斯称之为他的"案例"的研究，就不能拘泥于个人的意识，也应延伸到他人的意识之中，因为这些人能够在关系网络之中，赋予一个人以身份。因此，像之前的艾略特和福楼拜一样，詹姆斯用生理学的术语来构造人物［在他的《一位女士的肖像》（*The Portrait of a Lady*）的序言中]，对人物的塑造，始于一个"胚胎"——一个通过关系逐渐成长起来的胚胎，从一般意义上讲，它一直在不停地生长，但从实际情况来看，它受到了有机形式的限制。关系可以无限地发展下去，但每一个胚胎的个体成长和变化都受到了先天限制。事实上，正是这种死亡的有限性使得叙事的结束（以及对米莉、利德盖特、多萝西娅或艾玛·包法利的真相的揭示）在詹姆斯和艾略特或福楼拜笔下成为了可能，即使这两位小说家，还要继续对超出小说范围的生活与关系表露姿态。

在《鸽翼》中，詹姆斯非但没有违背现实主义的临床医学式设定，而且还对这些设定构成非常忠诚。作者在将自己的权威等同于道德医生的权威时，在将关于人格的知识等同于感性关系的技术知识时，在将认识的可能性等同于自我的死亡时（在詹姆斯看来，什么是"有趣的"，就意味着什么是病理学式的），作者的态度与前辈们一致。然而，在詹姆斯的小说中，关于疾病的论述发生了一些变化。在巴尔扎克、福楼拜和艾略特的医学现实主义中，自我被束缚于肉体之中，被瓦勒里（Valéry）精彩地定义为"外部性的瞬时'领域'，将我们包围在它的'瞬时'之中，其变化与不变的性质——即死亡，以及其生存状态的和谐与不和谐等——都起着参考性的基本作用"[23]。现实主义的意识总是栖息在一个作为经验基点的身体之中，这也是死亡发生和真理出现之处，艾玛自杀后，从她嘴里喷出的墨色液体就是一例。然而，詹姆斯从未向我们展示过米莉的尸体，只有她留给莫顿的"回忆"。简而言之，詹姆斯式的自我已经失去了实体。这并不暗示着詹姆斯的小说坚决否定了自我的任何经验性存在；詹姆斯在任何意义上，都不是一个唯我主义者或乔伊斯式文本主义者。相反，在不描述人物身体的情况下，詹姆斯将自我重新定义为纯粹的由关系和印象而产生的意识。因此，我们可以说詹姆斯笔下印象的经验性，可以类比于他的前辈描述身体的经验性。这些前辈，依靠参考性的细节来影响人物，而他则依靠言语上的细微差别；福楼拜可能会关注于描述，而詹姆斯则会关注于限定。

这种转变，虽然看起来很轻微，但最终却改变了医学现实主义的主旨，或有可能改变了其基本结构。首先，生活中的行为，在此时，必须被理解为印象的累积和对印象的安排。在詹姆斯的世界里，生活与其说是在体验他所谓现实的阻力，不如说是在一个印象的环境中移动，被他人体会到并给他人留下印象。正如詹姆斯自己所说："如果经验由印象组成，可以说，这些印象就是（are）经验，就像（我们没有看到吗？）我们呼吸的空气一样[24]。"埃德蒙·威尔森就发现这种"心理氛围"让他呼吸困难；他抱怨说，詹姆斯后来的小说里面，充满了"詹姆斯式的气氛，而不是细节和背景"[25]。然而，威尔逊没有意识到，这种将细节升华为印象的笔法，并不影响詹姆斯笔下人物生活的本质（nature），仅仅影响到了生活的质量。詹姆斯笔下人物的生活，和他的前辈们一样，仍然需要一种投射性、融合性、紧迫性的经验参与其中。换言之，詹姆斯笔下的人物的人格之中，所拥有的，不止是捕捉印象的激情（如同巴尔扎克、福楼拜或艾略特笔下的人物，不止用数据记录细节一般）。而且，它也参与到了詹姆斯在《鸽翼》序言中所言的意识受煎熬的实质之中，这种煎熬，是一种认识人物激情的挣扎，正如凯特（Kate）向米莉所假设，应通过所接受到的他人印象，"意识到自己的使命"。个人意志和从他人那里认知到的单纯印象的复合体，代表了一种让本能融入自我感的成功转变，这需要借助一个外化意愿与内化印象同时发生的过程。

将生命视为一种自我认知在生与死之间的斗争的观点，近似于视生命为抵抗死亡之过程的比夏式医学观点。但詹姆斯却在肉体缺位的情况下描摹印象，发现了一种不以医学机体论或退化论观点为根基，并且更便捷的刻画人物的模板，这一点尤其表现于诗性或虚构性活动之中。想要活得充实，就需要像詹姆斯刻画的凯特·克罗依（Kate Croy）一般，有一种"生活的天才"，这是一种与控制对他人印象之智慧相结合的，意志的内发力量。凯特确实像一个强有力的诗人，她在个人生活中抓住了传统的和独创性的诗意问题，并巧妙地解决了这些问题。正如莫顿的评论所言，"她没有放弃他们的传统，但她给了它一个新面孔"，在自己身上发现了"不同时刻的相应表现"。他还在文中另一处指出："你一直在改变——一天一个样。"这种改变，这种持续不断的更新，是审美特征实现的根源："那些平时里见到的女人，可以说是人们读的书，相比而言，你就是一座图书馆，装满人们都没听说过的、还没有裁边的书。"

然而，在詹姆斯的笔下，对真实自我的创造，不止是一个诗意问题，除了凯特给人一种"流畅的肤浅"的印象以外，它还需要其他资源。詹姆斯对感知的构思，所需要的不止是一个人操纵印象的方式，还有此人在此过程中创造真实（true）自我的行为——在这种自我中，各种印象与其所产生的意志或感觉的深度相伴随。那些缺乏深度的人物——劳德夫人（Mrs.Lowder）、克罗依先生（Mr.Croy）、马克勋爵（Lord Mark）——已经丧失了区分真相与印象的能力。例如，劳德夫人就想要撒谎，"而且撒谎撒得很漂亮……当有什么事会发生的时候，没有别的事情比这更好"。马克勋爵能够产生"一个后果，而他却不必为此承担责任"，这同样否定了詹姆斯的关键假设，即真正的感情,在一个人给他人的印象背后（或内部，或周围）徘徊。凯特的父亲展示了凯特对印象态度的最终延伸：他的穿着无懈可击，总是很体面，但"他身上根本就没有真实的东西"。通过这种态度，克罗依先生和其他像他一样的人物，将自己去人性化。我们甚至不能将他们的行为视为人类的脆弱，因为他们否认了现实自我所必需的内在性。在 19 世纪现实主义之中，内在性意味着患病的可能性，那么，不足为奇的是，克罗依先生这样的人物，就不能被视为是病态人物。如凯特对她父亲的形容："他可能是真的病了，但与他的任何接触，都不可能是直截了当的，这次也一样。他也可能就要死了，但凯特不知道他要提供什么样的证据，她才敢于相信。"

对于这样的人物而言，真实本身也只是一种印象。他们能够像马克勋爵一样，示意"为了他的利益，对令人反感的真实进行一些删削和装饰是适当的"。米莉认识到，"这种态度不仅是可恶的，而且是谋杀性的——它简直要了我的命"，因为它否认了感情的深度、激情或意志的价值，超出了印象的范畴。马克勋爵愿意满足于米莉的自我装饰，却不关注她的内在性；事实上，米莉的价值，对于马克勋爵而言，仅仅是她的钱而已。

然而，马克的装扮，最终只是米莉以一种她特有的方式处理有进攻性的真实事物的极端方法。不过，米莉至少没有道德上的过错，因为她并不否认感觉中真理的必要性。与马克相反的是，她是病态的，她的疾病包括她自己意志的软弱，这种软弱使她和其他人一样，对"女孩对自身有效性概念的真相"产生疑问，她没有能力，从她的内在资源中产生"一种治愈性、奋发精神的激情"、"一种应该把（米莉和任何情人）都扫除的力量"，米莉反而依靠她对周围人士的印象，为自己提供了一个虚构身份的"动机"。在一个相当实际的意义上，她通过搬到威尼斯的一座宫殿来做到这一点，"极强的浪漫气息、艺术气质和历史感，已经在她的周围形成一股意义丰富的旋风，一刻都没有停止"。不幸的是，这座宫殿不是现实，只是一个"博物馆"：它缺乏真实，因为它不是由精神的花费，而只是由金钱的花费购买的，它最多只能提供一个伪身份。

如果想要观察，金钱怎样发挥了激情应当发挥的功能，如米莉所为一般，就要否定医学现实主义的基本层级结构，在这种结构中，生命（和死亡）是衡量什么是最现实和最真实的标准，以便让人投入她所承认的"用真相进行的实验，在最坏的情况下，是在一个人的自我之上进行实践"。应该强调的是，这次用真相进行的实验，与她的医生所吩咐的相反："卢克爵士没有对她说'交足钱，把剩下的事交给我'——这与尤金尼奥（Eugenio）所说的截然不同。卢克爵士确实曾经说过与购买和付钱相关的话，但他考虑到了不同类别的资金。在那些资金中，各种款项既没有被命名，也没有被估计数目，而且她也不确定她是否有权使用这些资金。"

事实上，米莉对真相的验证，不是一种坚强意志的表现[《道林·格雷》（*Dorian Gray*）中亨利·沃顿勋爵（Lord Henry Wotton）所做的自我检验]，而是她病态中缺乏意志的症状，也就是说，她缺乏比夏所说的"生命力"或"动量"。在宫殿里的静修只是这种症状检验身体的表现，在米莉的浪漫经历中，这种检验也发生在心理层面。因为她需要激情的印象来弥补自己缺乏意志的问题，她在浪漫中发现了理想的审美模式，这正是因为理想并不太真实。换言之，在浪漫中愿望之所以真实，只是因为给出的印象被赋予了一种内在的意义。在浪漫中，这种无声的印象预设了一个"内在的真相"，深入到印象层面，就是"一种感觉的强度"，它也像米莉内心感受到的各种资源一样，还未尝得到命名。

因此，维持浪漫似乎只需要某种"外交"（《鸽翼》中的一个关键词），接受"不言而喻的事物"，正如莫顿相信他和凯特之间的"案例"，会变得像他和米莉在此前一段时间内之间的"案例"那样。米莉的浪漫取决于这种无声的事物，因为它给她提供了一种感受到某种深度的幻觉；正是这种幻觉取代了她自己的意志。我们可以很容易地把米莉解读为一个纯粹受他人之害的人，但她自己也参与了这个无声的阴谋，她不与任何人分享她患病的真相。"米莉回避的事物中，所包含的'巧言令色'"，就像凯特和丹舍尔（Densher）各自回避的事物一样，确定性地维持着这段恋情。

然而，米莉、凯特、丹舍尔全都知道，外交、浪漫和回避，都只能掩盖自己，以推迟意志中致命缺陷的暴露。关于米莉的真相只能走向，"被微笑、沉默、美丽而虚假的故事、无比昂贵的装饰所掩盖……'这是人类的唯美主义直觉！——'……那里会成为危险动物被追逐猎杀的特定地点"。这"特定地点"，就是死亡，逃避它，就是为了保证米莉的浪漫具有可行性，凯特和丹舍尔则不可避免地被迫浪费了他们自己的"基本生命财富"。此处的措辞本身就是一种症状描述：财富的价值和生命的价值之间的区别，即真正重要的意义，已经在美学化逃避方式的压力下崩溃了。

因为真实性变得越来越无关紧要[确实，一种对"不要太过较真"的需求也在逐渐显露示出其正面意义]。浪漫主义的自我，随后就变成了一种"具体化的诗意"，恰如米莉戴着她的那串珍珠出现在莫顿和凯特面前那一幕。但这个美学化的身体没有深度，因为应提供这种深度的符号，不再根据他们必须要告知于外的，关于自我的真相进行分层排序了。这些符号采用了一种纯粹的系列形式："米莉碰巧也注意到了他们，并朝他们露出了坦率的微笑，她的那串珍珠，她的生命价值，以及她的财富，也都在朝着他们闪烁。"在这句话中，重复的平行结构和各种奇怪的修饰词，至少可以向莫顿和凯特印证出，生命、财富、珍珠和微笑变得几乎可以互换了。

希望将詹姆斯归入现代主义阵营的评论家，倾向于将这个场景，视为显示出詹姆斯现代主义情感的一幕并予以关注。尽管詹姆斯给予了我们近于现代主义技巧的一瞥，但他仍然是一位现实主义者，从他对最终真相的感知中就可见一斑——"关于米莉最真实的真相"——最终被认定为基于个人的生死问题之上。在《鸽翼》中，正是斯特雷特博士，代表了这个真实真相，作为序列性的替代物而存在的观念。在所有人物之中，只有斯特雷特"知道什么重要，什么不重要，分得清本质与外壳"。我们必须要转回来观察一下，斯特雷特分辨内外之别的方法，了解事物重要性的方式，怎样构建起一种对浪漫的否定，以及对我在本书中所讨论的现实主义的肯定。

斯特雷特的过人之处，就体现于他对米莉自我弊病的态度，因为米莉缺乏一种意志，去超越浪漫认识自己的激情。他既没有试图让米莉处于被动之中以操纵米莉，也没有试图以任何直接的方式强迫她面对生活。相反，他似乎扮演了一位精神分析师的角色："那位严肃而又迷人的大人物知道，也许第一次就知道了，（米莉对她自身状况的描述，是关乎生死的）这是非常浪漫的事情，因此创造了第二次机会。"这种准许，需要一种"对宁静的倾听，陷入停顿和等待之中的不安"，这种绝对的冷静（就像福楼拜笔下的拉里维耶，或者福楼拜本身这位拉里维耶式的人物），需求"干净的真相"，尽管他的患者会以不同的形式将其表现出来。对于米莉而言，在斯特雷特医生的办公室等待着，即使在医生不在场的情况下，她也会看到这样一个清晰的真相。她看到了他以前的患者留下的纪念品，立即就开始想象自己能为这间办公室做些什么，但是，在一个顿悟的时刻，她在自己的所为中发现了自己："她唯一的疑虑、唯一的担心，就在于他也许不会发觉她自己也有一点点浪漫，因此不会浪漫地面对她。这必定是她在他那里所要面临的危险。"

他们随后的会面，包含有米莉的谈话："她停了一会儿，而他则一直等着，似乎他有自己的理由让她自己说，或者说迫使她自己说。"他的理由，是让米莉病态的浪漫暴露出来，这样，这种浪漫就可以被视为一种自由意志的行为，而非不合理行为："他只是遇到（米莉）行为方式中的自发性，以表现出她过去经常从她的青年同辈人中所见到的行为，他甚至深知他们之间彼此熟悉的可能性，她觉得他的沉默会让她的自由化为乌有，于是就立即想到了可以说出的最合理的事情。"

自由的幻觉已经消散，斯特雷特可以继续进行他巧妙的治疗方式。从米莉的意识转变中，可以看出他的治疗方式，当米莉对他的治疗做出反应时，他的治疗包括让她想象"颠倒患者和医生的角色"："他不就变成了患者，而她就是医生吗？于是，她就采取了一劳永逸的策略，把敏感留给他：让他因为自己的敏感而高兴，而她自己，毫无疑问，会为他的高兴而高兴。"当然，米莉自己也略略过于含蓄了。事实上，斯特雷特的治疗策略正是要让米莉用她的巧妙之处来为她自己服务，使她能够把她的想象变成针对于健康的想象：

她甚至想象，她内心的自我满足，让她的脸在他眼前红起来，显得挺健康；而片刻之后发生的，是他让她的猜想更为完善……既然这是他自己的洞察，那么，她为什么不能优雅地将这个新处境当作一个充分的理由呢？如果能培育起来某个理由，这个过程必将产生效果，而目前正是培育的过程。

以这种在意志层面上转变性格，而非在印象或效果层面转变性格的方式，正是斯特雷特治疗方法的过人之处，在道德方面与诊疗方法方面都是如此，使得他超越了那些被米莉误导，仅仅获得了浪漫印象的医生。米莉对斯特雷特的回应，既反映出了医生观点的过人之处，也反映出她最终无力从这种治疗当中得到改善的结果。詹姆斯最后告诉我们，在二人的会面中，她的第一反应，被包含于一种感觉之中：

若不是她最终得到了一种印象……在最后几分钟飞快流逝的同时快速强化的印象，她突然意识到，在这个异国他乡，她又可能结识了一位坦诚的朋友，而且，在她所有的朋友之中，这位朋友可能是最真诚的，因为他的性格应该是科学、有规律的，可思考和论证的，而不只是随和或者善良……她也许已经激发了他对自己的兴趣，甚至超过自己的意料，她自己事实上已经卷入一股洪流，而这股洪流最终将消融于科学的海洋之中。

正如名字所示，事实上斯特雷特是一个直率的人，但病态中的米莉，却仅仅以一种浪漫的、"也许"的方式，参考医生身上某种类似于激情的事物的可能性，把这种直率解释为一种印象（但这种印象，总是被预示存在于另一个世界之中），这种可能性，是一种生命力，她可能会被"超过自己的意料"的事物卷入洪流，从而复活。

在最后一个分析中，尽管米莉需要一位朋友，但她却无法超脱于她所获得的各种印象，把斯特雷特视为一个像她一样的人；甚至当她在医生脸上看出那种直率时，她也没有把医生看作一个人，而是一个物体，或被物体所物化的一种关系："这副面孔可能展示给她的，一定是对她有好处而且对她好处最大的。换句话说，她就这样不失时机地与它建立了某种关系，而这就是她在这次见面中得到的、现在要带走的战利品。"

米莉将会对斯特雷特治疗她这件事感到失望，这并不是因为他会浪漫地给予她好处，而是因为医生只给她提供了一个简单的生活建议。从他们会面结束后不久的一些场景看来，医生的妇科处方似乎见效了。当米莉记录自己情况的时候，斯特雷特至少暂时把她的意识搅动成了一个混合体——"……非常奇怪的混合体，既有她所失落东西的味道，也有她所得到东西的味道。她漫无目的地走着，感觉非常良好，因为这些成分的比例竟然如此均衡：她看过医生，认定活下去是她能力范围之内的事，但是，若非她可能活不了，医生不会这样跟她说"。然而，米莉没有接受这种比夏式启示以改变自身意识，没有为了生命而放弃浪漫，没有现实地认识到她的死亡，是她作为一个人的意义的基础；相反的是，她直接回到了将自身致命情况隐喻化、浪漫化的病态活动中：

花季的美丽和传统的安全感早就分道扬镳了，这是显而易见的，对她而言，美丽的花季也早就过去了。可是，此时，她却感受着另一种美丽，她正在进行伟大的历险和实验或者挣扎，她可以前所未有地承担自己的责任和发挥自己的作用，这就是她感受到的美丽。似乎她要从胸前摘下那些业已成为日常服饰一部分的装饰品，或是一朵非常眼熟的花，或是一件古色古香的小珠宝，并把它们扔掉；然后找来一些奇怪的武器，或是一把火枪，或是一支长矛，或是一柄战斧，把这些武器扛在肩上，这样也许非常可能有利于塑造更加引人注目的形象，不过，那要求她拿出全部的力气，摆出军人的姿势。

从表面上看，她的情况是一种冒险和实验，米莉已经将她的各种状况投入到浪漫的方式之中。问题的关键在于，米莉不能接受斯特雷特的格言，即如果她要活下去，意志就当这般运行："这些人……都在咀嚼着那一句话，都觉得还有一句话跟这句话很像，也十分耳熟，那是一条神圣又古老的真理：如果能够活下去，他们肯定愿意活下去。"米莉违背医生的嘱咐，认为环境条件比自我意志更有决定性，于是就继续走浪漫化道路，最终决定了自己的命运。

米莉特有的令人同情之处在于，她没有认识到，在转向浪漫时，她就是在否认她自己的现实，否认她自己固有且附着于医学决定论之上的复杂性与潜在的自由。事实上，她错误地认为，在接受死亡对她的影响时，她终于参与了一些现实的事务。为了突出这种错觉，詹姆斯让米莉在访问斯特雷特之后，进入公园观察她周围的生活。这种与现实的对抗，我们在《米德尔马契》中很熟悉，在这部小说中，同样的是，多萝西娅看着窗外的"不由自主的、汹涌向前的生活"，告别了对事物浪漫看法的美梦，我在前面描述的，是对现实的令人振奋的认识（见第 5 章）。然而，我们需要回顾一下，多萝西娅得到的启示，来自于她承认，现实是由"人们正在纷纷醒来，迎接劳动和苦难"组成的——她看到"有一个背着包袱的男人，还有一个抱着孩子的女人。在田野上，她可以望见一些移动的身影，也许那是牧羊人和他的狗"[26]。与之形成鲜明对比的米莉，则看不到这些人，因为她想象不到这种必要的劳动，在她眼中"真实的状况"之中，没有这种能量的消耗：

> 这是真的，她要远离自命不凡而嘈杂的大路，来到公园的中央，来到一片失修的草地上。这里放着几只长凳，也放着一群满身污垢的羊，还有一群无所事事的少年在打球，他们的大呼小叫在浑浊的空气中变得相当柔和。这里还有无家可归的流浪汉，他们都与她一样充满焦虑，一样疲惫，总而言之，这里有众多与她面对同样难题的人。他们共同的焦虑或者说共同的问题，不就是生与死的实际问题吗？他们如果愿意的话，肯定能够活下去，他们肯定都跟她一样听到人家说这样的话。她觉得，这些人坐在她周围的椅子上，都在咀嚼着那一句话，都觉得还有一句话跟这句话很像，也十分耳熟，那是一条神圣又古老的真理：如果能够活下去，他们肯定愿意活下去。因此，她就觉得跟他们有了共同点。

米莉拒绝现实而积极地应答对她而言的"生与死的实际问题"，转而选择了一个"空洞"的浪漫答案，她是鸽子，生活是盒子。最后她会飞走，仅仅留下双翼，也就是她所表达的意图中的金钱和信件。这最后一幕，可以被视为是康拉德解读詹姆斯时所言，"通过一种强有力的放弃性行为，创造奇迹"[27]的一个例子。但在我看来，这个例子的意义完全相反。米莉的行为，是一种浪漫行为造成的不可避免的后果，而非一种放弃性行为——这也是她浪漫行为的最后一幕。一直以来，用遗产代替了具体化自我的人，不止是米莉，还有莫顿和凯特，他们拒绝读这封信。如果他们把这封信读了，作者也许就说明了米莉的意图，通过向莫顿提供"她的思想和行为的转变"，使她的浪漫成为现实。最终莫顿还是认识到了这一点，尽管太晚了，这种详细的阐述，这一主题的转折，永远不会再有了，这让莫顿感到，这种转变，实际上是："那也像是故意不理睬一个敏感而令人心动的声音，在精神的耳朵里，那就像远方微弱的哭泣声。"生命本身，已被牺牲给了浪漫。

《鸽翼》中的具体内容最终得到了终结，正如现实主义小说必须做的那样，这一终结，并没有体现于走向死亡的人物身上，而是体现于知道死亡意味着什么的医生身上，医生的话语领域，正是"敏感而令人心动的"的身体。斯特雷特医生没有翅膀，但他看到了真正的——莫顿所看到的"关于米莉的真相"，"就在他的肩膀上"。詹姆斯认可的，是医生对医学知识的"深入钻研"，而不是米莉的奢侈轻浮，这使得詹姆斯在本质上还是一名现实主义者，尽管他在散文中几乎完全升华了医学化的身体。

本章注释

[1] Edmond Duranty 的《美丽纪尧姆的事业》（*La Cause du Beau Guillaume*, Paris: Aux Editionsdela Sirène, 1920），第 2 卷，第 8 页；可参见 Levin 的《号角之门》（*The Gates of Horn*），第 69 页。

[2] Lukács 的《当代现实主义的意义》（*The Meaning of Contemporary Realism*），第 43 页。

[3] 关于专业阶层本身固有的政治参与可能性，可参见 Dietrich Rueschemeyer 的《权力与分工》（*Power and the Division of Labor*）。

[4] 可参见 Larson 的《专业主义的兴起》（*The Rise of Professionalism*），第 9 章和第 10 章。关于 19 世纪后半叶之中，专业主义走向巩固，以及将专业人员纳入新的阶级体系这一过程的社会学讨论，可参见 Peterson 的《维多利亚时代中叶的伦敦医学专业》（*The Medical Profession in Mid-Victorian London*），第 110～115 页；Waddington 的《工业革命中的医疗行业》（*The Medical Profession in the Industrial Revolution*），第 151～153 页。

[5] 可参见 Virginia Woolf 的《贝内特先生与布朗夫人》（*Mr.Bennett and Mrs.Brown*），见于《小册子》（*Pamphlet*, London: Hogarth Press, 1924），1924 年 10 月 30 日。

[6] Thomas Mann 的《魔山》（*The Magic Mountain*, New York: Vintage Books, 1969），H.T.Lowe-Porter 译，第 285 页。译者按：译者所选的中文译文为《魔山》（杨武能译，企鹅经典丛书，2014，上海：上海文艺出版社）。

[7] 可参见 Kermode 为《赖斯曼阶梯》（*Riceyman Steps*, New York: Oxford University Press, 1983）所做之引言。

[8] Kermode 的《赖斯曼阶梯》（*Riceyman Steps*），引言第 9 页，以下所有关于 Bennett 小说页面信息的引用，均出自此版本。

[9] Lukács 的《当代现实主义的意义》(*The Meaning of Contemporary Realism*)，第 18 页。

[10] 译者注：此处作者指代《包法利夫人》。

[11] 关于现代主义写作开端条件的转变，可参见 Edward Said 的《开端》(*Beginnings*)，第 4 章。

[12] 在《新眼》(*Innocent Eye*, New York: Farrar Straus 与 Giroux, 1984) 中，Roger Shattuck 认为，现代主义与 19—20 世纪之交发展起来的新的认知模式密切相关，这种认知模式发生于"硬"科学（包括物理和数学）之中。Shattuck 的分析支撑起了我的观点，即现代主义的基础论述不是个性化的，就像现实主义中的医学一样。Shattuck 书中有一个特别重要的部分，在 Paul Valéry 的工作中，医学的地位是值得研究的：Valéry 在探索物理学和数学中的神秘问题的同时，也对医学产生了浓厚的兴趣，在他的一些"对话"中使用了医生作为人物形象。Valéry 对医学的诗意运用超出了本书的讨论范围，但我们可以说，它的一个定义特征是，作为一种知识形式，与哲学知识相对立，因为更广泛地看来，在 Valéry 的著作中，肉体与心灵相对立。

[13] Georg Lukács 的《小说理论》(*The Theory of the Novel*, Cambridge, Mass.: MIT Press, 1971)，Anna Bostock 译，第 124 页。

[14] 我应该强调一下，在现代主义中，这种对经验性的溶解，不会——或至少不需要——暗示着主观性与客观现实之间的切断，陷入唯我相对论之中。现代主义的哲学批评将其定义为唯我主义的一种文学形式，将经验与客观混为一谈，将主观与经验对立起来。但经验性，仅仅来源于对事物认知的开端，并与之同在。如果现实主义暗示着，知识来源于具体化的过程，现代主义则根基于它的主体处于一个不同的，尽管也是"客观的"领域之中：这就是 Said 在《开端》(*Beginnings*) 中所限定的"文本"。如 Said 所指出：在"放弃对象的直接性"（第246 页）中，现代主义小说，不再将个体化的人物生活，作为重点考虑的核心：它应用多种方法，"制造脱离于人物生平的文本"（第 202 页），并将其述为"超人性作品"（第 242 页）。但是，人物生平和对象的直接性可以用任何一种方式来定义，只有通过追溯这一术语在 19 世纪医学小说中的话语来源，我们才能清楚地认识到这一功能的利害。

[15] Bakhtin 指出了死亡的重要性，他称之为人物的真实"终结"；他说，Tolstoy "将其视为一场阶段性的冲突，一个阶段性的生命阐述，作为理解和评估生命本质的最佳切入点"。遗憾的是，由于他以论战性的方式，否定了现实主义作为一种"一元化"的写作模式，使他在终稿中对解释性功能的分析有些残缺。可参见 Mikhail Bakhtin 的《陀思妥耶夫斯基的诗学问题》(*Problems of Dostoevsky's Poetics*, Minneapolis: University of Minnesota Press, 1984)，Caryl Emerson 编辑和翻译，第 69 页。

[16] Wilde 的《道林·格雷的画像》(*Dorian Gray*) 对病态感官主义同时进行了诱导和谴责，是这一传统中的重要过渡性作品。Lord Henry 的某些论点反映了对自我的临床医学观点，例如，他声称"生命是一个神经、纤维，以及慢慢建立起来的细胞的问题，虽然在生命之中，也隐藏着它自己和带有它的梦想的激情"（第 255～256 页），他还认为，至少有些人"有不止一个生命。他们也因此变得更有组织性"（第 174 页）。像 Bichat 和 Flaubert 一样，Wilde 对毒药感兴趣，甚至承认毒药就是毒药。但是，Lord Henry 非常含糊的说法，却表现出了颠倒

整个病理学框架的倾向，他说，"有的毒药效果如此微妙，要知道它们的特性，就必须要为它们而病倒。有些疾病如此奇怪，以至于如果想了解它们的性质，就必须要经历它们"（第82页）。引自《便携本奥斯卡·王尔德》（*The Portable Oscar Wilde*, New York: Penguin, 1946）。

[17] Franz Kafka 的《乡村医生》（*A Country Doctor*），Willa Muir 和 Edwin Muir 译，见于《短篇小说和寓言全集》（*The Complete Short Stories and Parables*, New York: Schocken, 1983），Nahum Glatzer 编辑。译者按：本书所采用的中译本为《乡村医生》（叶廷芳等译，2017，北京：人民文学出版社）。

[18] Peter Hohendahl 的《现实的失落：戈特弗里德·本恩的早期散文》（*The Loss of Reality*: Gottfried Benn's Early Prose），见于《现代性与文本》（*Modernity and the Text*, New York: Columbia University Press, 1989），A.Huyssens 和 David Bathrick 编辑，第81~94页。

[19] Joseph Conrad 的《黑暗之心》（*Heart of Darkness*, New York: Penguin, 1987），第32页。

[20] 关于此话题，可参见 James E.Miller, Jr. 的《亨利·詹姆斯在现实中》（*Henry James in Reality*），见于《批判性调查》（*Critical Inquiry*），1976年春，第585~604页。此文以现实主义角度阐述观点。此外，J.Hillis Miller 的《地毯中的人物》（*The Figure in the Carpet*），见于《今日诗学》（*Poetics Today* 1, no.3, 1980），第107~118页，则以现代主义角度阐述观点。

[21] Henry James 的《鸽翼》（*The Wings of the Dove*, New York: Norton, 1978），J.Donald Crowley 和 Richard A.Hocks 编辑。关于此书，所有引用页码信息，均出自此版本。译者按：译者所选的中文译文为《鸽翼》（黄协安译，2014，上海：上海译文出版社）。

[22] 可参见 Virginia C.Fowler 的《米莉·泰尔的自我疾病》（*Milly Theale's Malady of Self*），见于《小说》（*Novel* 14, no.1, 1980），第57~74页。

[23] Paul Valéry 的《莱昂纳多·波·马拉梅》（*Leonardo-Poe-Mallarmé*, Princeton, N.J.: Princeton University Press, 1972），Malcolm Cowley 和 James R.Lawler 译，第348页。

[24] 引自 William James 的《不完全的画像》（*Partial Portraits*; Ann Arbor: University of Michigan Press, 1970），1888年版重印版，第389页。关于 Henry James 对他兄弟的现象学观点的感谢，可参见 Paul B.Armstrong 的《认识詹姆斯：现象学观点》（*Knowing in James*: A Phenomenological View），见于《小说》（*Novel* 12, no.1, 1978），第5~20页。

[25] Edmund Wilson 的《亨利·詹姆斯的模糊性》（*The Ambiguity of Henry Jame*），见于《亨利·詹姆斯的问题》（*The Question of Henry James*, London: Allan Wingate, n.d.），F.W.Dupee 编辑，第195页。

[26] George Eliot 的《米德尔马契》（*Middlemarch*, Boston: Houghton Mifflin Company, 1956），Gordon S.Haight 编辑，第578页。

[27] Joseph Conrad 的《亨利·詹姆斯：一种致谢》（*Henry James*: An Appreciation），见于《北美评论》（North American Review 180, no.578, 1905），第107页。Conrad 的解释已成为被广泛接受的解读之一，但我认为，他的评估，虽平允持中，但他对于 Milly 放飞自我的能力，还是过度高估了。

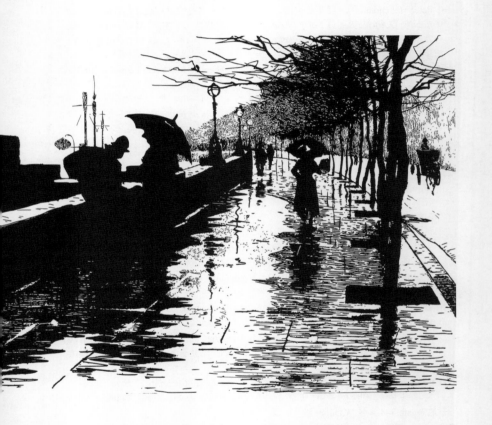

后　记
走向新式历史主义方法论

　　本书探讨的核心已经揭晓。首先，临床医学怎样构建起了一种系统化视角，以及一种探讨对象的话语模式，以针对于其对象，即病理学的具体化的人；其次，小说家在作品中，怎样摹仿这种医学实践，并对美学和意识形态产生了后果。我的观点的前提是，尽管科学方面的临床医生和文学方面的现实主义者都对此有所陈述，但这两种工作都不是简单的誊抄式或惯例性行为，也都不是以完全客观的眼光来看待现实。诊断与描述，预告与铺陈，这两类工作，不仅涉及唐纳德·方格谈及巴尔扎克时所言的"对现实有原则的变形"[1]，这仅仅是一种原则性形成（formation）。用医学的眼光去看，意味着调用一个复杂的技术系统，无论运转得多么安静，其概念配置、预设和解释性章程，都能够让人把迹象当作症状，从而把一个特定的秩序强加给现实。我试图阐释的正是这种临床处方的话语系统，以及它通过医学和文学领域所产生的设定。然而除此之外，目前对这一特定的文学／辩证法关系的详细研究结果，对如何将文学置于历史中这一更普遍性的问题有一些影响。

　　历史与文学的相关性。第一，关于文学的历史，包括科学史，可以构成一种文化现象，像其他智力活动一样，为文学的文化根基提供一部分材料。可以确信，这不是一个大胆的提议。我并不是唯一一个认为医学，而非其他纯粹科学实践在文化上与文学密切相关的人。不过，我用于分析这种实践的文化共鸣的考古学方法，确实使得本书在几个方面不同于其他关注于医学的文化研究作品。这些作品的讨论方式也都十分引人入胜，其探讨的医学话题包括月经、氯仿的使用、歇斯底里的病因、退化的症状，以及对女性带有严重偏见的批评，这些批评，不止来自于阿克顿（Acton）、莫兹利（Maudsley）或威尔·米切尔（Weir Mitchell）这些医学界名人，也来自于整个医学界[2]。毕竟，对这些话题的批评，加强了医学在意识形态领域的参与度，医学界人士关注到，在医学背景下，性别、阶级或种族对立实际存在——这些压迫性的意识形态差异，是医学思想对其强化或老调重弹后，才形成的病态化陈腐观念[3]。尽管病理学中，确有正常与非正常之别，但是病理学的修辞，并未区分出上述各个话题之间的差异。另外，一种考古学分析，尽管不能否定在医学思想当中明显存在着男性／女性、白人／黑人这样的思想轴心，却可以以另一种方式切入这种想法。考古学试图以医学（或其他方式）话语，辨别出一套有一致性的认知假设，这种一致性不可被简化为刻板印象或替罪羊机制，也不可被还原至机制运作的轴心之上[4]。

调和考古学研究方法和意识形态研究方法的一种方式，是寻找一个像性别、种族或阶级一样普遍的歧视轴心，但这是考古学批评的特殊领域。在医学考古学中，这样的轴心可能是"病理学"，因为医学陈述的产物，首先就是区分人健康与否。但对立轴的概念似乎适合于对种族、性别和阶级的意识形态分析，并不能完全捕捉到医学思想对概念空间的分割方式。尽管病理学肯定会带来正常和不正常的区别，但病理学的修辞并没有把已经给定的主体区分开来（把黑人和白人、男人和女人、资产阶级和无产阶级分开），而是在所有这些群体中，产生了大量的被病理学化的个人。将病理学简化为差异［套用桑德·吉尔曼（Sander Gilman）关于这一主题的重要著作的书名］，有可能会掩盖这一知识运作的复杂性，和它所产生的历史上特定的自我类别的巨大分散性。例如，人们当然可以从意识形态的角度来分析歇斯底里，将其视为一个厌恶女性的医学概念，就像西绪（Cixous）和埃伦赖希（Ehrenreich）等不同的女权主义批评家所做的那样；但正如我在解读《包法利夫人》时指出的那样，歇斯底里也可以被理解为一种男女两性都易受其影响的状况，它标志着福楼拜在他的小说和文化之中，对正在活动中的具体化的人（不仅是具体化的女性），做了更广泛的医学化处理[5]。定义患有歇斯底里的女性身体的特殊医学话语，不仅使得歇斯底里患者成为了焦点，也使得偏执狂、克汀病患者、畸形足患者和许多其他被病理学化的个人成为了焦点；这不是通过沿着单一轴心工作的单一压制机制（父权制、资本主义、种族主义等等）来完成的，而是通过细微的、多重导向性的各种诊断、病原学和病理学技术来完成的。

我们已经看到，这些技术是被一种医学修辞协调并赋予一致性的，并转化为知识，如果我们仅仅关注于种族、阶级和性别身份这些刻板印象，那么我们也有可能忽视这种技术的准诗意品质。这种艺术能力，也许在那些较为迂回婉转或有争议的医学陈述中表现得更为明显，但人们也会因为对医学陈述的刻板印象，故而对这类陈述进行尖锐批评。以下面的教科书描述为例，医学史学家 M. 雅娜·彼得森（M.Jeanne Peterson）认为，下面所描述的这位医生，在维多利亚时期医学界中的代表性，远远超过了阿克顿、毛德斯利、拉勒曼德或其他经常被评论家所提到的人物[6]。这位医生就是詹姆斯·佩吉特爵士（Sir James Paget），相关的描述就是这位医生处理脑肿瘤的情况：

> 构成这些癌变肿瘤组织的材质（当没有因出血、炎症或其他疾病的影响而紊乱时）是一种特殊、柔软、密闭的物质，几乎没有韧性，用手指压迫它时，就会因容易被压碎而导致扩散。它通常酷似于脑组织，最像胎儿的大脑，在被部分分解和粉碎的情况下，也像成人的大脑。然而，许多标本，都比真正的大脑要软得多；虽然这些标本，在结构上虽然与活体大脑差不多，但实质却与之不同，是被磨碎的、被切碎的、浆状的或海绵状的，像胎盘一样，有细软的丝在里面。极少数有明显的纤维状或其他规则结构的外观。

在颜色上，这种材质可能是白色的，但最常见的是，当患者正在罹患癌症时，它是浅灰色的（就像死后视网膜的灰色）。色调通常是透明的；在许多情况下，它会全然呈现为淡粉色或淡紫色，或呈现为更深的紫色；在几乎所有的情况下，在其内部都有血液流动和完整的血管，它们在肿瘤的不同部分不均等分布，故而产生了一种混乱而驳杂的外观。鲜黄色或赭色物质的块状物也像小瘤一样，经常被发现于裂片之内或裂片之间，就像被它们压迫的物质一样，它们在生长的过程中，也会逐渐枯萎、干燥。

当按压或刮擦时，癌变软髓质产生大量的"癌液"，即一种乳白色或奶油状的物质，或其他一些浑浊的物质，从被按压的肿块中渗出或涌出。这是最好的一种诊断髓样癌的粗略测试；这样产生的物质，通常在水中，是会扩散的，成为一团均匀的浑浊物，而不是漂浮在粗大的碎块或碎片之中[7]。

佩吉特的描述，与其说取决于患者的性别、种族或阶级，不如说取决于症状体征的符号学特征，以及能够从描述转向或多或少进行确定性评估的启发法，两者都在一个整体的叙述框架内发挥作用，使得在几页之后，我们会看到，佩吉特将这种描述置于"血液和组织中的病态物质的可能历史，或者，我称之为生命的事物之中"。这些因素，以及其他因素，都限定了佩吉特认为很重要，并根据自身感知为其施加以术语描述的研究范围，所以有人会在医学语言这个方面认可佩吉特。然而，同样的因素也使得一种惊人的、具体而微妙的陈述成为可能，其词汇的丰富性和语义范围广度，甚至超过了左拉在小说结尾对娜娜身后事的描述。

我试图揭示病理学话语的隐含原则，这些原则赋予了佩吉特和其他临床医生的陈述以独特的品质。要做到这一点，就需要挖掘那些早已过时的医学教科书和诊断手册（在其他书籍中被认为理所当然的预设，在这些古早书籍当中，可能会被更明显地暴露出来），以及 19 世纪医学哲学的标准著作，如比夏的《生与死的生理学研究》（*Physiological Researches on Life and Death*）和卡巴尼的《论医学的严肃性》（*On the Degree of Certitude in Medicine*）。然而，此处要强调的方法论观点是，医学的话语预设，就像任何话语的预设一样，都不能脱离其语言而存在。但此处的语言必须被解释为包括佩吉特的作品，以及阿克顿、莫兹利或克拉夫特 - 艾宾的作品在内的医学著作中的语言。医学上的预设可能通过直截了当、不厌其烦的方式，使用一个术语，或通过这种术语可能会被激发出的刻板印象（如歇斯底里、虚劳或同性恋）来体现。但另一方面，这些预设可能会埋伏在一个极不明显的"医学式"细节或限定中，在选择形容词或隐喻所隐含的默示意义中，在佩吉特指定肿瘤颜色和纹理的需求（和能力）中。事实上，刻板印象式的观念过于明显，可能会使得语篇中起到更基本性和主导性作用的预设变得语义模糊。

因为医学话语的复杂性，小说中任何解释其发挥效力方式的尝试，都会涉及一些不同于识别疾病的传统主题或人物痛苦的道德意义内容。定义一个人物处于正常状态，就已经暗示了一个病理学家的态度。人们因此必须考虑到文本之中医学术语的存在——无论这类语言是否指向于某一人物。但是，考虑到这一点，并不仅仅意味着文学语言在良性对话中，把医学术语与其他许多种术语混合在一起；也意味着要解决有关使用这种术语的几个难题。医学语言的哪个特定部分被纳入了小说？这种对医学术语的运用，是零星的、肤浅的，集中于一个人物或情景之中，还是仅仅作为众多类比框架中的一个？或者说，这些词汇是以一种有规律有系统性的方式被投入使用的，是为一系列人物或情景而被详细引用的吗？引用词汇的范围有多大？还有哪些术语，可以被看作是与医学术语接近或对立的术语，决定了医学术语的适用范围？小说中是否有一套术语，可以暴露出一个基本的概念框架，比如说，《米德尔马契》中罗莎蒙德的歇斯底里可能与卡苏朋的心脏脂肪变性有关？或者说，小说家是否详细地使用了一种疾病的术语，又以普通人的方式提到了另一种疾病？在任何一个例子中，医学术语所编织的语义网有多密集？小说家把一个人物描述成歇斯底里患者是一回事；而像福楼拜那样，引用一系列具有诊断性精确的症状，如咽口水、眩晕和晕厥，则是另一回事。人们可能会怀疑，后一种情景下的语言可能被称为"话语功能"：也就是说，了解其意义，需要我们对医学的认知预设有一定了解[8]。

　　然而，除了明确的术语引用外，医学话语还可以用其他一些更重要的方式来构建小说。它可以为理解事件原因提供一个病原学框架，从而有助于塑造小说的因果结构，即使在没有明确标记病原学特征的情况下（如狄更斯许多小说中常见的空气污染现象）。它可以通过为个人的内部结构提供一个模型，以帮助形成小说中的人物塑造模式（福楼拜的精细组织网络，艾略特和詹姆斯的情感共识，科林斯的神经束）。最后，根据具体观察的诊断状态，它可能有助于确定小说家在描述哪些日常细节。正如伊芙·塞奇威克（Eve Sedgwick）所言，性别范畴可以"给未明确主题的性别文化歧视轴提供结构性力量"，即使在描述景观这样无害的情况下，这种力量也可以运作，因此病理范畴可以在文本中运作，即使医生、患者和医学术语都没有集中出现[9]。

　　可以确定的是，不同的小说家对医学范畴的保证形式不同，因此这些问题没有唯一答案。我们已经看到，巴尔扎克所依赖的医学范式，在医学术语方面，以及在所引用的概念方面，都不同于福楼拜和艾略特。尽管两者有所重叠，但后两位小说家在选择把医学观点融入小说的方式上，明显不同于福楼拜：福楼拜几乎只把医学观点保留给作为叙述者的自己，而艾略特则将其分享于她笔下的一个角色。把这种变化看作医学话语与现实主义成因无关的标志，不仅是错误的，而且也忽视了考古学分析的要点，也就是说，在允许人们不把这种差异简化为本质同一性的情况下，解释一个流派内的差异。在这种特殊情况下，医学话语的文学地位和功能的转变，可以帮助人们在现实主义这一可识别的共同研究项目中，新发现一些作家的细微差别。

在本书中，我几乎将医学视为文学的一种，当然，它也是医生用来再现疾病的一种艺术和一系列技术。然而，为了按照这种方式，将医学简化为一种纯粹的解释性或艺术性活动，也会让我们步入另一极端，即在完全忽视医疗过程美学品质的情况下，将事物过度简化。因为，如果从知识的角度来看，若认为医学就是文学，就是一种艺术，它就是一种比大多数文学门类更明显嵌入到历史中的文学。临床医生在诊断与治疗中实践医学知识时，对象不止是疾病，也包括患者；更广泛地说，他们不止在知识领域内工作，也在社会领域内工作。因此，这也使得我感觉到，我们在讨论医学时，不仅要将其视为一种在把疾病纳入话语时，旨在再现知识对象的纯粹艺术，也需要像对待所有话语那样（这一点也在方法论方面十分重要），将其视为一种在社会领域内，去强有力地掌握、塑造并最终控制人与人之间关系的尝试，也是一种包含有权威和特殊权力的活动。小说中，任何对医学话语的历史解释，都要面对医疗艺术中诗意性与政治性这两个方面：什么事物驱使我们遵行医嘱的话题。

医学权威是一个极其复杂的主体，这一点尤其是因为，与其他形式的社会权力（如父权制、政治、宗教或意识形态权威）不同，医生的主导地位直接与一种理智的、公认的理性实践联系在一起，这种实践使其看起来毫无争议，这种方式，与其说是一种胁迫行为，不如说是一种需要做的事情。首先，我发现了一件有用的事情，即应当区分出医疗权威如何行使和产生争议这两个维度。

第一个维度，可被称为是一种认识论维度，在这个维度之中，医学应被视为是一种独立的科学（而非一种由解释性技术组成的艺术）。我不是在假设医学是或不是一种"真正"的科学；那是医学哲学家应当思考的问题。相反的是，我在检验医学怎样以一种（它希望）立即将自己合法化为科学并有别于其他科学的独特方式，将自身定义为一种对真相的追求，一种认识论方面的迫切事务。正如乔治·冈圭朗（Georges Canguilhem）所指出的那样，医学作为一种知识形式的最基本特征，是它坚持人们可以对正常与病态这两种状态，做出真实陈述（或是可以被证伪的陈述）[10]。反过来，临床医学可以通过其附加先决条件，即在将身体理解为机体（organism）的情况下区分出正常与病态这一条件之中，被加以具体化。福楼拜称之为"生命的医学之眼"（le coup d'oeuil medical de la vie）[11]，在这一主题之下，对生命的医学观念，不仅涵盖了医生，也涵盖了诗人、小说家、哲学家和政治理论家——简而言之，被涵盖的对象群体，可以接受正常／病态之分，并且以"组织"原则为起点看待诸多针对于身体本身或身体政治的详细理论、叙述、社会性解决方案和文化项目。这一定义可以涵盖托马斯·布朗爵士（Sir Thomas Browne）、乔治·卢卡奇、马克斯·诺尔道（Max Nordau）、埃米尔·左拉、弗洛伦斯·南丁格尔和伊丽莎白·盖斯克尔（Elizabeth Gaskell）这些人士，以及狭义的医生[12]。更大的文化背景，也赞同并且使得正常／病态轴心，给许多人提供授权以迫切使用干预能力的空间。

然而，如《米德尔马契》中利德盖特的命运所揭示，这种认识论的威望，并不能被简单理解为理所当然。它既不是完全的，也不一定是稳定的，只有正常和病态之间的区别，才十分牢靠。只要这种区别被模糊、挑战或忽视，医学作为一种科学的地位——作为一种能够产生真理的话语——就会变得可疑，医学的权威也会减弱。因此，检查医学的认识论维度意味着展示出一个历史上的斗争领域，在其中，医学权威捍卫自己，反对爱德华·萨义德（Edward Said）在一个不同的背景下所说的干扰[13]。

"干扰"（molestation）一词，不像所谓的压迫（oppression）或颠覆（subversion），它不同于认识论政治，后者与病理学和意识形态政治（与种族、性别或阶级相关）相关。首先，知识政治中的斗争并不是要推翻或解放什么，而是要用一种权威形式来干扰和取代另一种权威形式。第二，引发争议和进行斗争的方向并没有被提前给出。因此，健康和疾病之间的区别，可能会受到非科学界人士的攻击，特别是当医生试图扩大他们的职权范围，使其涵盖范围超越医患关系，容纳其他社会关系，从而侵犯到其他社会权威的领域时。例如，当19世纪的医生推动建立"法律"和"政治"等领域的医学职业时，他们遇到了激烈的抵制——这种抵制，并非来自于他们希望对其加以医学化的"异类"，而是来自于那些认为将"异类"视为罪犯而非患者，将"异类"之行为视为一种罪行而非一种社会病态的人，他们觉得采用这种态度，更为恰当或更为有利。在这种观点中，一个人会被看作一个淫妇或罪人，而非一个歇斯底里患者，或被看作一个小偷，而非一个偏执狂患者。在我们的时代，一场类似的战役，也发生在关于获得性免疫缺陷综合征这种流行病的争议之中。比如一些平权运动和被贴上患者标签的人群，每一方都要挑战公共卫生官员的特权，以根据医学标准处理与疾病相关的事务。

另一方面，在本书所考虑的时代，科学领域当中，临床医学的权威也受到了干扰，这是因为，当时的医生将其工作定义为科学观念的合理性，然而这种合理性受到了挑战。细胞学和实验生理学颠覆了临床医学的医学概念，即身体可以被理解为组织的有机集合体；胚胎学和演化论对规范的稳定性提出了质疑；魏尔肖和巴斯德的假设是，是细胞在生病，是病菌在传播疾病，它们破坏了组织病理学的真实价值。随着这些新科学在19世纪后半叶的崛起，临床医学的科学权威也随之下降，我认为，这对现实主义想象力的权威，产生了可以估量的影响。

然而，临床医生所享有的权威，在其全盛时期，就已经超越了他们在生死问题上所倡导的真理。此处我要提及医学权威的第二个维度，一种并非出于认识论，而是出于意识形态的维度——或更准确的说，出于职业性的维度。大约从法国大革命那个时期开始，一直到维多利亚时期，临床医学作为一种堪称重中之重的社会活动，地位越来越突出，因为它开始代表了专业阶层的价值，这个阶层上升势头之迅猛，与几乎任何其他形式的职业相比都更为凸显。作为现代职业获得专业地位和社会声望的第一个和最成功的实例之一，临床医学不能仅仅被视为一种艺术，也不能作为一种面向真理问题的导向，或是一门将与其他科学争夺权威地位的可能被称为科学的学科。它也必须被视为一种社会行动主义的形式：一种精神或自我形象，旨在帮助建立并维持临床医生的一种文化权威和经济权威地位。我发现，利用 M.S. 拉尔森的职业项目概念，来确定医疗实践的发起和寻求合法性的过程，是有用的[14]。如果不把医学作为一个项目来研究，人们就不可能理解科学范式与政治、哲学、想象式的提议的特殊混合，这也是临床医学黄金时代（大致相当于现实主义小说的鼎盛时期）的一个特征。

当然，这并不是说，医生的愿望是安德鲁·阿博特（Andrew Abbott）所言的"管辖权"[15]，可以单方面决定他所倡导的概念与治疗措施。也不是说有机形式的概念只是为某种提高医生社会地位的密谋作为掩护。至少在医学方面，知识和人的利益之间的关系，不是上层建筑简单加强其社会基础的关系。事实上，医生的利益通常不仅会指向于个人或阶级的进步，而且一方面，他们要增进对医学知识的了解，另一方面，他们也要捍卫医学的科学真理。医学的权力意志与真理意志不尽相同，而真理意志又与知识意志不可分割。医学实践的三个方面——意识形态、认识论和话语权——都各有其复杂性，有效的历史分析，应该尊重这些复杂性。

此处有一种更广泛的方法论观点，认为医学实践在本质上与其他社会实践没有什么不同：这些实践也必须表现出意识形态、认识论和话语的特征。它们在从业人员中提倡的意识形态，可能是封建式的或官僚式的，而不是专业性的；它们试图讲述的真相，可能是超越性的、常识性的、或逻辑性的，而不是病理性的，甚至是科学性的；它们所依赖的话语假设可能把符号、数据或奇迹，而不是症状作为象征。当然，我们也可以从其他许多方面来理解这种实践：参考阶级构造形态、性别差异、生产方式、功能效用，以及权力的总体系统。考古学的特殊要求，不是以某种方式压倒这些研究方式，而是开辟了其他历史方法所回避的问题——关于权威的性质、真相的政治、陈述的前提。

正如我所指出的，专业主义和科学一样，也是一种权威的模式。反过来，"权威"一词又暗示着医学授权和文学赋权之间的类比，这个类比补充了本书中医学艺术和小说艺术之间的类比。如果医学确实为巴尔扎克、福楼拜和柯南·道尔这样的作家提供了一种临床医学视角，一种可供摹仿的模式，它也为这些作家提供了一个科学和专业权威的模式（或几种取决于医学历史命运的可能模式）。毫无疑问，这种模式是被作家所需求的，因为现实主义需要为其真理价值和文学地位，给出强烈的，有时甚至是夸张的（或含蓄表达，或公开表达）要求。从巴尔扎克推销《高老头》时的狂热宣传口号"一切都是真实的！"，到福楼拜对科学与文学会最终融合的预言，再到艾略特自信而讽刺地将（糟糕的）作家身份定义为"一种被理解为将愚蠢的思维变成资金的职业"，作家的权威，以及其所需的社会合法化的理性形式之基础，是我们一直需要关注的一点[16]。现实主义者对其文学流派的真实性和社会效用提出的主张，与医生提出的主张是一样的，这种相似性，也鼓励我在本书中尝试对这种类比的深度进行挖掘。

但是，在将任何与之类似的认识论和伦理学特征赋予给文学的过程中，存在着一些令人生畏的方法论障碍。将文学观点或技巧确定为某种医学的关键任务，相对简单，至少在原则上是这样的：将医学和小说实践的具体要素联系起来（例如，比夏的病原学假设和福楼拜对人物发展的因果假设）。但这种权威（authority），无法从前面几段提到的各种主张中得到确定，这些主张只告诉我们，现实主义者渴望获得哪种权威，而不是他们的文本中所传达的权威。那么，如何才能在一个作家的作品中，确立认识论的取向和意识形态的意图，而不会陷入传记式评论及其带来的危险？这些权威的维度，又与哪些文学结构、哪些层次的叙事或小说元素有关？

要解决这些问题，我就需要认识到，与医学技术不同，医学权威像其他形式的社会权威一样，有一个需要竭力去掩盖的、必要的对立与竞争方面，鉴于医学权威所受到的困扰，那些最有可能记录这种权威被骚扰情况的小说元素，将是那些能够调解对立面的元素。我在此处特别想到了叙事，现代文学理论家认为，叙事可以被简化为一个结构过程，致力于组织和调解各组对立面。更简单地说，这个观点就是，情节的产生，是为了解决（或至少是管理）本来会成为不可忍受、不可想象的对立或矛盾而存在的两类事物，这两类事物，可以存在于人物、社会类型、道德类别、阶级愿望，甚至是"意识形态"之中[17]。

有了这个模式，我就可以开始勾勒出医学权威在文学作品中产生情节对立的方式。就认识论权威而言，叙事的可能性尤其丰富。例如，小说家可能会把其他真理传播者（律师、牧师或仅仅是未开化的人）从外部对医生的挑战作为想要加以探讨的问题，成为他叙述的主题。然后，情节将涉及一位具有反思精神的医生——艾略特《米德尔马契》中的利德盖特、巴尔扎克《乡村医生》中的贝纳西、里德《硬币》（*Hard Cash*）中的威彻利（Wycherle）——与愚蠢、卑鄙和落后作斗争，以坚定自己所持守的真理。在这种情况下，医学权威作为一个明确的主题被小说家所接受，这个主题所投射的寓言式目的，不是一个被否定的权力，而是小说家自己的权威感——在巴尔扎克那里是乌托邦式的，在艾略特那里是有节制的，在里德那里是社会激进主义的。

但是，即使没有一个典型的作为医学权威的医生角色，一些叙述也能承担得起对这种权威的要求。只要叙事是现实主义式的，它就必然会假定一些真实性（因此也具有一些权威），这不仅表现于它所再现的内容上，也表现于它对所再现的内容的看法上。为了夯实这种真实性的基础，现实主义者必须致力于关注某种特定的认识论特例，而非某种一般性的真理或常识概念：医学方面的正常 / 病态对立，或司法方面的无罪与犯罪的分别，或契约方面的婚姻与通奸的分别，或新闻领域的事实与虚构的分别[18]。上述的每一个案例，都代表了各自领域中话语的"构成模式"。然而，对于我们的目的而言，饶有兴趣的是，每个模式都意味着某些叙事的可能性，预设某些后果会在特定的情况中产生，总之，作为叙事的原则发挥作用。因此，举例而言，根据契约和越轨的构成模式而构建的叙事——如托尼·坦纳分析的古典通奸小说——将通过展示越轨者如何不可避免地受到惩罚，来确认这种模式的真实性。对于医学而言，因为主导认识论框架是由有机规范和病理偏差构成的，相应的叙事解释可以采取两种形式：要么是健康和生病的人物（或社区，如《乡村医生》）之间的明确对比，要么是对一个被预测为病态的人的案例研究。然而，无论哪种情况，小说家都限定了行为的范围，使所有经验都受制于健康、疾病和死亡的基础经验。反过来，小说家的权威取决于自身认识论模式的霸权——取决于我们在多大程度上愿意接受这种可能性，这种行为的范围，在某种程度上，比任何其他想象真实的方式（例如，作为一种风俗、欲望或语言的经验）更真实，更具有权威的现实性。

一般，有两种方式，可以设定文学权威的位置：在争取真理的主题化的过程中，以及在作者选择表达的叙事可能性中。但如果权威无法逃避骚扰，那么，就会像萨义德所言那样，骚扰会与文学建构意图一道，建立起关于现实的权威。如我在前文所指出，当认识论权威被设定为主题时——主人公就会致力于建立一种小说家认可的真相——对这种"有能力进行想象的人物"（借用爱默生的说法）进行的骚扰、拒绝、胁迫，甚至是毁灭，也必须是故事的一部分。但是，这些主人公，以及构想他们的小说家必须有一个更深的弱点：这些人物以及小说家，有可能无法获得读者对他们未来权威的认同。利德盖特或帕斯卡医生（Doctor Pascal）的斗争是激动人心的，在这种情况下，一种关于真理的情节剧上演了。

当一位作家的认识论权威，未能作为主题而存在，而是通过选择叙事中产生的认识论特例而形成时，显示这种权威如何在小说中受到挑战或反对，就比较棘手。很难想象一个情节的权威如何被歪曲或被骚扰。但是，一部小说可能由多个情节组成；此外，即使是一个单一的情节，也可能有多种观点，每种观点都有一定的权威性。正如我们所见，《米德尔马契》至少提供了三种不相干的情节，其中只有一种是按照正常/病态路线被组织的，而《包法利夫人》则由一个单一的情节组成，可以作为一个病态的女人或一个通奸者的故事来阅读。因此，几种不同的真相，甚至几种不同的现实，可能会在叙事线索之间或内部的相邻、交融、甚至完全敌对的条件下，共存于同一部小说中。巴赫金是第一个指出并研究小说中存在竞争性话语（heteroglossia）的人，人们也许可以借用他的术语，将《米德尔马契》描述为一个"话语分歧"的案例，将《包法利夫人》描述为"话语从属"的案例。不幸的是，巴赫金本人，被他对现实主义的极端论战式敌意所束缚，他相当唐突地否定了现实主义，认为它是一种由单一的权威，甚至是独裁性话语所支配的独断论形式，而且并不十分有用。因此，他从来没有真正研究过困扰现实主义小说索取真相的权威性焦虑，而本书则对这些焦虑进行了一些详细的追踪[19]。

但是，关于权威的另一个维度，在意识形态维度中，所涉及的不是作者所宣称的真理，而是作者在这一主张之外所投射的理想和价值观呢？对于临床医学而言，这样的理想和价值观相当于一种职业的精神。那么，方法论问题，是为了确定现实主义是否展现了自己的职业精神，如果是，这种精神在小说中，又体现在何处？

一种精神气质，首先是一种积极而实际的善的概念，是一种以什么为导向、激励或塑造一个人对工作态度的概念，进而塑造此人的"性格"。那么，不足为怪，专业主义会通常以虚构的形式，被再现于某个能体现或渴望专业理想的人物身上。这样的主人公，不止是一个寻求真相的人，也会成为真相的代理人，将客观性与公正性转化为追求眼中看为善的事物的热情。对真理的准确认识当然是一个必要的先决条件——人们不能认真对待一个可能的职业化主人公，如浅尝辄止之人［如《情感教育》（*Sentimental Education*）中的弗雷德里克·莫罗（Frédéric Moreau）］或一位新手［如《幻灭》（*Lost Illusions*）中的吕西安·德·吕邦泼雷（Lucien de Rubempré）］——但专业化职业及其变化，具有与争取认识论权威不同的叙述价值。

可以肯定的是，代表专业化的英雄人物，不一定是医生。狄更斯笔下的发明家丹尼尔·多伊斯（Daniel Doyce），以及艾略特笔下的经理人凯莱布·高思（Caleb Garth）都属于非医学专业的英雄人物。但这些人物的肤浅性，以及医生在这类角色中的主导地位，又反映了19世纪的职业精神在临床医学中切合于原型的程度。然而，这样说只是为了指出，小说家从自身文化背景中所借用的一种原始材料——精神气质的一个突出来源，而不是为了描述这种精神气质是如何融入故事的。医生的职业可能被赋予准宗教地位（如巴尔扎克），或作为一种更为恬静的理想（如《荒凉山庄》中的伍德考特）；另外，更有趣的是，小说家可能会对职业进行描绘，以评估其合法性。看似真正的使命可能只是一种意识形态的、为自我服务的外衣，配不上它所声称的权威。因此，一些现实主义小说至少部分地包含了一种火中取栗的试验，其中医生发现自身的职业冲动受到了考验。这种冲动的命运——它被否定或被确认，或是沦为单纯的工作伦理，还是被提升到特殊的道德地位和权威——都决定了每位作者对医学文化潜力的感受。

然而，作者很可能有一种职业冲动，以及对自己的专业性权威的追求，一种与作者小说中所代表的职业化英雄的追求不同（尽管是与之相关的）的职业权力的意愿。这种冲动可能导致小说家将专业主义神化为一种理想，而不同的人物，或多或少会被发现有缺陷。或者，它可能导致小说家使用某些文学程序——采用展示而非讲述，或采用全景式叙述及特定的讽刺——让读者相信这些手段可以标志着文学是一种职业，而不是一门技艺，或多种强大情感的自发溢出。在某种程度上，这些意图和期望在小说之中，在自我反思的叙述评论中，都被提及。但更多的情况是，作者会在通信、笔记和评论文章中构思他们的写作任务——在这些材料中，他们不仅可以说明他们在小说中试图表现什么，还可以说明他们为什么试图表现这些内容。我毫不犹豫地违反了反对传记式批评的禁忌，仔细研究了这些材料，以便更好地了解包含在小说中并通过小说投射出来的目标，而非小说本身的意义。

可以肯定的是，这些目标不需要作为一种使命得以表达，也不需要它们成为职业的目标。此外，即使一个作家把自己定位为一个专业人士，他也必须仔细地指定这种专业主义概念的理想逻辑参数。例如，特罗洛普和贝内特似乎被白领人士视为"职业作家"；他们的劳动和使命，远比巴尔扎克或福楼拜更加温和，巴尔扎克或福楼拜以不同的方式写作构成了一种社会行动主义的形式。我试图表明，现实主义小说家的指导精神是一种特殊的医学职业精神，在这种精神中，我们可以认为，写作的工作既超越了与稿酬之间的关系，又做了一种治疗性的好事。

因此，（就像任何社会实践的权威那样）医学权威在小说中，既可以是显性的，也可以是隐性的，以主体或作者意图的形式出现。但这种双重铭刻，反过来又提出了一个方法论方面的问题：现实主义者所宣称的权威，如何与小说家在小说中所再现的权威相关联？如果像巴赫金所建议的那样，小说中的话语之间存在复杂的关系，那么在小说家的话语和小说中的话语之间，也存在同样复杂（而且大部分是未被理论化的）的关系 [20]。例如，我们可以想象，一个主张病态和健康之间的对立具有评价性力量（以及与这种力量相伴的专业权威）的小说家，从来没有把医生作为一个主要人物引入自己所撰写的故事中；《小杜丽》、《艰难时世》（*Hard Times*）或《雪莉》（*Shirley*）中很少或没有医生，但这些小说中记录的疾病，以及将病室和护理作为对痛苦现实的反应的乌托邦式评价，意味着对社会问题采取医学态度。人们可以把医学描述为文学文本中的"潜伏话语"。在一个更隐蔽的版本中，作家可能会在自己的小说中引入一个什么都不知道的医生（《包法利夫人》中的夏尔·包法利），或者至少是什么都不值得知道的医生［如《华盛顿广场》（*Washington Square*）中仅有聪明和残忍两种属性的斯洛珀医生（Dr.Sloper）］。在这种情况下，医生似乎否定了对认知或道德权威的医学要求，但事实上，医生被设定为一种无能的反类型，与之相对的是，现实主义者自身的准医学力量可以据此衡量。这种权威的交叉性分布，与我所说的"话语升华"相对应。

然而，我们为这些现象贴上的标签，与其说是我们对其产生的兴趣，倒不如说，它们呈现出了小说中权威的再现与通过小说再现的权威之间的联系。在大多数情况下，这种联系其实显而易见。当医生在现实主义小说或准现实主义小说中出现时，他们大概会成为小说家自身的代理人。巴尔扎克笔下的贝纳西与毕安训、艾略特笔下的利德盖特、詹姆斯笔下的卢克·斯特雷特爵士、福楼拜笔下的拉里维耶、柯南·道尔笔下的华生、左拉笔下的帕斯卡，都或多或少地表现出了与作者同样的视角与价值观。因此，这些人物作为社会权威的变迁、力量、胜利和失败，可以被理解为这些作者自己为这些权威而斗争的再现。

当然，最后一个方法论问题，是如何将医学的一致性概念化为一种单一的整体实践，一种有效的结合智力活动、思想和理想的方法。但我们不应该对任何这类融合医学总体的偶然性抱有任何幻想。临床医学在 18 世纪，并不存在，19 世纪的意义上的临床医学，在今天也不存在了。医生不再通过基于组织的症状学网格来感知疾病；他们不再认为病态症状是组织化身体的问题，而更像是细胞的问题；他们越来越少地体现出了职业精神的威望和权威。但即使在所考虑的相对有限的时期内，医疗实践也远不是一成不变的。在不同的民族文化中，在不同的时代，它的形象也不尽相同。正如我们所见，在巴尔扎克时代的法国，医生强调他们的专业权威；在福楼拜时代的法国，医生们自信地研发和评价各种医疗技术；而在艾略特时代的英国，医生们则捍卫医学的科学性，以抵御外来攻击。

为什么要在一本主要关注文学而不是社会学或历史的书中，指出社会实践的这种细微差别呢？其中有一条原因，历史的准确性和规范性本身就是一种价值。还有另一条原因，这些不同的侧重点，有助于人们开始阐述新历史主义研究工作中向来非常缺乏的事物：一种可以解释作家采用合适话语方法的因素。与其仅仅注意到社会实践和文学实践之间的同源性，或者在文学和文化现象之间不自觉地"转弯"，我们可以把社会实践看作是提供了各种短暂的战略可能性的事物，而小说家则利用了这些可能性[21]。我认为，巴尔扎克采用了法国在 19 世纪 20 年代和 30 年代才有的特定医学范式，才能够更有力地维护他的职业权威，而对福楼拜而言，临床医学式写作，意味着摹仿和展示诊断艺术中固有的巨大技术力量。对艾略特而言，在第三个时代中，在一个不同的国家环境中写作，医学的脆弱性，使她能够担心她自己的小说中同样脆弱的认识论权威。

此外，上述三位现实主义者，都全面利用了他们所在时代的医学，所以，在福楼拜对比夏式临床医学诊断方法的文体式依赖，与他严格而公正的、认识论方面的、无障碍的权威之间，有可能有一种最紧密的关系。同样，艾略特对同一比夏范式的真理性的怀疑，与她对职业使命权威的怀疑相对应——她在 19 世纪 60 年代，与英国的许多医生一样，都有这种怀疑。但这种异常深刻的同源性，并不意味着文学和医学实践是相同的。显然，小说不是个案研究，正是小说中丰富多样的话语，对各种观点的高度包容，才是我们应该保护的，以防堕入还原论思维之中。正如我所强调的，医学和其他话语之间的竞争，是现实主义的一个基本特征。但这种竞争不应反过来被假设为奥尔巴赫式的风格混合，或巴赫金式的对话论。它源于小说家与两种话语之一的一致性，这种选择决定了小说中话语的广度和细节。对于与现实主义最有相关性的小说和小说家而言——巴尔扎克、福楼拜、艾略特、詹姆斯及其作品——决定性的、结构性的话语似乎往往都是医学式的[22]。

矛盾的是，把注意力集中于小说中的一种单一的话语上，并没有使文学作品看起来单调贫乏，反而能使人解释其丰富性的特殊性质。这一方法论格言，不仅适用于各部小说，也适用于这些小说所表达的类型。从考古学的视角来看，与巴尔扎克、福楼拜、艾略特和詹姆斯相关的批判现实主义，并不是一个结构松散的怪物，而是一种紧密结合的文学 - 历史现象，也是一种对同一话语结构的编织和再编织。更重要的是，这部有纹理的文学史中，也存在扭曲和纠结——现实主义被扭曲成侦探小说、感觉小说和自然主义等超现实主义形式；现实主义向现代主义的更激进转变也因此变得更为明显。考古学允许我们划分出更为明显的类别差异，因为变化不是线性的（如放弃"具象"的"语言意识"小说，或从"客观"到"主观"写作的转变），而是从谱系学的角度来理解类别的变迁，即一种权威模式被其他模式侵蚀或取代，从而重新分配了话语。因此，这种变迁，与其说是从现实主义到现代主义的突然转变，或者是像卢卡奇所言那样，从现实主义向自然主义的突然变换，不如说，两者之间的界限是这样的—— 一种标志着（仍然有效的）医学视角的一系列位移，其中每一个转变都说明了一种独特的超现实主义形式的出现，反过来说，现代主义可以被理解为一种文学实践，它严格地颠覆了现实主义小说留下的医学前提。然而，此处的细节没有它们旨在说明的方法论优势重要，因为前者旨在让我们更好地理解文学史的下层结构领域。

本章注释

[1]　Donald Fanger 的《陀思妥耶夫斯基与浪漫现实主义》（*Dostoevsky and Romantic Realism*, Chicago: University of Chicago Press, 1965），第 31 页。

[2]　关于退化，可参见 Sander Gilman 的《退化》（*Degeneration*, New York: Columbia University Press, 1985）；关于使用氯仿的争论，可参见 Mary Poovey 的《不平衡的发展》（*Uneven Developments*, Chicago: University of Chicago Press, 1988）；关于歇斯底里的讨论，可参见 D.English 和 B.Ehrenreich 的《抱怨与失调》（*Complaints and Disorders*, Old Westbury, N.Y.: Feminist Press, 1973）。在最近女权主义者对女性医疗中固有的厌女症的曝光中，最有效的作品，是 Elaine

Showalter 的《女性疟疾》(*The Female Malady*, New York: Pantheon, 1985)；Ludmilla Jordanova 的《性视角》(*Sexual Visions*, London: Harvester Wheatsheaf, 1989)；Cynthia Eagle Russett,《性科学》(*Sexual Science*, Cambridge, Mass.: Harvard University Press, 1989)。

[3] 因此，例如 Londa Schiebinger 将他对女性身体解剖学历史的讨论与医学产生"相称性生物学"的观点联系起来，为"其他有正当理由的社会实践"辩护，而且这些实践使得妇女处于从属地位，这一研究成果颇为客观。Schiebinger 在论述解剖学时，写道："只要其界限受到挑战，关于基本性别差异的观点就会被人提出以解一时之危。"可参见《壁橱里的骷髅：19 世纪解剖学中对女性骨骼看法之概览》(*Skeletons in the Closet: The First Illustrations of the Female Skeleton in Nineteenth-Century Anatomy*)，见于《再现》(*Representations*, 14)，1986 年春，第 18～19 页。正如 Russett 所指出，关于性别差异的生物学理论，是为了应对受过教育的妇女所带来的威胁而发明的"武器"，并不能充分说明人们注意到维多利亚时代科学中观点差异的程度。这在一定程度上源于当时盛行的科学方法。可参见 Russett 的《性科学》(*Sexual Science*)，第 191 页。Russett 对这种方法的分析，虽然可能准确地描述了生物科学家在谈论妇女时采用的方法，但并没有充分地描述临床医学方法（在 Russett 所研究的那个时期以前，曾经蓬勃发展）或维多利亚时期生物学家在其非厌女性工作中方法的复杂性。更广泛地说，关注于科学为维持既有差异所贡献的方式，有可能会使人忽视一点，即科学可能阐明的，不是差异，而是差异的多元性——不止是男女之间的差异，还有是一系列其他差异。关于对差异重要性的强力支持，可参见 Sander Gilman 的《差异与病理学》(*Difference and Pathology*, Ithaca, N.Y.: Cornell University Press, 1985)。

[4] Althusser 式的相对自治概念可能有助于确定作为话语的医学与作为意识形态的医学之间的关系，如果这个概念没有被引用它的人的总体化倾向所深深影响的话。一个话语系统既不与意识形态系统或经济系统同源，也不是其超结构的"转码"。然而，正如我将继续解释的那样，这并不是说话语系统在意识形态上或物质上没有被定位，我只是为了论证，要认识到医学也是以话语方式定位的重要性（因此，在这种话语状况下，医学起到了一种特别的力量，与意识形态或物质所调用的力量有所不同）。

[5] 可参见 Jan Goldstein 的《对男性歇斯底里的运用》(*The Uses of Male Hysteria*)，见于《再现》(*Representations*, 34)，1991 年春，第 134～165 页。其中的内容可以更广泛地解释男性作家在运用歇斯底里概念时，进行的自我调适中所涉及的性别复杂性，以及这一现象中主题与医学的关联。

[6] 可参见 M.JeannePeterson 的《阿克顿博士的敌人：维多利亚时代英国的药物、性与社会》(*Dr.Acton's Enemy: Medicine, Sex, and Society in Victorian England*)，见于《维多利亚时代研究》(*Victorian Studies*, 29, no.4, 1986)，第 569～590 页。

[7] Sir James Paget 的《神经病理学讲义》(*Lectures on Surgical Pathology*, Philadelphia: Lindsay and Blakiston, 1860)，美国版第 2 版。

[8] 甚至，在某一术语被大量援引之处，也无法保证其在话语方面确有效能。例如，在《包法利夫人》中，Homais 这样的人物口中，医学语言的话语权威就确实不合格。

[9] 可参见 Annette Kolodny 的《地形的走向》(*The Lay of the Land*, Chapel Hill:

University of North Carolina Press, 1975）；Eve Kosofsky Sedgwick 的《跨越性别，跨越性意识：薇拉·凯瑟与其他人》（*Across Gender, Across Sexuality: Willa Cather and Others*），见于《南大西洋季刊》（*South Atlantic Quarterly* 88, no.1），1989 年冬，第 55 页。Sedgwick 明确警示我们，"如果不能从性别角度分析这种名义上非性别化的结构，本身就可能构成了阅读的性别政治中的一个严重倾向性举动"（第 55 页）。但是关于性与性意识的真实状况，也同样适用于病理学。例如，如果不能以医学术语分析这种名义上非医学化的结构，就会将 George Eliot 笔下的机体，定义为一种政治意识形态，却没有注意到它在正常和病态之间建立了一种不可被还原为阶级区别的区别，这在阅读的（认知）政治中，也同样是一种有倾向性和严重的举动。

[10] 关于强加一个规范概念所固有的知识政治的经典表述，可参见 Georges Canguilhem 的《正常与病态》（Boston, Mass.: D.Reidel, 1978），Carolyn Fawcett 译。

[11] Gustave Flaubert 的《福楼拜全集》（*Oeuvres*, Lausanne: Editions Rencontres, 1965），Maurice Nadeau 编辑，第 6 卷，第 260 页。

[12] Nietzsche 的作品中，正常 / 病态之分，会成为以生理学术语重估一切道德的根基，标志着对人类的医学观点的总概括，即将人类视为"生病的动物"[Friedrich Nietzsche 的《道德的谱系》（*On the Genealogy of Morals*, New York: intage, 1967），Walter Kaufmann 编辑]，第 121 页）。事实上，Nietzsche 认为，哲学应当接受医学至少与哲学本身一样真实的医学观点（第 55 页）："在另一个方面，争取生理学家和医学家参与这些问题的研究（关于迄今为止所有的价值评判的价值），当然是同样必要的，还可以委托专业哲人在这个具体的情况中担任代言人和协调者，只要他们能够在总体上成功地使哲学、生理学和医学之间那种原本十分难以处理并极易引起误会的关系，变成最为友好、最富成果的交流。"译者按：译者所选的中文译文为《道德的谱系》（梁锡江译，2014，上海：华东师范大学出版社）。

[13] Said 的《开端》（*Beginnings*），第 143～144 页。

[14] Larson 的《专业主义的兴起》（*The Rise of Professionalism*）。Larson 强调了她所谓的"专业模式"的意识形态特征，这也使得她对专业主义的分析，尤为适用于我的研究目的。关于从内因论和文化主义的角度，对职业化的意识形态提出更传统的社会学观点，可参见 W.J.Reader 的《专业人士》（*Professional Men*, London: Weiden feldand Nicolson, 1966）；Burton Bledstein 的《专业主义文化》（*The Culture of Professionalism*, New York: Norton, 1976）。关于与 Larson 之假设不同，展示出专业主义意识形态不同面貌的文献，可参见 Andrew Abbott 的《职业系统》（*The System of Professions*, Chicago: University of Chicago Press, 1988）；Jeffrey Berlant 的《职业与垄断》（*Profession and Monopoly*, Berkeley and Los Angeles: University of California Press, 1975）。

[15] 可参见 Andrew Abbott 的《职业体系》（*The System of Professions*, Chicago: University of Chicago Press, 1988）。

[16] Eliot 的《丹尼尔·德隆达》（*Daniel Deronda*），第 225 页。有一种方式，可以通过作家在不同体裁之中，对呼求真相的迫切性与广度的不同，对现实主义小说与风俗小说作出一种初步区别。例如，Dickens 觉得，有必要公开他对法律知识的掌握（"在本书中阐述的关于 Chancery 法庭的任何内容都是基本真实的，而且是在事实范围之内"），并且必须显得愿意为他自己的主张，甚至是更

夸张的自燃是一种事实的主张进行积极的辩护。作为一个小说家，他自己的权威，似乎取决于他可以用来支持这些特定真理主张的"权威"。与 Dickens 需要使其真理主张合法化的态度相比，Austin 表现出来一种对"普遍承认的真理"的暗示态度。对 Austin 而言，事关重大的真理不是以科学性为基础，而是以社区共识为基础。Austin 对风俗（甚至是坏的风俗）中固有的真理的信心，与 Trollope 的怯懦相对应，Trollope 是后来的风俗小说家，对他而言，"重要"的问题，是社会准则而不是事实，但他通常放弃了对风俗中真理的追求，而选择保持一种公开的不真诚的礼节。"我不会描述（Dr.Proudie 就职）的仪式，因为我并不确切了解其性质。我不知道主教是否像议员一样担当主席，还是像市长一样乘坐镀金马车，或是像治安官一样宣誓就职，或是像贵族一样被引入上议院，或像嘉德骑士团成员一样被带到两个教友之间；但我知道每件事都做得很好，在这个场合中，我没有遗漏任何与一位年轻主教适合或相称的事物"（Barchester Touers，New York：Doubleday，1945，第 18 页）。Trollope 的权威建立在他所知道的事物上，但他所知道的事物，没有特别的认识论参照，只有文化上的参照，甚至他的文化知识也在此被贬低了——他是一位"无知"的专家。Trollope 将公认的认识论缺陷转化为一种文学权威的能力，是一种非同寻常的现象，还没有得到充分的分析。进行这样的分析，已超出了本书的探讨范围，但我们可以假设，Trollope 的权威必须取决于一个读者群的出现，对他们而言，风俗问题构成了一种避难所，使他们可以免受一个真理问题日益主导文化讨论的世界的影响。

[17] 关于社会类型的对立结构，可参见 Lukács 的《历史小说》（*The Historical Novel*）；关于将意识形态视为叙事的基本符号元素的议题，可参见 Jameson 的《政治无意识》（*The Political Unconscious*），第 87 页。

[18] 关于早期现实主义附属于法律机构代表犯罪权威的事宜，可参见 Michel Foucault 的《声名狼藉者的生活》（*The Life of Infamous Men*），见于《米歇尔·福柯：权力、真相、策略》（*Michel Foucault: Pouer, Truth, Strategy*），第 76～91 页。关于契约／越轨模式，可参见 Tanner 的《小说中的通奸》（*Adultery in the Novel*），第 318 页。关于小说在甫一出现时与新闻权威的关系，可参见 Lennard Davis 的《事实小说》（*Factual Fictions*, New York: Columbia University Press, 1983）。

[19] 关于 Bakhtin 对现实主义"终结"文学模式的看法，可参见《陀思妥耶夫斯基诗学问题》（*Problems of Dostoevsky's Poetics*），第 57 页；关于话语在小说中被分层化的各种方式，可参见《对话想象：四篇论文》（*The Dialogic Imagination: Four Essays*）中的《小说中的话语》（*Discourse in the Novel*, Austin and London: University of Texas Press, 1981），Cary lEmerson 译，Michael Holquist 翻译和编辑，第 259～422 页。

[20] 关于这一普遍问题，最具启发性的理论工作是马克思主义者所做的，他们借鉴了 Marx 自己对 Balzac 公开代表的反动政治观点，和他的现实主义所形成的更进步的意识形态观点之间区别的概念。可参见 Fredric Jameson 的《文本的意识形态》（*The Ideology of the Text*），见于《杂烩菜》（*Salmagundi*, 2），1975 年秋—1976 年冬，第 204～246 页。不幸的是，马克思主义分析的公理范畴（阶级和意识形态）不能被直接转换为考古学分析的范畴（话语和权威）。结构主义者也试图开始建立相关问题的理论，可参见 Phillippe Hamon 的《文本中的知识》（*Du savoir dans le texte*），见于《人文科学评论》（*Revue des Sciences Humaines*,

40, no.160），1975 年 10—12 月，第 489～499 页。

[21] 关于新历史主义中同源性的作用，可参见 Fredric Jameson 的《后现代主义》
（*Postmodernism*, Durham, N.C.: Duke University Press, 1991），第 181～216 页。
Stephen Greenblatt 将其历史化的方法，描述为一种"转向"，见于他颇有影响
力的著作的《莎士比亚式谈判》（*Shakespearean Negotiations*, Berkeley and Los
Angeles: University of California Press, 1988），第 72～73 页。

[22] 事实并非如此。医学——或者我们选择的另一种话语，与现实主义小说的形式、
认识论或意识形态问题相比，相对边缘化。但即使这样，通过分析它们是如何
使得一种给定的话语边缘化，也可以澄清这些问题。

致　谢

在本书漫长的出版过程之中，我承蒙多位同仁在知识、道义与物质方面的支持。爱德华·赛德（Edward Said）、伦纳德·戴维斯（Lennard Davis）、南希·K.米勒（Nancy.K.Miller）与罗伯特·帕克斯顿（Robert Paxton）都曾阅读过本书初稿的部分内容，即一部呈交给哥伦比亚大学的博士论文，我也需要感激上述诸位同仁给予我的鼓励与建议。我的论文研究也得到了惠汀基金会（Whiting Foundation）的奖学金支持。

在起初着手著述本书时，我就意识到，我的书需要实质性修订，并拓宽原有论文中的视野。幸运的是，对于后一种要求，我没有完全自己决定。威廉·维德尔（William Veeder）、罗纳德·托马斯（Ronald Thomas）及19世纪文学研习会（Workshop on Nineteenth-Century Literature）的研究生们，都在本书修订之初，就为我提供了有用的建议。我也需要对乔治·斯托金（George Stocking）与扬·戈德斯坦（Jan Goldstein）表达感激之情，这两位先生曾邀请我加入人类科学史研习会（the Workshop in the History of the Human Sciences，WHHS）。研习会上所发表的论文，让我看到了我正在探索的跨学科互动方面的变化，我也受益于社会科学界同仁的帮助，以及对我作品（其中包含本书早期版本当中一章）的讨论。我还需要感谢我在卫斯理大学人文中心（Wesleyan University Center for the Humanities）的短暂停留，这也是由梅隆基金会（Mellon Foundation Fellowship）促成的。我尤其要感谢理查德·奥曼（Richard Ohmann）、迈克尔·斯普林克（Michael Sprinker）、托马斯·里克曼（Thomas Ryckman）、哈奇·托洛里安（Khachig Tololya）、亨利·阿贝洛夫（Henry Abelove）五位先生对本书草稿中几个章节的批评意见。

我还欠乔纳森·阿拉克（Jonathan Arac）一份特殊的感谢之情，感谢他的智慧对我做这项研究的多个阶段中的支持。詹姆斯·钱德勒（JamesChandler）、大卫·布罗姆维奇（David Bromwich）和莱昂内尔·戈斯曼（Lionel Gossman）都为普林斯顿大学出版社（Princeton University Press）阅读了我的手稿，他们提出了明智的修改建议，我几乎采纳了所有建议。最后，我还要申明，拙荆佩内洛普（Penelope）除了照料孩子的几百个小时工作以外，还为我付出了很多，这实在是我所欠下的最深的债务。

埃博思译丛：医学与文明

001　《无法告别：日本的安乐死与临终哲学》

002　《花粉症与人类：让人"痛哭流涕"的小历史》

003　《兴奋剂：现代体育的光与影》

004　《巴尔扎克的柳叶刀：被医学塑造的 19 世纪文学》

005　《痛在你身：如何面对孩子的身心疼痛》

006　《文明的病因：从疾病看待世界文明史》

007　《血缘与人类：从分子视角重读人类演化史》

008　《七个嫌疑人：日本医疗崩溃的真相》

009　《瘟疫编年史：改变历史的 100 场瘟疫与大流行病》

010　《汉方航海图：到东方之东的医学之旅》